高等学校"十四五"医学规划新形态教材

（供临床、基础、预防、护理、口腔、影像、麻醉等专业用）

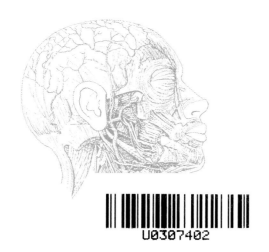

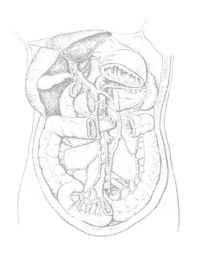

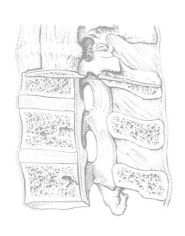

局部解剖学
Regional Anatomy

主　编　李志军　徐国成

副主编　高　尚　刘　娟　代冬芳　司银楚　刘慧东

编　委　（按姓氏笔画排序）

丁艳萍　中国医科大学

王　星　内蒙古医科大学

代冬芳　青海大学

司银楚　北京中医药大学

刘　娟　宁夏医科大学

刘慧东　哈尔滨医科大学

齐亚力　中国医科大学

李　迪　内蒙古民族大学

李志军　内蒙古医科大学

李建华　青海大学

李晓丹　中国医科大学

汪坤菊　海南医学院

张少杰　内蒙古医科大学

张健飞　大连医科大学

赵冬梅　滨州医学院

徐国成　中国医科大学

高　尚　内蒙古医科大学

高　海　中国医科大学

黄　飞　康复大学

章志丹　中国医科大学

韩秋生　中国医科大学

秘　书　王　星　内蒙古医科大学

高等教育出版社·北京

内容提要

本教材包括绪论及头部、颈部、胸部、腹部、盆部与会阴、脊柱区、上肢、下肢8章内容,全面系统地介绍人体局部的层次关系,器官和结构的位置、毗邻、动脉供应、静脉和淋巴回流以及神经支配。在每一章后有"局部解剖操作",作为学生解剖操作的指导,并以二维码的形式提供大量三维实物标本图,以便于学生的学习和理解。通过数字课程提供了参考执业医师考试题型的大量自测题等,利于学生的复习和巩固。全书解剖学名词以全国科学技术名词审定委员会公布的《人体解剖学名词》为标准。本教材供临床、基础、预防、护理、口腔、影像、麻醉等专业使用。

图书在版编目(CIP)数据

局部解剖学 / 李志军,徐国成主编 . -- 北京:高等教育出版社,2022.3

供临床、基础、预防、护理、口腔、影像、麻醉等专业用

ISBN 978-7-04-056332-0

Ⅰ. ①局… Ⅱ. ①李… ②徐 Ⅲ. ①局部解剖学 - 高等学校 - 教材 Ⅳ. ① R323

中国版本图书馆 CIP 数据核字(2021)第 134499 号

Jubu Jiepouxue

策划编辑 李光跃　　责任编辑 初 瑞　　封面设计 赵 阳　　责任印制 刘思涵

出版发行	高等教育出版社	网　址	http://www.hep.edu.cn
社　址	北京市西城区德外大街4号		http://www.hep.com.cn
邮政编码	100120	网上订购	http://www.hepmall.com.cn
印　刷	北京玥实印刷有限公司		http://www.hepmall.com
开　本	889mm×1194mm　1/16		http://www.hepmall.cn
印　张	14		
字　数	420 千字	版　次	2022 年 3 月第 1 版
购书热线	010-58581118	印　次	2022 年 3 月第 1 次印刷
咨询电话	400-810-0598	定　价	42.00元

数字课程（基础版）

局部解剖学

主编　李志军　徐国成

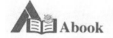

局部解剖学

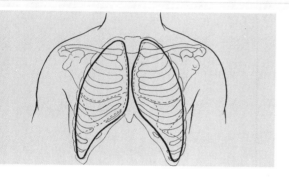

　　局部解剖学数字课程与纸质教材一体化设计，紧密配合。数字课程内容包括参考执业医师考试题型的自测题等，利于学生的复习和巩固，促进课程教学效果的提升。

| 用户名： | | 密码： | | 验证码： | | 5360 | 忘记密码？ | 登录 | 注册 □ |

http://abook.hep.com.cn/56332

扫描二维码，下载 Abook 应用

序言

"春种一粒粟，秋收万颗子"。在迎接新时代、新任务、新要求之际，我们医学教育工作者，要践行新使命、新理念、新担当。要培育出一大批有理想、有本领、有担当，能治病救人、妙手回春的大医精诚、杏林春暖式的优秀医务人员。当前，由中国医科大学、内蒙古医科大学和青海大学，共同主编了《系统解剖学》和《局部解剖学》教材。这两部教材，就是培育优秀医务人员，"随风潜入夜，润物细无声"的春播种子。

"活水源流随处满，东风花柳逐时新"。教育部颁布"新时代高教40条"和"关于一流本科课程建设的实施意见"，要求我国高校的教材建设要改革创新、高质量发展。高等教育出版社紧紧抓住机遇，通过筹组医学基础新的教材，促进优秀人才培养；以需求牵引为导向，强化临床实践教学理念，在基础教材中，就能体现出重视落实"早临床、多临床、反复临床"的新理念；充分引进数字化、网络化新技术，构建新形态教材，为培养高素质专门人才服务。

"采得百花成蜜后，为谁辛苦为谁甜"。本套教材凝聚了国内一批教学、科研一线的中青年专家学者，以严谨治学的科学态度和无私奉献的精神，参与本套教材的建设。借鉴国内外高等医学教育的经验和成果，积极创新编写模式，完善表达形式和内容，提升编写水平和质量，使本套教材更加成熟、完善和科学。

"不要人夸颜色好，只留清气满乾坤"。教材的编写，要不忘医学教育初心，牢记人才培养使命；要突出医德教育和人文素质教育，并紧密结合专业培养目标和行业人才的需求。教材的构建，事关战略工程，体现国家意志，可以为"健康中国行动"添砖加瓦。本套优秀教材的出版，为医学院校的临床医学、口腔医学、影像学、麻醉学、护理学等专业的本科生提供了殷实教学材料，在庆贺书稿完成之时，欣为之序。

钟世镇

中国工程院资深院士
南方医科大学教授
2021 年春于广州

前言

教育部 2019 年 12 月印发的《普通高等学校教材管理办法》明确指出高校教材必须体现党和国家意志，体现党和国家对教育的基本要求，体现人类文化知识积累和创新成果。教材是教学理念、教学内容、教学方法和教学手段的重要载体，须在"三基"的基础上贯彻实践能力、科学思维和创新素质融为一体的育人理念。因此，本教材按照传承和创新的编写原则，充分吸收本科医学类教材编写经验和教学实践经验，坚持理论联系实际，并适当介绍本学科前沿内容，其编写特点如下。

1.《局部解剖学》教材编写根据高等医学院校人才培养目标要求，在全国诸多院校广泛调研，借鉴国内外医学人才培养模式，充分论证高素质专业人才要求，在学科、课程和教材体系系统规划下编写。

2. 在课程体系优化和教材体系创新的基础上，继续坚持"三基、五性、三特定"的教材编写原则，同时突出教材特色，现代信息技术与教育教学深度融合，增加了高质量真实标本的二维码数字资源，通过数字课程提供丰富的学习材料，为课前、课中、课后学习拓展了更广的空间。

3. 教材编写体现基础与临床紧密结合，以激发学生学习兴趣。按照头部、颈部、胸部、腹部、盆部与会阴、脊柱、上肢、下肢的编排次序，并将"局部解剖操作"放到每一章后面便于学生操作前预习、操作中指导和操作后复习。

4. 全书解剖学术语以全国科学技术名词审定委员会公布的《人体解剖学名词》为准。书末附有参考文献以便学生查阅。

郑州国希望教学用品有限公司郭中献、张永生两位老师，为本教材提供了实物标本数字化 3D 二维码资源，在此表示感谢。

由于水平有限，疏漏、不足之处在所难免，敬请解剖学界同仁、医学界专家和使用本教材的教师、同学们不吝赐教，以便本教材不断完善。

李志军　徐国成
2022 年 1 月

目录

绪 论

一、局部解剖学的定义和学习目的

局部解剖学 regional anatomy 是按照人体的局部分区，研究各区域的层次结构及其内器官与结构的位置、毗邻关系和临床应用的科学。局部解剖学是解剖学的分支学科，它是在学习了系统解剖学的基础上，通过解剖尸体和观察解剖内容以巩固系统解剖学知识，从而为进一步学习临床课程（特别是手术学科及医学影像诊断学等）和临床实践奠定良好的基础。因此，局部解剖学既是医学基础课程，又是基础医学、临床医学、口腔医学、护理学、中医学、预防医学等的"桥梁"课程。

二、人体局部分区及基本结构

按照临床应用需求，人体通常分为头部、颈部、胸部、腹部、盆部与会阴、脊柱区（背部）及左右侧上肢和下肢 10 个大局部，各局部又可再分若干小局部。头部与躯干（胸、腹、盆、背）的基本结构大致相同，均由皮肤、浅筋膜、深筋膜、肌和骨骼等共同构成腔或管，容纳并保护中枢神经系统、感觉器官和内脏器官等。四肢以骨骼为支架，肌跨越关节附着于骨，深筋膜包裹肌，浅筋膜位于皮下。全身各局部、器官均有血管和神经分布。

（一）皮肤

皮肤 skin 被覆盖于全身体表，由表皮和真皮组成。真皮的深面借结缔组织的纤维束与浅筋膜相连。

人体各部的皮肤厚薄不一，一般而言，腹侧面皮肤较薄，背侧面皮肤较厚，但在手和足则相反。项部、背部、手掌和足底处皮肤最厚，而面部、腋窝、阴茎和小阴唇的皮肤最薄。另外，全身各处皮肤的纹理走向和构成各异，做皮肤切口时应注意上述特点。

（二）浅筋膜

浅筋膜 superficial fascia 位于皮下，又称皮下组织或皮下脂肪，属疏松结缔组织（少部分属致密结缔组织），遍布全身。儿童、妇女和肥胖者浅筋膜较厚，老年人、男性和瘦弱者则较薄。浅筋膜内纤维束的强弱和松紧，关系着皮肤移动性的大小及解剖时剥离皮肤难易。头皮、项、背、手掌和足底等部位的浅筋膜致密，且皮肤紧密连接于深部结构，其他部位的浅筋膜较疏松并有弹性。

浅筋膜内有皮神经，浅动、静脉和淋巴管分布。皮神经穿出深筋膜后，走行于浅筋膜内，并以细支分布于皮肤。浅动脉细小，而浅静脉较粗大且一般不与动脉伴行，多相互吻合，最后穿深筋膜注入深静脉。浅筋膜内有丰富的淋巴管，但均细小，壁薄透明，不易辨认。另外，在头颈交界处、颈部、腋窝和腹股沟等部位的浅筋膜内可见到淋巴结。

（三）深筋膜

深筋膜 deep fascia 是位于浅筋膜深面包裹着肌、血管和神经等的一层致密结缔组织纤维膜，又称固有筋膜。四肢的深筋膜还深入肌群间并附着于骨，构成肌间隔。深筋膜包裹肌形成肌鞘，包裹血管和神经形成血管神经鞘，包裹腺体形成筋膜鞘或囊。在某些部位，如腕部和踝部，深筋膜在局部横行增厚，且两端固定于骨性突起处形成支持带，起约束其深面肌腱的作用。另外，深筋膜、肌间隔与骨和骨膜之间可形成骨筋膜鞘、筋膜间隙，内有疏松结缔组织充填，感染时脓液可在间隙中蓄积并蔓延。解剖时应注意各处深筋膜的厚薄及其与肌的相互关系。

（四）肌

肌 muscle 根据构造不同分为平滑肌、心肌和骨骼肌。骨骼肌一般由肌腹和肌腱两部分组成。肌腹由肌纤维束构成，具有收缩功能；肌腱多呈条索状或带状，由胶原纤维束构成，无收缩功能。骨骼肌以肌腱附着于骨面或筋膜上。某些肌或腱与骨、关节囊和筋膜的接触处往往有滑膜囊形成，以减少两者间的摩擦。此外，在腕、踝、手指和足趾等处的肌腱外面多包有腱鞘，为深筋膜与滑膜共同形成的管状结构。每块肌均由邻近的动脉发出分支供给营养，动脉多与支配该肌的神经伴行，并经神经血管"门"进出。

（五）血管

解剖操作时所能见到的血管是动脉和静脉。**动脉** artery 与同名静脉相比管径较细、管壁较厚、管腔较圆且有弹性；尸体上，动脉一般颜色淡白，管腔内空虚，不含血液。**静脉** vein 则管径较粗、管壁薄且弹性差；尸体上，静脉管腔内常含有呈紫蓝色的凝固血块。静脉属支多且彼此之间吻合。浅静脉多单独走行，而深静脉多与动脉伴行，走行于动脉两侧。

（六）淋巴管与淋巴结

淋巴管 lymphatic vessel 形态结构与静脉相似，但管腔较细，管壁较薄，透明呈乳白色，除淋巴导管和淋巴干及位于淋巴结附近的淋巴管较易剖露以外，其他部位的淋巴管解剖时不易辨认。淋巴结 lymph node 为大小不一的扁圆形小体，尸体上多呈灰红色。淋巴结常沿血管配布，多位于人体的凹窝或较隐蔽处，如腋窝、腹股沟及胸、腹、盆腔内的大血管周围。

（七）神经

神经 nerve 呈淡白色条索状，有的部位吻合形成神经丛。除皮神经之外，常与血管伴行，由结缔组织包绕形成血管神经束。脏器周围的自主神经缠绕在脏器和血管壁上形成内脏神经丛，多随血管分支分布，解剖时较难分离和辨认。

三、解剖技术简介

解剖技术一般分为大体解剖技术和显微解剖技术。本文所介绍的主要是大体解剖技术，即用肉眼观察的解剖技术，它将应用于局部解剖学的实际操作中。

（一）常用解剖器械及其使用

1. **解剖刀** scalpel　为常用器械之一（图绪-1）。常以刀刃切开皮肤，切断肌和其他软组织；以刀尖修洁血管和神经；以刀柄钝性分离组织等。一般用右手持刀，方式可随不同需要而异。切皮时可用抓持法，即将刀柄捏于拇指与中、环和小指三指之间，示指指腹压于刀背上，用均衡的腕力切开皮肤；修洁神经血管和其他组织结构时可用执笔法，即用拇指、示指和中指三指捏持刀柄前

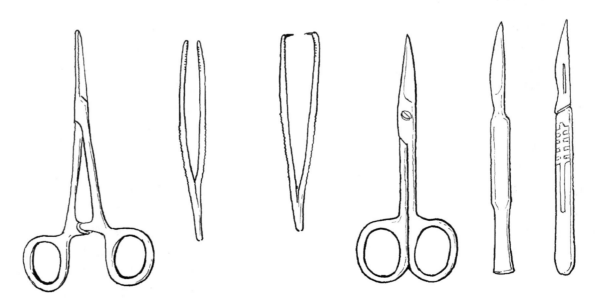

图绪-1　常用解剖器械

部，犹如执笔，多用于手部指间关节和掌指关节的小幅度运动，沿血管和神经走行方向进行修洁（图绪 -2）。

为保证解剖的效果和效率应及时磨刀（一次性刀具除外）。磨刀时先在磨石上加水，握稳刀柄使刀刃与磨石面平行，往返移动，磨至锋利为止；但勿用锋利的解剖刀切割坚韧的结构和材料。同时用刀时应严防误伤自己和他人。

2. **镊子 forceps**　一般分有齿和无齿镊两种（图绪 -1）。前者用于夹持皮肤或较坚韧的结构；后者用于挟持神经、血管和肌等软组织。切忌用有齿镊夹持神经、血管和肌，易于损坏上述结构。一般用左手持镊，将镊子夹于拇指与示、中指指腹之间，用手指力量捏紧。也可两手同时持镊进行神经、血管的追踪和组织分离（图绪 -2）。

3. **剪 scissors**　有直剪和弯剪两种，并有圆头、尖头及长、短之分（图绪 -1）。圆头剪一般用于剪开、分离组织和修洁血管；尖头剪常用于剪断较坚韧结构，如肌腱、韧带、结、绳等物。正确的持剪方法，是将拇指和环指伸入剪柄的环内，中指放在剪环的前方，示指压在剪刀轴处以起到稳定和定向解剖作用（图绪 -2）。

4. **血管钳 hemostatic forceps**　通常用于分离软组织及神经、血管等，在解剖时也可钳夹肌腱、韧带和皮肤等，作牵引固定之用。使用方法与剪相似（图绪 -2）。

5. **其他器械**　拉钩用于牵拉、暴露或固定结构，常用肋骨剪剪断肋骨，用咬骨钳咬断骨、修整骨断端。弓形锯和线锯等开颅。

（二）解剖操作基本技术

1. **解剖皮肤**　按各局部规定的切口切开皮肤（图绪 -3），切口深度以切透皮肤、但不伤及筋膜为宜，可先在尸体皮肤上，按拟作切口用刀尖背划一线痕，沿该线将刀尖垂直于皮肤表面刺入，感觉刺入的刀尖传来失去抗力信息时，提示已达浅筋膜层，将刀刃下压，使之与皮面成约 45° 角切开皮肤。用有齿镊牵起切开之皮肤一角，将皮肤翻起，用刀刃将皮肤与皮下组织划割开，将皮肤剥离、翻起。勿使过多的皮下组织附于皮片。

2. **解剖浅筋膜**　主要是剖露浅静脉、皮神经，并清除纤维脂肪组织。浅静脉位于浅筋膜之中，沿其走行方向切开浅筋膜，暴露并分离之。皮神经先在浅筋膜深面走行，后逐渐分支浅出。于皮神经穿出深筋膜处开始，沿其走向剖查分离之。浅筋膜内，在某些部位有浅淋巴结，用刀尖分离脂肪组织，寻找淋巴结，观察与淋巴结相连的输入和输出淋巴管。将解剖出的主要浅静脉和皮神经保留，其余纤维脂肪组织、淋巴结及小静脉一律清除以暴露深筋膜。

3. **解剖深筋膜**　深筋膜覆盖在肌的表面，解剖时用镊子提起筋膜，沿肌纤维方向，使刀刃平贴肌表面，将筋膜从肌表面分离并切除之。腰背部及四肢的深筋膜厚而致密，可成层切除或切开翻起；躯干部深筋膜大部分与肌层结合紧密，因此，只能

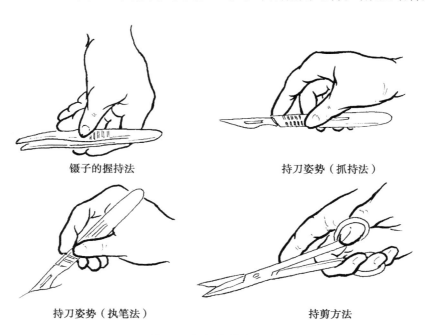

镊子的握持法　　　　　持刀姿势（抓持法）

持刀姿势（执笔法）　　　　　持剪方法

图绪 -2　解剖器械使用方法

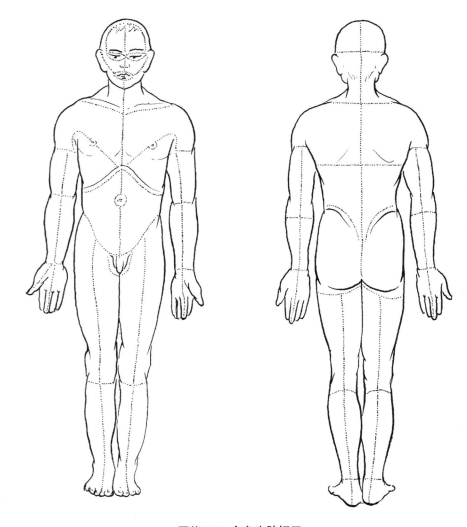

图绪 −3　全身皮肤切口

小片切除。某些部位的深筋膜形成腱纤维鞘或作为肌的起点，则无需除去。

4. **解剖血管、神经**　深部的血管、神经均走行于肌与肌、肌群与肌群之间，或位于脏器周围的结缔组织内，特别是脏器的"门"，如肝门、肺门等处。解剖时先用刀尖沿血管、神经主干的走向，划开包绕它们的、由筋膜形成的血管神经鞘，显露出血管、神经主干，然后用镊子轻提血管、神经，沿其两侧用刀尖背面或剪刀仔细钝性分离，剔除周围的结缔组织、脂肪及缠绕在血管壁上的自主神经丛，沿血管、神经的主干找出其分支并按上述方法分离。

5. **解剖肌**　解剖肌时应先使之紧张，并认清其边界，然后沿肌束的方向清除结缔组织进行分离。注意肌的位置、形态、起止、肌质与腱质的配布、肌纤维的方向及血管和神经的分布。有时需按规定将肌切断，以便观察深层结构。切断肌时先将

其边界完全分清，并用刀柄或将手指伸入肌的深面，将其与深面的结构分离，然后将肌剪断；或在肌下垫一刀柄，用刀将肌横断以免伤及深层结构。

6. **解剖脏器**　打开胸、腹、盆腔后，首先原位暴露脏器，观察其所在位置、体表投影、毗邻关系、浆膜配布等；然后剖查其动脉、静脉、神经，或根据操作要求切断神经、血管及有关固定装置，取出脏器做进一步多角度解剖观察，或切开脏器观察其腔内结构和腔壁。

四、局部解剖学的学习方法

学习局部解剖学需在系统解剖学学习的基础上进行。为学好局部解剖学，巩固和深化相关解剖的基本理论和基本知识，加强基本技能的培养，局部解剖学的教学方法常采用理论讲授、解剖操作、局部标本观察与活体观察、多媒体教学、PBL 教学及研讨自学等方式进行。其中特别重要的是进行尸体

解剖操作。操作事项如下：

1. 在进行解剖操作之前，同学们需做好预习，认真掌握局部解剖学的有关内容，并明确操作目的、步骤、部位。尤其注意本例尸体与人体标准解剖学姿势的区别，一般已被固定、冷冻的标本很难做到两足并拢、足尖向前、掌心向前等；如被操作标本是俯卧位、仰卧位、横位、倒置或只是身体的一个局部，仍应依人体的标准姿势进行描述和记录。

2. 解剖时应勤于动手、动脑，善于观察，不断分析总结，做到理论联系实际、基础结合临床，尤其注意体型（矮胖型、瘦长型、适中型）特点和性别间、年龄间差异，记录操作标本和部位的正常、变异、异常和畸形；这些在临床手术学科和影像医学尤为重要。

3. 要严格按照操作要求由浅入深逐层解剖。解剖时应主次分明，先剖查主要结构，再追寻次要结构。对主要结构应加以保护，必要时可切断，但不能切除。对于妨碍操作的次要结构，如伴行静脉、淋巴结等虽可切除，但应按操作要求进行，不可乱割乱切和随意丢弃。

4. 尸体解剖时不可能人人同时操作，故每次解剖操作之前应明确分组、分工，如"主刀""助手""理论指导""查图""观察录像""真实标本"等多个角度分次轮换，其他同学应仔细观察所解剖出的每一结构，认真总结记录，撰写实验操作报告。

5. 每次解剖操作结束后应将解剖器械擦洗干净，妥善保存；将尸体包裹并盖好，不得暴露在外，以防干燥；尤其注意手、足、面部等极易干燥；将解剖下来的组织碎片收拾干净、分类处理，保持实验室的清洁卫生和环境保护。

（李志军编写；徐国成绘图）

第一章

头 部

第一节 概 述

头部位于颈部上方，由颅部和面部组成。颅部容纳脑及其被膜，面部有视器、位听器、口和鼻等器官。

一、境界与分区

头部与颈部的分界为经过下颌骨体下缘、下颌角、乳突尖、上项线和枕外隆凸的连线。头部又借眶上缘、颧弓上缘、外耳门上缘和乳突的连线，分为后上方的颅部和前下方的面部。

二、表面解剖

（一）体表标志

以下所述的头部体表标志，具有重要的临床意义（图1-1，图1-2）。

1. **眉弓** superciliary arch 位于眶上缘上方，额结节下方的弓状隆起，男性的隆起较明显。眉弓适对大脑额叶下缘，其内侧份的深面有额窦。

2. **眶上切迹** supraorbital notch（或**眶上孔** supraorbital foramen） 位于眶上缘的中、内1/3交界处，距正中线约2.5 cm，眶上血管和神经由此通过。用力按压该处可引起明显压痛。

3. **眶下孔** infraorbital foramen 位于眶下缘中点的下方约1.0 cm处，眶下血管及神经由此通过。此处可行眶下神经阻滞麻醉。

4. **颏孔** mental foramen 成年人多位于下颌第2前磨牙根下方，下颌体上、下缘连线的中点处，距正中线约2.5 cm，有颏血管、神经通过，为临床颏神经麻醉的进针部位。

5. **翼点** pterion 位于颧弓中点上方约两横指处，为额、顶、颞、蝶4骨相汇合处，多呈"H"形的缝。翼点是颅骨的相对薄弱部分，深面有脑膜中动脉前支通过。此处受暴力打击时骨板易发生骨折，并常伴有脑膜中动脉的破裂，形成硬膜外血肿。

6. **颧弓** zygomatic arch 位于耳屏至眶下缘的连线上，由颞骨的颧突和颧骨的颞突共同构成，在体表可触及其全长。颧弓上缘相当于大脑颞叶前端的体表投影，颧弓下缘与下颌切迹间的半月形中点常作为咬肌神经封闭和上、下颌神经阻滞麻醉进针点。

7. **下颌角** angle of mandible 是下颌体下缘与下颌支后缘相交处。下颌角位置突出，骨质较薄，为下颌骨骨折的好发部位。

8. **乳突** mastoid process 是耳垂后上方的骨隆起，其根部的前内方有面神经由此穿出的茎乳孔。在乳突后部的颅底内面有乙状窦沟，容纳乙状窦。故临床行乳突根治术时应防止伤及面神经和乙状窦。

9. **枕外隆凸** external occipital protuberance 在头部后正中线上，为枕骨外面正中的最突出的隆起，枕外隆凸的下方有枕骨导血管，颅内压增高时此导血管常扩张，开颅术时若沿枕外隆凸做正中切口，注意勿伤及导血管及窦汇，以免出现大出血。

10. **上项线** superior nuchal line 为自枕外隆凸向两侧的弓形骨嵴，是大脑与小脑分界的标志，其深面有横窦通过。

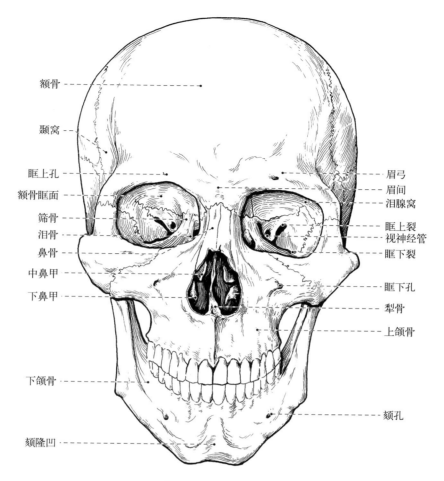

额骨
颞窝
眶上孔
额骨眶面
筛骨
泪骨
鼻骨
中鼻甲
下鼻甲
下颌骨
颏隆凹

眉弓
眉间
泪腺窝
眶上裂
视神经管
眶下裂
眶下孔
犁骨
上颌骨

颏孔

图 1-1　颅的前面观

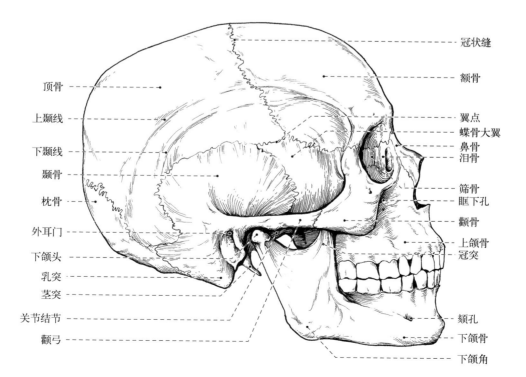

顶骨
上颞线
下颞线
颞骨
枕骨
外耳门
下颌头
乳突
茎突
关节结节
颧弓

冠状缝
额骨
翼点
蝶骨大翼
鼻骨
泪骨
筛骨
眶下孔
颧骨
上颌骨
冠突
颏孔
下颌骨
下颌角

图 1-2　颅的侧面观

（二）体表投影

为确定脑膜中动脉和大脑半球背外侧面主要沟、回的位置及其在体表的投影（图1-3），通常先确定以下6条标志线：①上水平线：经过眶上缘，与下水平线平行的线。②下水平线：通过眶下缘与外耳门上缘的连线。③矢状线：是从鼻根沿颅顶正中线到枕外隆凸的弧线。④前垂直线：通过颧弓中点的垂线。⑤中垂直线：经髁突中点的垂线。⑥后垂直线：经过乳突根部后缘的垂线。这些垂直线向上延伸，与矢状线相交。

1. **脑膜中动脉** 脑膜中动脉由棘孔入颅后，继续沿颞骨内板上行，在颧弓中点上方约两横指处，分为前支和后支。其主干经过前垂直线与下水平线交点；前支通过前垂直线与上水平线的交点，继而向上弯曲走向颅顶；后支则经过后垂直线与上水平线交点，斜向后上走向顶枕区。

2. **中央沟** 位于中垂直线与后垂直线之间的一段，在前垂直线与上水平线交点与后垂直线和矢状线交点的连线上。

3. **中央前、后回** 分别位于中央沟投影线前、后各约 1.5 cm 宽的范围内。左中央前回下份的前方为运动性语言中枢，其投影位于前垂直线与上水平线相交点的上方。

4. **外侧沟** 其后支位于等分上水平线与中央沟投影线夹角的斜线上。该斜线的中份相当于颞横回的投影部位。

5. **大脑下缘** 由鼻根中点上方 1.25 cm 处开始向外，沿眶上缘向后外，继续向后经颧弓上缘、外耳门上缘至枕外隆凸的连线。

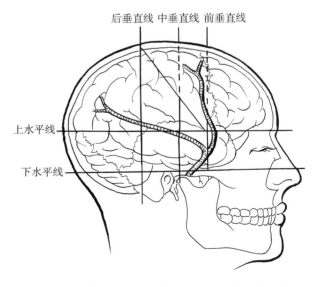

图1-3 脑膜中动脉、大脑主要沟与回的体表投影

第二节 颅 部

颅部包括颅顶、颅底、颅腔及其内容物3部分。颅顶可分为额顶枕区和颞区，由颅顶软组织及其深面的颅盖骨等构成；颅底有内、外面之分，有许多重要的孔、裂、沟，是神经和血管出入颅腔的部位。颅腔容纳脑、脑膜及其血管等。

一、颅顶

（一）额顶枕区

1. **境界** 前界为眶上缘，后界为枕外隆凸及上项线，两侧借上颞线与颞区分界。

2. **层次** 额顶枕区的软组织由浅入深可分为皮肤、浅筋膜（皮下组织）、枕额肌（帽状腱膜）、腱膜下疏松结缔组织和颅骨外膜5层结构（图1-4）。其中，浅部三层结合紧密难以分离，常被合称为"头皮"。

（1）皮肤 额顶枕区皮肤厚而致密，具有两个特点：含有大量的毛囊、汗腺和皮脂腺，为疖肿和皮脂腺囊肿的好发部位；具有丰富的血管和淋巴管，外伤易出血，但创口愈合较快，同时也是一个良好的供皮区，临床上可在此处多次切取皮片覆盖创面，而不影响头发的生长。

（2）浅筋膜 由疏松结缔组织构成，且含脂肪组织。结缔组织形成许多小梁，将脂肪分隔成若干小格，其内有血管和神经穿行，此层将皮肤和帽状腱膜紧密相连。若此层感染时，炎症渗出物不易扩散，早期即可压迫神经末梢引起剧痛。小格内的血管壁被周围结缔组织紧密固定，创伤性血管断端不易闭合，故出血较多，常需压迫或缝合止血。

头皮的血管和神经主要位于此层内，按其位置和分布，可分为前、后两组（图1-5）。

1）前组 距正中线约 2 cm 处有滑车上动、静脉和滑车上神经；距正中线约 2.5 cm 处有眶上动、静脉和眶上神经。上述两动脉均为眼动脉的分支，分布于额、顶区软组织。

2）后组 有枕动、静脉和枕大神经等，主要分布于枕区。枕动脉为颈外动脉的分支，枕静脉汇入颈外静脉，枕大神经为第2颈神经后支的皮支。

颅顶血管和神经的走行和分布特点具有重要的临床意义：①由于颅顶的神经分布互相重叠，在局部麻醉时，如仅阻滞其中一支神经则达不到满意效果，故需扩大神经阻滞的范围。②因颅顶的动脉来源于颈内、外动脉，而且其分支之间存在着丰富的

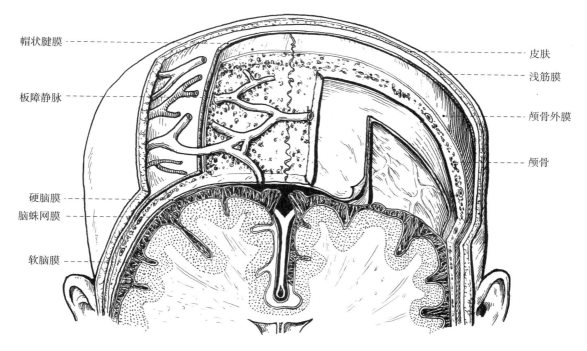

图 1-4 颅顶层次（冠状断面）

帽状腱膜

板障静脉

硬脑膜

脑蛛网膜

软脑膜

皮肤

浅筋膜

颅骨外膜

颅骨

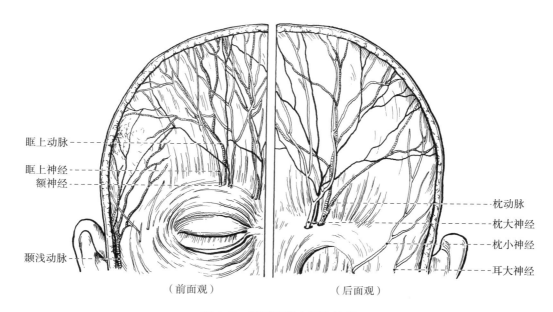

眶上动脉

眶上神经

额神经

颞浅动脉

枕动脉

枕大神经

枕小神经

耳大神经

（前面观）　　　　　（后面观）

图 1-5 颅顶区的血管和神经

吻合，故头皮撕裂时，不易发生缺血性坏死。③由于血管和神经均从颅周围向颅顶行走，在行头皮单纯切开术时，应以颅顶为中心采取放射状切口，避免血管和神经干的损伤；如手术需制作皮瓣时，皮瓣的蒂应留在下方，保护蒂内的血管和神经，有利于皮瓣的成活及感觉功能的保留。

（3）**帽状腱膜** epicranial aponeurosis　坚韧致密，位于颅顶中部区，前连枕额肌的额腹，后连该肌的枕腹，两侧至颞区相续于颞浅筋膜。头皮裂伤如伴有帽状腱膜横向断裂时，由于枕额肌的收缩，伤口常裂开较大，故缝合头皮时，应将腱膜仔细缝合，以减少头部皮肤张力，有利于止血和创口的愈合。

（4）**腱膜下疏松结缔组织**　又称腱膜下间隙，是位于帽状腱膜与颅骨外膜之间的薄层疏松结缔组织，头皮撕脱伤多自此层分离。此隙范围较广，移动性较大，开颅时可经此间隙将皮瓣游离后翻起；若此层内积血或积脓时，可广泛蔓延至全颅顶，形成较大血肿，淤斑可出现于鼻根及上睑皮下。此间隙内的静脉网，借导静脉与颅骨的板障静脉和颅内的硬脑膜窦相通。若发生感染，可继发颅骨骨髓炎或颅腔感染，临床上常称腱膜下间隙为颅顶部的"危险区"。

（5）**颅骨外膜**　由致密结缔组织构成，通过少量疏松结缔组织与颅骨表面相连，较易剥离。严重的头皮撕脱伤，可将头皮连同部分骨膜一并撕脱。但在骨缝处则与缝韧带结合紧密，不易分开，故骨膜下感染或血肿，常局限于一块颅骨的范围。

（二）颞区

1. **境界**　位于颅顶区的两侧，上界为上颞线，下界至颧弓上缘，前界位于额骨和颧骨的结合处，后界是上颞线的后下段。

2. **层次**　此区的软组织由浅入深5层依次为皮肤、颞浅筋膜、颞筋膜、颞肌和颅骨外膜（图1-6）。

（1）**皮肤**　前部较薄，后部较厚，移动性较大。手术时无论选择纵行或横行切口，均易缝合，愈合后瘢痕亦不明显。

（2）**颞浅筋膜**　上方连于帽状腱膜，下方与颞筋膜浅层汇合。脂肪组织较少，其内的血管和神经分为两组。耳前组有颞浅动、静脉和耳颞神经，出腮腺上缘，越颧弓到达颞区，分布于颞区和额顶区；耳后组有耳后动、静脉和枕小神经，主要分布于耳、耳后和枕外侧部。

（3）**颞筋膜** temporal fascia　上方附着于上颞线，向下分为浅、深两层，浅层附着于颧弓上缘的外面，深层附着于颧弓上缘的内面，此层较致密，浅、深两层之间有脂肪组织和颞中血管。

（4）**颞肌** temporal muscle　此肌呈扇形，起自颞窝和颞筋膜深面，肌束经颧弓深面，止于下颌骨的冠突。颞肌及其浅面的颞筋膜，在切除部分颞骨鳞时，仍可保护深方的脑膜和脑组织，故颞区为开颅术常采用的入颅部位。颞深血管和神经上行由深部进入该肌。颞深动脉来自上颌动脉，颞深神经来自下颌神经，支配颞肌。

（5）**骨膜** periosteum　紧贴于颞骨表面，较薄。骨膜与颞肌之间有大量脂肪组织，称颞筋膜下疏松结缔组织，向下经颧弓深面与颞下间隙相通，向前则与面部的颊脂体相连续。因此，该疏松结缔组织间隙中有出血或炎症时，可向下蔓延至面部，形成面深部的血肿或脓肿；而面部炎症，如牙源性感染也可蔓延到此疏松结缔组织中。

二、颅底内面

（一）颅前窝

颅前窝 anterior cranial fossa 由额骨眶板、筛骨

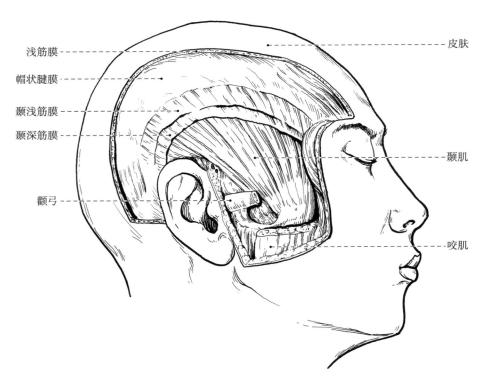

皮肤

浅筋膜
帽状腱膜
颞浅筋膜
颞深筋膜

颞肌

颧弓

咬肌

图1-6　颞区的层次

筛板及蝶骨小翼组成，容纳大脑半球额叶，前界为额鳞，后界为蝶骨小翼的后缘。窝的正中部凹陷处为筛骨筛板，构成鼻腔顶；前外侧部形成额窦和眶的顶部。颅前窝骨折伤及筛板时，常伴有脑膜和鼻腔顶部黏膜撕裂及嗅神经受损，引起鼻出血，脑脊液外漏或嗅觉障碍；骨折线经过额骨眶板时，可见结膜下或眶内出血的典型症状，此外，额窦也常受累及，脑脊液和血液也可经额窦而流入鼻腔（图 1-7）。

（二）颅中窝

颅中窝 middle cranial fossa 由蝶骨体与大翼和颞骨岩部前面等组成，容纳大脑颞叶和垂体等，前界为蝶骨小翼的后缘，后界为颞骨岩部的上缘及鞍背。可分为较小的中央部和两个较大而凹陷的外侧部。

1. 颅中窝中央部　该区主要的结构有垂体、垂体窝和两侧的海绵窦等。

（1）垂体与垂体窝　垂体 hypophysis 呈椭圆形或圆形，位于蝶鞍上面的**垂体窝** hypophyseal fossa 内，借漏斗与第三脑室底的灰结节相连。

垂体窝的前方为**鞍结节** tuberculum sellae，前外侧界为视神经管，前上方有视交叉和视神经，后方为**鞍背** dorsum sellae，垂体窝的两侧为海绵窦，顶为硬脑膜形成的鞍膈，底隔一薄层骨壁与蝶窦相邻。

（2）海绵窦 cavernous sinus　为一对重要的硬脑膜窦，由硬脑膜两层间的腔隙构成，位于蝶鞍和垂体的两侧，前达眶上裂内侧部，后至颞骨岩部的尖端。

海绵窦的上壁向内侧与鞍膈相移行；下壁借薄的骨壁与蝶窦相邻；外侧壁内自上而下有动眼神经、滑车神经、眼神经和上颌神经通过，海绵窦发生病变可出现海绵窦综合征，表现为上述神经的麻痹与神经痛、结膜充血及水肿；内侧壁上部与垂体相邻，窦腔内有颈内动脉及其外侧的展神经通过，两者借结缔组织小梁固定于窦壁，颅底骨折时，除可伤及海绵窦外，亦可伤及展神经；窦的前端与眼静脉、翼静脉丛、面静脉和鼻腔的静脉相通，面部的化脓性感染可经上述通道扩散至海绵窦，引起海绵窦炎或血栓形成；窦的后端分别与岩上、下窦相连（图 1-8）。

2. 颅中窝外侧部　主要由蝶骨大翼和颞骨岩

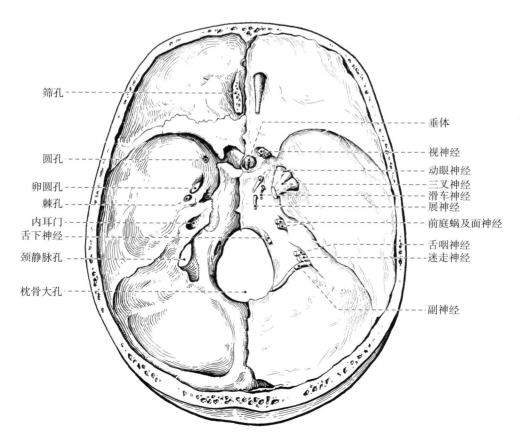

筛孔

圆孔

卵圆孔

棘孔

内耳门

舌下神经

颈静脉孔

枕骨大孔

垂体

视神经

动眼神经

三叉神经

滑车神经

展神经

前庭蜗及面神经

舌咽神经

迷走神经

副神经

图 1-7　颅底内面观

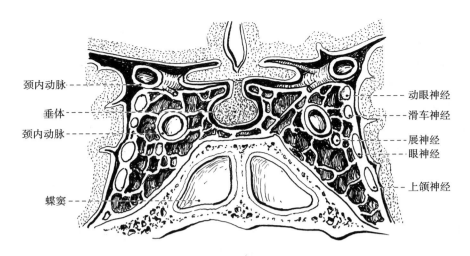

颈内动脉 ———

垂体 ———

颈内动脉 ———

蝶窦 ———

——— 动眼神经

——— 滑车神经

——— 展神经

——— 眼神经

——— 上颌神经

图 1-8 海绵窦冠状断面

部构成，容纳大脑颞叶。有许多孔裂，前方的眶上裂内有动眼神经、滑车神经、眼神经、展神经及眼上静脉穿行；在眶上裂内侧端的后方，由前内侧向后外侧依次有圆孔、卵圆孔和棘孔排列，圆孔内有上颌神经通过，卵圆孔为下颌神经和导静脉经过，棘孔有脑膜中动脉穿过。位于颞骨岩部前面中份有一弓状隆起，其外侧由薄层骨质构成鼓室盖，分隔中耳鼓室与颞叶及脑膜。颞骨岩部尖端有一浅窝，称三叉神经压迹，三叉神经节在此处位于硬脑膜形成的间隙内。蝶鞍两侧为颈动脉沟，沟的后端有由颞骨岩部尖端和蝶骨体围成一个不规则的破裂孔，颈内动脉经此入颅。

（三）颅后窝

颅后窝 posterior cranial fossa 由颞骨岩部后面和枕骨构成，在 3 个颅窝中，此窝最深，面积最大，容纳小脑、脑桥和延髓。前界为鞍背，前外侧界为颞骨岩部上缘，后外侧界为横窦沟。

窝底的中央有枕骨大孔，为颅腔与椎管相连处。内有延髓与脊髓连接，并有副神经的脊髓根、左右椎动脉和椎内静脉丛通过。颅内的 3 层脑膜在枕骨大孔处与脊髓被膜相移行，但硬脊膜在枕骨大孔处与骨膜紧密愈着，故椎管的硬膜外隙不通颅内。

枕骨大孔的前方为斜坡，有脑桥和延髓附于上方；后方有枕内隆凸，直窦和上矢状窦在此交汇形成窦汇。横窦起自窦汇，向两侧在横窦沟内走行，再续于乙状窦。乙状窦沿颅侧壁下行，继而转向前内侧，于颈静脉孔处续于颈内静脉。

枕骨大孔的前外侧有 3 对孔：①舌下神经管内口，有舌下神经经此管出颅。②颈静脉孔，其前内侧部通过岩下窦、舌咽神经、迷走神经和副神经，后外侧部通过颈内静脉。③内耳门，有面神经、前庭蜗神经和迷路动、静脉通过。

小脑幕 tentorium cerebelli 为硬脑膜形成的一个呈水平位的隔板，介于大脑的枕叶与小脑上面之间（图 1-9）。

小脑幕的后外侧缘附着于横窦沟及颞骨岩部的上缘；前缘内侧部分游离，外侧部分向前延伸附着于前床突，形成一个口朝向前方的弧形切迹，即小脑幕切迹。幕切迹与鞍背共同形成一个包绕中脑的卵圆形裂孔，环绕中脑，两者之间留有空隙。幕切迹上方与大脑半球颞叶的海马旁回、钩紧邻。

第三节 面 部

面部可分为眶区、鼻区、口区和面侧区 4 个部分。面侧区是位于颧弓、鼻唇沟、下颌骨下缘与胸锁乳突肌上部前缘之间的区域，其又分为颊区、腮腺咬肌区和面侧深区。

一、面部浅层结构

（一）皮肤与浅筋膜

面部皮肤薄而柔软，弹性较好，含有较多的皮脂腺、汗腺和毛囊，是皮脂腺囊肿和疖肿的好发部位。面部皮肤围绕面部的孔裂，根据肌的走向而有不同走向的皮纹，故做面部皮肤切口时，方向应尽可能与皮纹一致。浅筋膜内有脂肪组织、表情肌、神经、血管和腮腺管等，在颊肌表面及其与咬肌之间的脂肪团块，称颊脂体。睑部皮下浅筋膜组织疏松，一般不含脂肪，易出现水肿（图 1-10）。

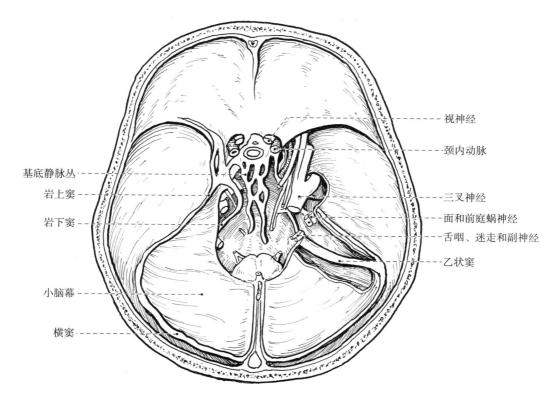

图 1-9 小脑幕及颅底的静脉窦

视神经
颈内动脉
三叉神经
面和前庭蜗神经
舌咽、迷走和副神经
乙状窦

基底静脉丛
岩上窦
岩下窦
小脑幕
横窦

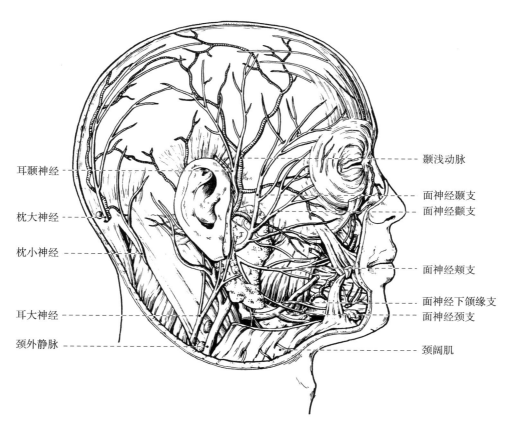

头颈肌

耳颞神经
枕大神经
枕小神经
耳大神经
颈外静脉

颞浅动脉
面神经颞支
面神经颧支
面神经颊支
面神经下颌缘支
面神经颈支
颈阔肌

图 1-10 面部浅层结构

面神经浅层

（二）面肌

面肌又称表情肌，薄而纤细，属于皮肌，起自颅骨或深筋膜，止于皮肤。面肌主要由面神经分支支配。主要围绕在眼、耳、口和鼻的周围，有开大或缩小孔裂的作用。收缩时牵动皮肤，使面部呈现各种不同的表情。

（三）血管、淋巴及神经

1. **血管** 分布于面部浅层的主要动脉为面动脉及其分支，面静脉及其属支回流入颈内静脉（图 1-10）。

（1）**面动脉 facial artery** 平下颌角处起自颈外动脉，经二腹肌后腹及茎突舌骨肌深面，下颌下腺的深方，在咬肌前缘与下颌体表面转至面部。迂曲行向内上，经口角和鼻翼的两侧到达内眦，改称内眦动脉。面动脉走行过程中的分支自下而上主要有颏下动脉、下唇动脉、上唇动脉和鼻外侧动脉等。面动脉绕过下颌骨下缘进入面部，该处可触及其搏动，面浅部出血可压迫此处止血。

（2）**面静脉 facial vein** 伴行于面动脉的外侧，向外下越过下颌体下缘至下颌角下方，下颌后静脉的前支汇入面静脉，之后穿颈筋膜浅层，于舌骨大角高度注入颈内静脉。面静脉在内眦附近经眼静脉与海绵窦交通，在面侧区也可通过面深静脉、翼静脉丛等与海绵窦交通。面静脉在口角平面以上的一段通常无静脉瓣，故面部细菌感染时，细菌等可循上述交通途径延及海绵窦，导致颅内感染。临床上常将两侧口角至鼻根连线所形成的三角区域称为面部的"**危险三角**"。

2. **淋巴** 面部浅层的淋巴管非常丰富，通常注入下颌下淋巴结和颏下淋巴结。

3. **神经** 面部的感觉神经来自三叉神经的分支，支配面肌运动的是面神经的分支。

（1）**三叉神经 trigeminal nerve** 主要有眼神经、上颌神经和下颌神经 3 大分支。

1）**眶上神经 supraorbital nerve** 与同名血管伴行，穿眶上切迹或眶上孔，至额部皮下，分布于额部皮肤。

2）**滑车上神经 supratrochlear nerve** 由滑车内上方出眶，至额部、鼻背和内眦附近的皮肤。

3）**眶下神经 infraorbital nerve** 为上颌神经的分支，穿出眶下孔，在提上唇肌的深面下行，分布于下睑、鼻翼及上唇的皮肤。

4）**颏神经 mental nerve** 为下颌神经的分支，出颏孔，在降口角肌深面分为数支，分布于颏部、下唇附近的皮肤。

（2）**面神经 facial nerve** 由茎乳孔穿出，向前外穿入腮腺内，先形成上、下两干，再分为数支呈扇形分布，由腮腺上缘、前缘及下缘穿出，支配面肌和颈阔肌。

1）**颞支 temporal branch** 由腮腺上缘穿出，常为 2 支，斜越颧弓浅面上行，支配额肌和眼轮匝肌上部。

2）**颧支 zygomatic branch** 由腮腺上前缘穿出，多为 2~3 支，支配颧肌、眼轮匝肌下部及提上唇肌。

3）**颊支 buccal branch** 经腮腺前缘穿出，常为 3~5 支，位于腮腺导管上方的称上颊支和下方的称下颊支，水平行向口角，支配颊肌和口裂周围肌。

4）**下颌缘支 marginal mandibular branch** 从腮腺下缘穿出，多为 1~3 支，进入颈阔肌深面，支配下唇附近的肌及颏肌。

5）**颈支 cervical branch** 由腮腺下缘穿出，多为 1~2 支，进入颈部后，行于颈阔肌深面，支配该肌。

二、面侧区

（一）腮腺咬肌区

1. **境界** 前界为咬肌前缘，后界为乳突和胸锁乳突肌上部的前缘，其上界为颧弓与外耳道，下界为下颌骨下缘。

2. **内容** 主要有腮腺、咬肌、血管及神经等。

（1）腮腺咬肌筋膜 为颈筋膜浅层的延续，分为两部分，第 1 部分在腮腺后缘分为浅、深两层，包绕腮腺形成腮腺鞘。腮腺鞘的特点：①腮腺鞘与腮腺结合紧密，向腮腺内发出许多间隔伸入腺体内，形成若干个腮腺小叶。因此，腮腺脓肿切开排脓时，应注意引流每个脓腔。②腮腺鞘的浅层致密，深层薄弱且不完整，腮腺深部与咽旁间隙和翼下颌间隙相通。故急性化脓性腮腺炎时，脓液可进入深层形成咽旁脓肿。第 2 部分为两层，在腮腺前缘处融合在一起，覆盖于咬肌表面，称为咬肌筋膜。

（2）腮腺

1）位置 腮腺 parotid gland 位于外耳道前下方，向上可达颧弓下缘，下至下颌角，向前覆盖咬肌的后 1/3，向后至下颌后窝。

2）形态 腮腺呈不规则的楔形，基底部向外，尖端向内。通常以下颌支后缘或者面神经丛为界，将腮腺分为浅、深两部。浅部多呈三角形覆盖于咬肌后份的浅面；深部伸入下颌后窝内，向内至咽侧壁（图1-11）。

3）毗邻 其上缘邻颧弓、外耳道及颞下颌关节后面；下缘平下颌角；外面与耳大神经末梢和腮腺浅淋巴结相邻；前内面浅部邻接咬肌，深部毗邻下颌支及翼内肌后缘；后面与乳突、胸锁乳突肌上部、二腹肌后腹、茎突及茎突舌骨肌等肌及颈内动、静脉和第Ⅸ～Ⅻ对脑神经毗邻。其中，位于腮腺深面的茎突及茎突舌骨肌等肌，颈内动、静脉及第Ⅸ～Ⅻ对脑神经共同形成"腮腺床"。

4）**腮腺管** parotid duct 长5～7 cm，由腮腺浅部的前缘向前发出，在颧弓下一横指处，向前横行越过咬肌表面，至咬肌前缘呈直角向内穿过颊脂体和颊肌，开口于上颌第2磨牙牙冠相对的颊黏膜上，临床进行腮腺造影，可经此开口处插管。腮腺管上方有1～2条面神经的上颊支及面横动、静脉经过，下方有面神经的下颊支经过。腮腺管的体表投影：相当于鼻翼与口角间连线的中点到耳屏间切迹做一连线，其连线的中1/3段即为其体表投影。

（3）**腮腺淋巴结** parotid lymph node 位于腮腺表面和腺实质内。分为浅、深两部分：浅淋巴结主要引流耳郭、颅顶前部和面上部的淋巴；深淋巴结收集外耳道、中耳、鼻、腭和颊深部的淋巴。其输出管向外下方注入颈外侧淋巴结。

（4）**穿经腮腺的结构** 纵行的有颈外动脉、下颌后静脉、颞浅动脉、颞浅静脉和耳颞神经；横行的有上颌动脉、上颌静脉、面横动脉、面横静脉、面神经及其分支（图1-12，图1-13）。

1）**面神经** facial nerve 出茎乳孔分布至面部，主要分为3段：第1段长1.0～1.5 cm，为面神经干从茎乳孔穿出至进入腮腺前的一段，此段虽在腮腺覆盖下，但尚未进入腮腺实质内，故显露面神经主干可在此处进行。第2段为腮腺内段。面神经主干进入腮腺。在腮腺内，分为颞面干和颈面干，继而又发出9～12条分支，相互交织成丛，最后形成颞支、颧支、颊支、下颌缘支和颈支。第3段为面神经穿出腮腺以后的部分。面神经的分支分别自腮腺浅部的上缘、前缘和下缘穿出，呈扇形分布，支配面肌。

2）**下颌后静脉** retromandibular vein 颞浅静脉在腮腺内与上颌静脉汇合形成下颌后静脉。继而下行分为前、后两支。前支与面静脉汇合，注入颈内静脉；后支与耳后静脉汇合，形成颈外静脉。

3）**颈外动脉** external carotid artery 由颈总动脉发出，沿颈部上行，经二腹肌后腹和茎突舌骨肌深面穿入腮腺，行于下颌后静脉的后内侧，上行至下颌颈平面分为上颌动脉和颞浅动脉。上颌动脉经下颌颈内侧入颞下窝，颞浅动脉在腮腺深面发出面横动脉后，越颧弓根部浅面至颞区。

4）**耳颞神经** auriculotemporal nerve 在腮腺深面上行，出腮腺至颞区，当腮腺肿胀或肿瘤压迫耳颞神经时，可引起由颞区向颅顶部放射的剧痛。

（5）**咬肌** masseter 起自颧弓下缘及其深面，

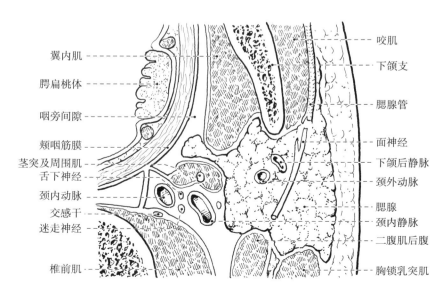

图1-11 腮腺和面侧区的水平断面

翼内肌 腭扁桃体 咽旁间隙 颊咽筋膜 茎突及周围肌 舌下神经 颈内动脉 交感干 迷走神经 椎前肌 咬肌 下颌支 腮腺管 面神经 下颌后静脉 颈外动脉 腮腺 颈内静脉 二腹肌后腹 胸锁乳突肌

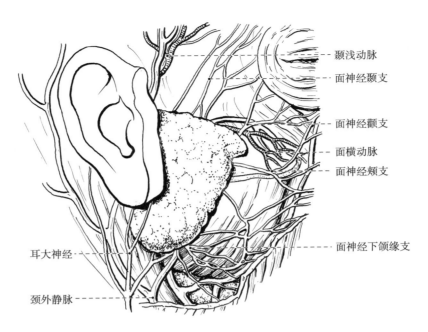

颞浅动脉
面神经颞支
面神经颧支
面横动脉
面神经颊支
面神经下颌缘支
耳大神经
颈外静脉

图 1-12 腮腺及穿经腮腺的结构

头颈部血
管神经

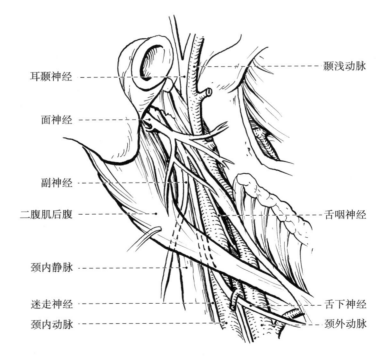

耳颞神经
面神经
副神经
二腹肌后腹
颈内静脉
迷走神经
颈内动脉
颞浅动脉
舌咽神经
舌下神经
颈外动脉

图 1-13 腮腺深面的结构

止于下颌支外侧面和咬肌粗隆。该肌表面覆以咬肌筋膜，后份被腮腺浅部覆盖，浅面有面横动、静脉，腮腺管，面神经的颊支及下颌缘支等结构横过。

（二）面侧深区

1. **境界** 此区位于颞下窝的范围，口腔及咽的外侧，腮腺咬肌区前部的深面，前壁为上颌骨体的后面，后壁为腮腺深部，内侧壁为翼突外侧板和咽侧壁，外侧壁为下颌支，顶为蝶骨大翼的颞下面，底平下颌骨下缘。

2. **内容** 主要有翼内、外肌及出入颅底的血管和神经。

（1）**翼内、外肌** 翼内肌 medial pterygoid muscle 起自翼突窝，肌纤维斜向外下，止于下颌角内侧面的翼肌粗隆。**翼外肌** lateral pterygoid muscle 起点有两头，上头起自蝶骨大翼的颞下面，下头起自翼突外侧板的外面，两束肌纤维合在一起斜向后外方，止于下颌颈的翼肌凹。

（2）**翼静脉丛** pterygoid venous plexus 位于翼内、外肌与颞肌之间，收纳上颌静脉的属支，最后汇合成上颌静脉，回流至下颌后静脉。翼静脉丛向前通过面部的深静脉与面静脉交通，向后与海绵窦交通，故口、鼻、咽等部感染时，可沿上述途径蔓延至颅内。

（3）**上颌动脉** maxillary artery 起自颈外动脉，在下颌颈的深面入颞下窝，穿翼外肌两头间入翼腭窝。上颌动脉以翼外肌为标志分为3段（图1-14，图1-15）。

第1段：下颌段，自起始处至翼外肌下缘。其主要分支有：①**下牙槽动脉** inferior alveolar artery，分布于下颌骨、下颌牙及牙龈，终支出颏孔，分布于颏区；②**脑膜中动脉** middle meningeal artery，经翼外肌深面，穿耳颞神经两根之间上行，经棘孔入颅中窝，分为前、后两支，分布于硬脑膜。

第2段：翼肌段，为最长的一段。主要位于翼外肌的浅面，分支至咀嚼肌和颞下颌关节，另发出**颊动脉** buccal artery，分布于颊肌及颊黏膜。

第3段：翼腭窝段，经翼外肌两头间进入翼腭窝。主要分支有：①**上牙槽后动脉** posterior superior alveolar artery，向前下经牙槽孔穿入上颌骨，分布于上颌窦黏膜、牙槽突、牙及牙龈等；②**眶下动脉** infraorbital artery，经眶下裂入眶，经眶下沟及眶下管出眶下孔，分布于上颌前份的牙槽突、牙、牙龈，最后分布于下睑及眶下方的皮肤。

（4）**下颌神经** mandibular nerve 为混合性神经，是三叉神经最大的分支。下颌神经除发出咀嚼肌神经支配咀嚼肌外，还发出下述4条神经（图1-16）。

1）**颊神经** buccal nerve 经翼外肌两头之间向外穿出，沿下颌支前缘下行至咬肌前缘，穿颊肌和颊脂体分布于颊黏膜、颊侧牙龈及颊部和口角的皮肤。

2）**耳颞神经** auriculotemporal nerve 以内、外两根环绕脑膜中动脉后合成一干，沿翼外肌深面，绕下颌颈的内侧向后至下颌后窝，于腮腺上缘穿出，与颞浅动脉伴行，分布于外耳道、耳郭及颞区的皮肤。

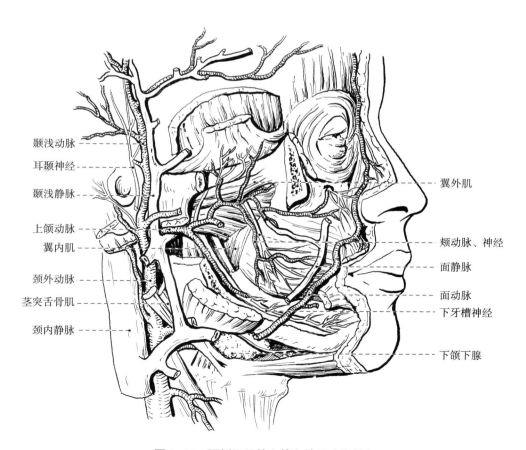

图1-14 面侧深区的血管和神经（浅部）

颞浅动脉
耳颞神经
颞浅静脉
上颌动脉
翼内肌
颈外动脉
茎突舌骨肌
颈内静脉

翼外肌
颊动脉、神经
面静脉
面动脉
下牙槽神经
下颌下腺

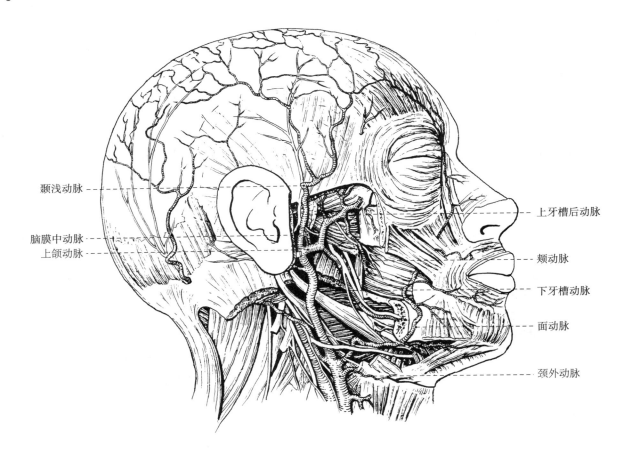

颞浅动脉

脑膜中动脉
上颌动脉

上牙槽后动脉

颊动脉

下牙槽动脉

面动脉

颈外动脉

图 1-15 上颌动脉的行程及其分支

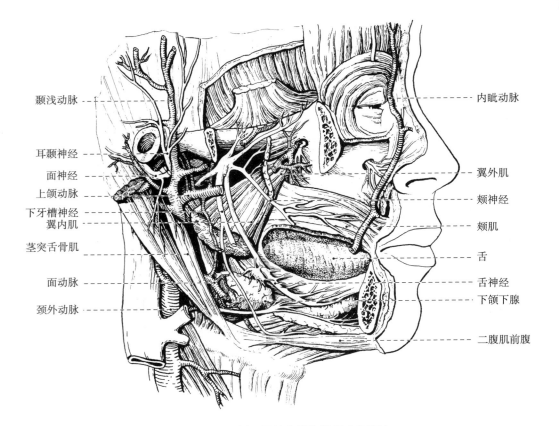

颞浅动脉

耳颞神经

面神经

上颌动脉

下牙槽神经
翼内肌

茎突舌骨肌

面动脉

颈外动脉

内眦动脉

翼外肌

颊神经

颊肌

舌

舌神经

下颌下腺

二腹肌前腹

图 1-16 面侧深区的血管和神经（深部）

3）**舌神经 lingual nerve** 为下颌神经一个较粗的分支，在翼外肌深面与面神经发出的鼓索汇合，向下方行于下颌支与翼内肌之间，向前下越过下颌下腺的上方，再经舌骨舌肌的浅面前行至口腔底，分布于下颌舌侧牙龈、下颌下腺、舌下腺、舌前2/3及口底的黏膜。

4）**下牙槽神经 inferior alveolar nerve** 位于舌神经的后方，于翼内肌外侧下行，经下颌孔入下颌管，分支分布于下颌骨及下颌诸牙。出颏孔后改称颏神经，分布于颏区皮肤。

三、面部的间隙

位于颅底与上、下颌骨之间，由筋膜和筋膜、筋膜与肌、肌与骨膜形成潜在间隙，称为面部的间隙。各间隙内由疏松结缔组织填充。间隙感染时，可局限于某一个间隙，也可扩散至邻近间隙，或者由近及远波及数个间隙（图1-17）。

（一）咬肌间隙

咬肌间隙 masseter space 指存在于咬肌与下颌支之间的狭小间隙。支配咬肌的血管和神经通过此隙，从深面进入咬肌。许多牙源性感染，如第3磨牙牙周炎、牙槽脓肿等均有可能扩散至此间隙。其原因就是咬肌间隙下部前邻下颌第3磨牙。

（二）翼下颌间隙

翼下颌间隙 pterygomandibular space 指位于下颌支与翼内肌之间，与咬肌间隙仅由下颌支分隔，因此两间隙经下颌切迹相通。此间隙内有舌神经、下牙槽神经和下牙槽动、静脉通过。牙源性感染常累及此间隙。

（三）舌下间隙

舌下间隙 sublingual space 位于下颌体的内侧，上界为口底黏膜，下界为下颌舌骨肌及舌骨舌肌，前外侧为下颌骨体内侧面骨壁上部，后界为舌根。间隙内有舌下腺、下颌下腺的深部及腺管、下颌下神经节、舌神经、舌下神经和舌下血管等。舌下间隙向后与下颌下间隙相交通，向后上通翼下颌间隙，向前与对侧舌下间隙相交通。

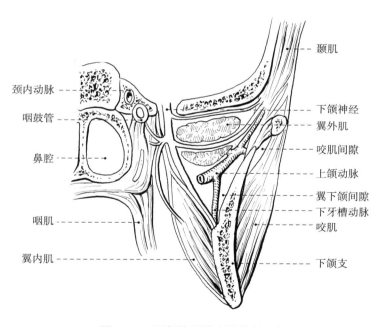

图1-17 面部的间隙（冠状断面）

颞肌
颈内动脉
咽鼓管
下颌神经
翼外肌
鼻腔
咬肌间隙
上颌动脉
翼下颌间隙
下牙槽动脉
咽肌
咬肌
翼内肌
下颌支

颞下颌关节

头部冠状切面

⁃ξ·【局部解剖操作】·ʒ⁃

一、颅顶额顶枕区的解剖

1. **皮肤切口** 从鼻根中点至枕外隆凸做矢状位切口。

从颅顶中央向两侧做冠状位切口，切至耳根上缘。

从鼻根经内眦、上睑睑缘、外眦、颧弓上缘至耳屏前缘做切口。从冠状位切口的止点耳根上缘处开始，绕耳根后缘至乳突做一短的弧形延长切口。

2. **剥离皮肤和浅筋膜** 自眉间向上沿正中线至枕外隆凸切开此区皮肤。自颅顶部中点向左、右方向做一冠状切口至耳根上方。因颅顶部的皮肤与帽状腱膜连接紧密，不易剥离，所以皮肤不能剥离太厚，露出毛发根即可。

3. 解剖帽状腱膜及枕额肌 除去皮下组织，清理额肌、枕肌及连接两肌腹的帽状腱膜，观察颅顶中部、两侧的帽状腱膜，其前连枕额肌额腹，后连枕额肌枕腹，进一步清理枕额肌额腹，清除浅筋膜，显露帽状腱膜前缘，观察颅顶前、后部肌的覆盖情况。

4. 解剖头皮中的神经、血管 清理出滑车上血管、神经和眶上血管、神经，注意观察枕部及乳突周围的淋巴结。

5. 解剖腱膜下间隙 切开帽状腱膜，用镊子提起帽状腱膜切缘，观察帽状腱膜深面有疏松结缔组织连于腱膜与颅骨外膜之间。

6. 解剖颅骨外膜 剥离颅骨外膜时观察骨膜与骨缝处连接紧密，与骨面之间连接疏松。

二、颅顶颞区的解剖

1. 切开浅筋膜。

2. 解剖颞筋膜 沿颧弓上缘切开颞筋膜，切开时注意观察其分为两层，分别止于颧弓的内面和外面；浅、深两层筋膜之间有较多的脂肪组织。去除脂肪组织，暴露颞肌，并锯断颧弓，注意保护此区的血管、神经。

3. 解剖颞肌 清理浅筋膜，暴露颞筋膜时，尽量保留行于浅筋膜内的颞浅动、静脉和耳颞神经及其分支。沿上颞线切开颞筋膜，由前向后翻起，暴露颞肌。锯断下颌骨冠突，将冠突和颞肌上翻，可观察到进入颞肌的血管和神经。

三、开颅取脑

1. 开颅 沿颅顶已做的十字切口，剥离颅顶软组织，前达眉弓，后达枕外隆凸，两侧达颧弓上缘。环形锯开颅顶骨，掌握好深度，注意保护好硬脑膜。

2. 解剖硬脑膜 移除颅盖骨，在硬脑膜顶中线处做十字切口，4个方向下翻硬脑膜。观察大脑镰及硬脑膜窦。将尸体头部后仰，用手轻托起额叶可见底部的嗅球、嗅束，贴近筛板剪断嗅丝，再自前向后剪断视神经、颈内动脉、动眼神经、滑车神经。先用手术刀柄轻轻移除两侧大脑颞叶，可见大脑底部与小脑之间的小脑幕。沿小脑幕在颞骨岩部上缘附着处切断，贴近颅底剪断三叉神经、展神经、面神经、前庭蜗神经。双手托住大脑后移，剪

断舌咽神经、迷走神经、副神经、舌下神经、椎动脉。在延髓腹侧与枕骨大孔之间，用刀深入椎管横断脊髓，取出整个脑。查看脑膜中动脉的入颅部位，分叉高度，前、后支的行径及体表投影。观察大脑镰、小脑幕、鞍膈的位置和附着部位。验证小脑幕切迹和大脑半球颞叶及脑干的关系。

3. 解剖蛛网膜粒、蛛网膜、硬脑膜窦 透过蛛网膜和蛛网膜下隙，可观察随软脑膜分布的脑表面血管。查看来自两侧大脑半球内侧面和背外侧面而注入的上矢状窦的大脑上静脉。纵行剖开上矢状窦全长，查看位于该窦与外侧隐窝内的蛛网膜粒。在大脑镰的下缘内找到下矢状窦，沿大脑镰与小脑幕相连部切开直窦，直达窦汇。由窦汇向两侧，切开横窦，再经乙状窦达颈静脉孔。

4. 解剖颅底内面 在颅腔内面，观察脑各部在颅底3窝中的位置；并观察血管、神经进出颅的情况。

5. 解剖海绵窦 紧贴垂体窝两侧纵行切开硬脑膜，找出穿行于海绵窦腔内的颈内动脉和展神经，观察窦腔的特点，沿动眼神经和滑车神经切开硬脑膜，两者行于海绵窦外侧壁内。

四、面部浅层结构的解剖

1. 皮肤切口

（1）沿面部正中线自额部经眉间、鼻尖、上唇、下唇至颈部做矢状切口。

（2）从鼻根起环绕眼裂，经颧弓切至外耳门。口裂做环形切口，由颏突向后沿下颌体下缘，下颌支后缘切到耳垂根部。

2. 由正中线向两侧把切开的皮片仔细剥离。解剖并修洁面肌。

3. 解剖并修洁面动、静脉，依次找出从腮腺缘呈放射状穿出的面神经的颞支、颧支、颊支、下颌缘支和颈支。

4. 解剖三叉神经的面部分支及与其伴行的血管

（1）在眶上缘中、内1/3交界处的上方，剥离纵行的枕额肌额腹，找出眶上神经和血管。向下追踪该神经至眶上切迹或孔，向上尽可能追踪其至颅顶皮肤。眶上神经分布于额部皮肤。

（2）翻起眼轮匝肌的下内侧部分及提上唇肌，寻找穿出眶下孔的眶下神经及其伴行血管。眶下神经分布于下睑、鼻翼及上唇皮肤。

（3）在口角处向下翻开降口角肌，在其深面寻

认穿出颏孔的颏神经及其伴行血管。颏神经分布于下唇和颏部皮肤。

五、腮腺咬肌区的解剖

1. 解剖腮腺咬肌筋膜　紧靠耳郭前面，自颧弓至下颌角，暴露、修洁腮腺咬肌筋膜，清除其表面的腮腺浅淋巴结，切开该筋膜，并仔细将其去除。

2. 追踪腮腺管　在腮腺前缘、颧弓下方约一横指处找到腮腺管，向前追踪至它穿入颊肌处。

3. 解剖穿出腮腺上缘的结构　在近腮腺上缘处右后向前依次找出耳颞神经、颞浅动、静脉；在颞浅血管的前方，寻找越过颧弓上行的面神经的颞支，以及向前上行的颧支。

4. 解剖穿出腮腺前缘的结构　在腮腺前缘，找到腮腺管，沿腮腺管的上、下方，找到面神经的颊支及与其相伴行的面横动、静脉；在腮腺前缘稍偏下，找到沿下颌体下缘走行的面神经的下颌缘支。

5. 解剖穿出腮腺下端的结构　在腮腺的下端，下颌角下方、颈阔肌深面，找出面神经颈支；辨认从腮腺下端穿出的下颌后静脉的前支，并向下追踪至其与面静脉的汇合处。

6. 辨认面神经分支　颞支、颧支、颊支、下颌缘支和颈支进入面肌及颈阔肌的部位，并观察面神经上述分支相互吻合的情况。

7. 解剖腮腺　在腮腺前缘，沿面神经的一条分支，切开并仔细去除浅面的腮腺组织，在腮腺内向后追踪至面神经干，然后逐一剥离出面神经的其他分支。在面神经分支平面钝性分离腮腺实质，从后方将腮腺浅部成片翻起，连同腮腺导管一起翻向前方，摘除腮腺的其余部分。

8. 解剖穿经腮腺的结构　①修洁清理面神经主干，沿腮腺丛向后追踪面神经主干至下颌后窝，仔细观察面神经穿出茎乳孔的位置。②再次查看下颌后静脉，该静脉位于腮腺丛深面，上端由颞浅静脉和上颌静脉汇合而成，向下分为前、后两支，前支汇入面静脉；后支与枕静脉、耳后静脉汇合成颈外静脉。③修洁颈外动脉及其分支，颈外动脉由颈部上行至下颌后窝，从深面穿入腮腺，走行于下颌后静脉的内侧。剖出由其发出的枕动脉、耳后动脉、颞浅动脉和上颌动脉。④辨认构成"腮腺床"诸结构，辨认颈内动、静脉、茎突及茎突周围肌和后四对脑神经，它们共同组成"腮腺床"。⑤在颞

下颌关节后方，翼外肌深面剖查耳颞神经。

9. 剖查咬肌　仔细清除咬肌筋膜，查看咬肌肌纤维走行方向。

六、面侧深区的解剖

1. 解剖面侧深区　①将刀柄由后方插入颞下颌关节的深面，钝性分离其与深面的软组织，刀柄轻轻向下移动至有阻力处，此处即为下牙槽神经和血管进入下颌管的部位，在其前方还有舌神经，该区即为翼下颌间隙，然后紧靠颞下颌关节下方锯断下颌颈。②在距离正中线外侧约 1 cm 处锯断下颌体，切断翼内肌在下颌角内侧面的止点，观察牙槽神经和血管，紧靠下颌孔处切断牙槽神经和血管。③修洁并游离面动、静脉，沿下颌体内面切断下颌舌骨肌。④经口腔前庭，切断唇、颊与下颌体的联系，除去已经游离的该段下颌骨。

2. 解剖面侧深区浅部

（1）解剖观察翼内肌、翼外肌位置、起止和走行。

（2）辨认、修洁下颌神经及其分支　①在下颌孔处，稍向上追踪下牙槽神经和血管至翼外肌下缘处，可见在下牙槽神经进入下颌孔稍上方发出细小的下颌舌骨肌神经。②在下牙槽神经的前方，翼内肌表面的脂肪组织中找到舌神经和颊神经。颊神经自翼外肌两头之间穿出，行向前下至颊肌表面，为感觉神经；舌神经向下走行在舌骨舌肌表面。③在翼外肌上头处，寻找辨认颞深神经及血管和咬肌神经及血管。④切断翼外肌止点，寻找辨认耳颞神经。

（3）解剖观察翼静脉丛　先找到上颌动脉，修洁上颌动脉及其分支，在此过程可发现与动脉伴行的小静脉，在翼内、外肌与颞肌之间吻合成丛，即翼静脉丛，向后下逐渐汇合成上颌静脉，在下颌颈深面，与颞浅静脉汇合成下颌后静脉。

（4）解剖上颌动脉及其分支　上颌动脉在下颌颈后内侧自颈外动脉发出，在下颌颈深面前行至翼腭窝，全长以翼外肌为标志分为 3 段：①上颌动脉第一段位于下颌颈内侧至翼外肌下缘之间，其主要分支为下牙槽动脉和脑膜中动脉。追踪脑膜中动脉上行至翼外肌深面；下牙槽动脉与同名神经伴行，经翼内肌表面伴随下牙槽神经进入下颌管。②第二段通常走行于翼外肌的浅面（约占 2/3），有时通过翼外肌下头的深面，其分支进入咀嚼肌和颊肌。③第三段为经翼外肌两头之间进入翼腭窝的部分，

其终末延续为眶下动脉，经眶下裂入眶。上颌动脉在入翼外肌两头前发出上牙槽后动脉，该动脉行向前下至上颌骨体后面并穿入上颌骨体。

3. 解剖面侧深区深部

（1）切除翼外肌 用刀柄将翼外肌上头的起点自骨面钝性分离，再将刀柄伸入翼内肌与翼外肌之间，钝性分离两肌，继续向前剥离翼外肌下头在翼突外侧面的起点。然后，紧靠下颌颈和颞下颌关节的前缘，切断翼外肌的止点，最后将翼外肌切除。注意不要损伤其附近的血管和神经。

（2）追踪脑膜中动脉及鼓索 辨认上颌动脉第一段发出的脑膜中动脉，向上追踪到穿入棘孔处。找到并修洁耳颞神经，观察耳颞神经两根绕行脑膜中动脉的毗邻关系。在脑膜中动脉及蝶棘（蝶骨角棘）的内侧，辨认斜向前下方以锐角汇合入舌神经的鼓索。

（3）清理下颌神经及其分支 沿下牙槽神经和舌神经追踪至下颌神经出卵圆孔处。辨认下颌神经的另外两个感觉支：颊神经和耳颞神经。再次查看耳颞神经的两个根夹持脑膜中动脉，合成一干，向

后经下颌骨髁突的内侧至下颌后窝，穿腮腺上行至颞部。

（4）剖查上牙槽后动脉和神经 在近翼腭窝处，上颌结节的表面，辨认穿入上颌体后面的上牙槽后动脉和神经。

七、舌下间隙的解剖

1. 清理舌神经 在舌骨舌肌表面，找出舌神经和下颌下腺之间的下颌下神经节。

2. 剖查下颌下腺和舌下腺及下颌下腺管 清理、观察下颌下腺及周围的下颌下淋巴结，剖出下颌下腺和舌下腺，下颌下腺管走行在舌骨舌肌表面，与舌神经交叉，经舌下腺内侧与舌下腺大管合并，共同开口于舌下阜。

3. 修洁深面舌骨舌肌和茎突舌肌，沿舌骨大角稍上方找到舌动脉，该动脉发自颈外动脉，追踪舌动脉经舌骨舌肌深面至舌下间隙。

（张少杰，高海编写；韩秋生绘图）

第二章

颈 部

第一节 概 述

颈部 neck 位于头部、胸部和上肢之间，以脊柱颈段为支架，呼吸道和消化道的颈段居前面正中，两侧有颈部的大血管和神经。颈部与胸部、上肢的交接处称为颈根部，有三者之间相连的血管、神经及由胸腔突入的胸膜顶和肺尖等结构。在脊柱颈段前方配布着颈肌，后方有背肌，这些肌群可使头颈部灵活运动，并参与呼吸、吞咽和发声等。

颈部各结构之间充填大量结缔组织，在肌或器官周围颈筋膜形成筋膜鞘或相互通连的筋膜间隙。颈部含有丰富的淋巴结，多沿血管和神经排列，肿瘤转移易受累。

一、境界与分区

（一）境界

颈部的上界为下颌骨下缘、下颌角、乳突尖、上项线和枕外隆凸的连线，下界为胸骨颈静脉切迹、胸锁关节、锁骨上缘、肩峰至第 7 颈椎棘突的连线。

（二）分区

颈部以两侧斜方肌前缘为界，分为前方的固有颈部和后方的项部。

1. 颈部以两侧斜方肌前缘为界，分为前方的固有颈部和后方的项部。固有颈部即通常所指的颈部，是位于两侧斜方肌前缘之前、脊柱颈段前方的部分，又以胸锁乳突肌前、后缘为界分为颈前区、胸锁乳突肌区和颈外侧区。颈前区（颈前三角）以舌骨为界分为舌骨上区和舌骨下区，舌骨上区以二腹肌前腹为界，分为颈部下方的颈下三角和两侧下

颌下三角；舌骨下区以肩胛舌骨肌上腹为界，分为后上方的颈动脉三角和前下方的肌三角。胸锁乳突肌区为该肌所覆盖的区域。颈外侧区（颈后三角）以肩胛舌骨肌下腹为界，分为上方的枕三角（肩胛舌骨肌斜方肌三角）和下方的锁骨上三角（肩胛舌骨肌锁骨三角）（图 2–1）。

2. 项部（颈后区）为两侧斜方肌与脊柱颈段之间的部分（详见脊柱区）。

二、表面解剖

（一）体表标志

1. **舌骨** hyoid bone 位于颏隆凸的后下方，成年人平第 3、4 颈椎间盘平面。舌骨体两侧向后可扪及舌骨大角，是寻找舌动脉的重要标志。

2. **甲状软骨** thyroid cartilage 位于舌骨下方，其上缘平对第 4 颈椎椎体上缘，即颈总动脉分为颈内动脉和颈外动脉的平面；其前正中线上的突起称为**喉结** laryngeal prominence。

3. **环状软骨** cricoid cartilage 位于甲状软骨下方，环状软骨弓两侧平对第 6 颈椎横突。咽与食管及喉与气管在此水平分界，也是计数气管环的标志。环状软骨的后外侧有颈总动脉。

4. **颈动脉结节** carotid tubercle 即第 6 颈椎横突前结节，平环状软骨弓。颈总动脉恰在其前方，故压迫此处，可暂时阻断颈总动脉血流。

5. **胸锁乳突肌** sternocleidomastoid 其后缘中点是颈丛皮支集中穿出深筋膜的部位，为颈部皮肤神经阻滞麻醉之处，该处称为颈丛神经点。胸锁乳突肌的胸骨头、锁骨头与锁骨胸骨端之间为锁

骨上小窝。

6. 锁骨上大窝 greater supraclavicular fossa 也称锁骨上三角，位于锁骨中段的上方。此窝中部可摸到锁骨下动脉的搏动，也是臂丛阻滞麻醉部位。如呼吸困难此窝在吸气时加深。

7. 胸骨上窝 suprasternal fossa 位于胸骨颈静脉切迹上方，深部常有较粗的颈前静脉交通支。此窝是触诊气管的部位。

（二）体表投影

颈部结构的体表投影见图 2-2。

1. 颈总动脉 common carotid artery 和**颈外动脉** external carotid artery 位于下颌角与乳突尖端连线

颈部解剖

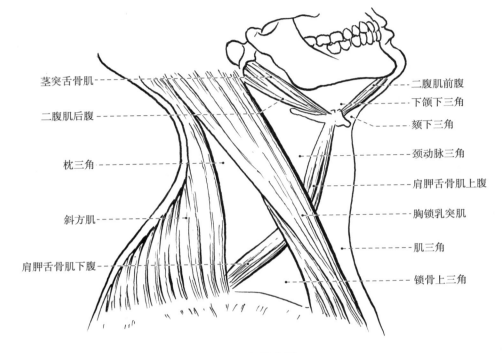

图 2-1 颈部的分区

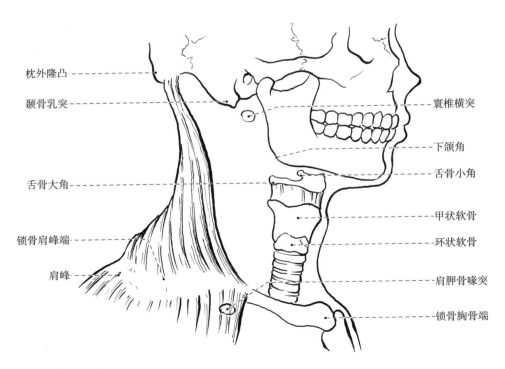

图 2-2 颈部的体表投影

的中点，右侧至右胸锁关节，左侧到左锁骨上小窝的连线上。其中甲状软骨上缘以下的部分为颈总动脉的体表投影，以上的部分为颈外动脉的体表投影。

2. **锁骨下动脉** subclavian artery 右侧自右胸锁关节、左侧自左锁骨上小窝至锁骨中点、凸向上方的弧形线，其最高点距锁骨上缘约 1.0 cm。

3. **颈外静脉** external jugular vein 位于下颌角至锁骨中点的连线上，是婴幼儿静脉穿刺的常用部位之一。

4. **副神经** accessory nerve 自下颌角与乳突尖端连线的中点，经胸锁乳突肌后缘中、上 1/3 交点至斜方肌前缘中、下 1/3 交点的连线。

5. **臂丛** brachial plexus 位于胸锁乳突肌后缘中、下 1/3 交点至锁骨外、中 1/3 交点稍内侧的连线上。

6. **胸膜顶** cupula of pleura 为锁骨内侧 1/3 向上的弧形线，其最高点在锁骨上方 2～3 cm，也是肺尖的体表投影。

第二节　颈部的层次结构

一、浅层结构

颈部的浅层结构由皮肤和浅筋膜组成。

颈前外侧部的皮肤较薄，移动性较大，皮纹呈横向走行。因此，颈部手术时应采取横向切口，有利于皮肤的愈合及术后美观。

颈部的浅筋膜为含有脂肪的疏松结缔组织，颈前外侧部浅筋膜内有菲薄的皮肌，称为颈阔肌。做颈部切口时如切断该肌，缝合时必须将颈阔肌及其筋膜缝合，否则不利于切口愈合，且愈合后可能形成较宽的瘢痕。颈阔肌的深面有颈前静脉、颈外静脉、颈外侧浅淋巴结、颈丛皮支和面神经颈支等（图 2-3，图 2-4）。

（一）浅静脉

1. **颈前静脉** anterior jugular vein 起自颏下部，在颈前正中线两侧下行，至锁骨上方穿入胸骨上间隙后折向外侧，末端汇入颈外静脉或锁骨

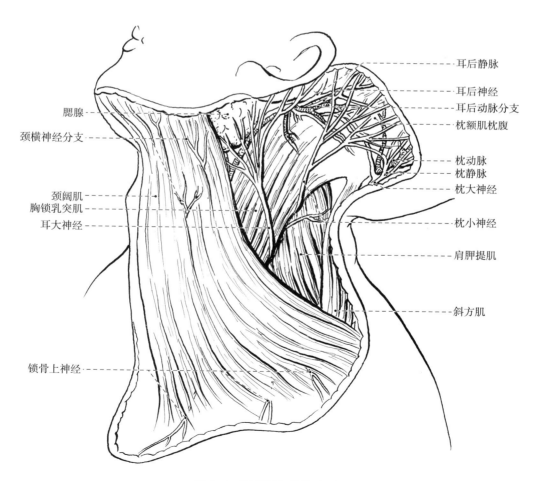

图 2-3 颈部浅层结构（1）

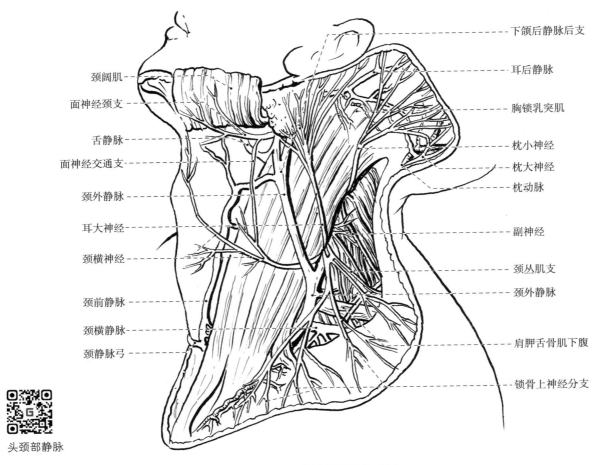

图 2-4 颈部浅层结构（2）

左侧标注（从上到下）：
颈阔肌
面神经颈支
舌静脉
面神经交通支
颈外静脉
耳大神经
颈横神经
颈前静脉
颈横静脉
颈静脉弓

右侧标注（从上到下）：
下颌后静脉后支
耳后静脉
胸锁乳突肌
枕小神经
枕大神经
枕动脉
副神经
颈丛肌支
颈外静脉
肩胛舌骨肌下腹
锁骨上神经分支

头颈部静脉

下静脉。两侧颈前静脉在胸骨上间隙内借横行的**颈静脉弓** jugular venous arch 相吻合。有时两侧颈前静脉合为一支沿前正中线下行，称为颈前正中静脉。

2. **颈外静脉** external jugular vein 由下颌后静脉后支、耳后静脉及枕静脉等汇合形成，沿胸锁乳突肌表面斜向后下，至锁骨中点上方 2～3 cm 处穿深筋膜汇入锁骨下静脉或静脉角。该静脉末端虽有一对静脉瓣，但不能有效阻止血液逆流，因此，当上腔静脉血回心受阻时，可出现颈外静脉扩张现象。该静脉与深筋膜紧密愈着，其受损破裂时不易闭合，可致气栓。

（二）神经

1. **颈丛皮支** 由胸锁乳突肌后缘中点集中穿出，有以下分支。

（1）**耳大神经** great auricular nerve 为颈丛皮支中最大者，在胸锁乳突肌后缘中点穿出后，沿胸锁乳突肌表面斜行向上，分布于耳郭和腮腺区皮肤。

（2）**枕小神经** lesser occipital nerve 在胸锁乳突肌后缘中点处勾绕副神经后，沿胸锁乳突肌后缘上升至乳突根部，分布于枕部及耳郭背面上部皮肤。

（3）**颈横神经** transverse nerve of neck 由胸锁乳突肌后缘中点穿出后，横过该肌表面向前，分布于颈前区皮肤。

（4）**锁骨上神经** supraclavicular nerve 常分为前、中、后 3 组分支，行向前外下方，在锁骨上缘处浅出，分布于颈前外侧部、胸前壁上部和肩部等处皮肤。

2. **面神经颈支** cervical branch of facial nerve 自腮腺下缘穿出后，行向前下方，入颈阔肌深面，支配该肌运动。

二、颈筋膜及其间隙

颈筋膜 cervical fascia 即颈部的深筋膜，为浅筋膜和颈阔肌深面的纤维结缔组织膜，结构复杂，包绕颈、项部的肌、血管和器官，构成包绕诸肌的筋膜鞘并形成某些器官、血管神经鞘。各部筋膜间常存在由疏松结缔组织构成的筋膜间隙，炎症可局限于某一个间隙内，也可沿其间通道相互蔓延（图 2-5，图 2-6）。

（一）颈筋膜

颈筋膜由浅入深可分为 3 层。

1. **浅层** 较致密，包绕整个颈部，形成完整的套状结构，故又称**封套筋膜** investing fascia。其包绕胸锁乳突肌和斜方肌，并构成其肌鞘。此层上、下方分别附着于颈部上界和下界各结构，并向上延续为腮腺咬肌筋膜，形成腮腺鞘和下颌下腺鞘。

2. **中层** 又称气管前筋膜，位于舌骨下肌群的深面，包绕气管、咽、食管、甲状腺和甲状旁腺，

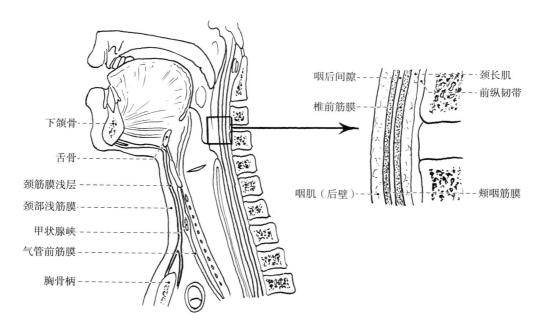

图 2-5 颈部的筋膜及其间隙（正中矢状面）

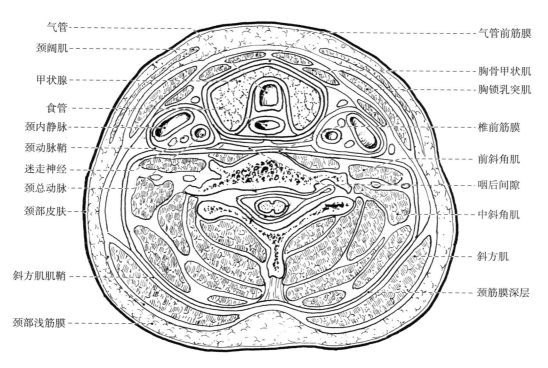

图 2-6 颈部的筋膜及其间隙（横断面）

形成气管前筋膜和颊咽筋膜，故又称内脏筋膜。

（1）**气管前筋膜** pretracheal fascia 即位于气管前方的部分，向上附着于环状软骨、甲状软骨和舌骨，向下包绕甲状腺形成甲状腺鞘，在甲状腺两侧叶内侧和峡部后面与甲状软骨、环状软骨及气管软骨之间，腺鞘后层增厚形成甲状腺悬韧带。

（2）**颊咽筋膜** buccopharyngeal fascia 被覆于颊肌和咽缩肌的外面，向上至颅底，向下延续为食管后筋膜。

3. **深层** 位于颈深肌群的表面，即椎前层，又称**椎前筋膜** prevertebral fascia。其上方附着于颅底，向下至上纵隔与前纵韧带相连；两侧向外覆盖颈交感干、膈神经和颈深肌外侧群；并向下外侧自斜角肌间隙开始包绕臂丛和锁骨下动脉等，伸入腋腔内形成腋鞘。

4. **颈动脉鞘** carotid sheath 是颈筋膜向颈部脏器的两侧延续包绕颈总动脉、颈内动脉、颈内静脉、迷走神经和颈袢形成的结缔组织纤维鞘。

（二）颈筋膜间隙

1. **胸骨上间隙** suprasternal space 封套筋膜在距胸骨柄上方 3～4 cm 处，分为浅、深两层，向下分别附着于胸骨柄的前、后缘，两层之间的间隙即为胸骨上间隙，内有颈静脉弓、颈前静脉末段、胸锁乳突肌胸骨头、淋巴结和脂肪组织等。

2. **气管前间隙** pretracheal space 位于气管颈部与气管前筋膜之间，向下与纵隔前间隙相续。内有甲状腺最下动脉、甲状腺下静脉、甲状腺奇静脉丛、头臂干和左头臂静脉等结构，在幼儿可能还有胸腺上部。因此行气管切开术时，应当注意勿损伤该间隙内的重要结构。

3. **咽后间隙** retropharyngeal space 在咽的后方，位于椎前筋膜与颊咽筋膜之间，内含疏松结缔组织和淋巴结。该间隙的两侧称**咽旁间隙** parapharyngeal space，向下至后纵隔，感染时可相互蔓延。若咽后间隙脓肿向前膨出，患者可出现吞咽和发音困难。

4. **椎前间隙** prevertebral space 在脊柱颈段，位于椎前肌群与椎前筋膜之间。该间隙向两侧至颈外侧区深面，可经腋鞘与腋腔相通，向下可达上纵隔后部。当颈椎结核化脓时，脓液多积聚于此间隙内，并可经上述途径扩散至腋腔或向前破溃入咽后间隙。

第三节 颈 前 区

颈前区以舌骨为界，分为舌骨上区和舌骨下区。

一、舌骨上区

舌骨上区包括中间的颏下三角和两侧的下颌下三角。

（一）颏下三角

1. **境界** 颏下三角 submental triangle 由左、右二腹肌前腹与舌骨体围成。其浅面为皮肤、浅筋膜及封套筋膜，深面为两侧下颌舌骨肌及其筋膜。

2. **内容** 此三角内有 1～3 个颏下淋巴结，收纳颏部、下唇内侧部和口腔底部等处的淋巴，其输出管至颈外侧深淋巴结和下颌下淋巴结。

（二）下颌下三角

1. **境界** 下颌下三角 submandibular triangle 由二腹肌前、后腹和下颌骨体下缘围成，亦称**二腹肌三角** digastric triangle（图 2-7）。其浅面有皮肤、浅筋膜、颈阔肌和封套筋膜，深面有下颌舌骨肌、舌骨舌肌及咽中缩肌。

2. **内容** 主要有下颌下腺、面动脉、舌动脉、舌下神经和舌神经、下颌下神经节、下颌下淋巴结等。

（1）**下颌下腺** submandibular gland 包裹在下颌下腺鞘内。此腺呈"U"形，分浅、深两部。浅部较大，位于下颌舌骨肌浅面；深部绕该肌的后缘向前延至其深面。下颌下腺管由腺深部的前端发出，在下颌舌骨肌的深面前行，开口于舌下阜。

（2）**面动脉** facial artery 平舌骨大角起自颈外动脉，经二腹肌后腹的深面进入下颌下三角，沿下颌下腺深面前行，至咬肌前缘处绕过下颌骨体下缘入面。

（3）**舌动脉** lingual artery 前行至舌骨舌肌后缘深面入舌。

（4）**舌下神经** hypoglossal nerve 在下颌下腺的内下方，行于舌骨舌肌表面，与二腹肌中间腱之间有舌动脉及其伴行静脉。

（5）**舌神经** lingual nerve 在下颌下腺深面内上方与舌骨舌肌之间前行入舌。

（6）**下颌下神经节** submandibular ganglion 位于下颌下腺深部上方和舌神经下方，上方连于舌神经，向下发出分支至下颌下腺及舌下腺。

（7）**下颌下淋巴结** submandibular lymph node

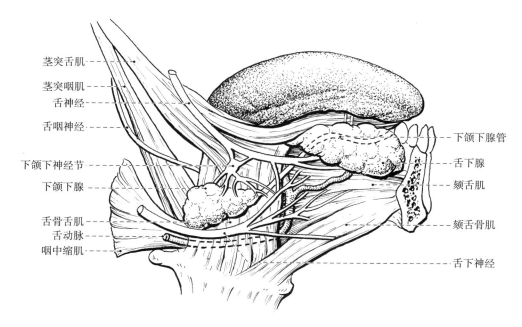

茎突舌肌----
茎突咽肌----
舌神经----
舌咽神经----

下颌下神经节----
下颌下腺----

舌骨舌肌----
舌动脉----
咽中缩肌----

----下颌下腺管
----舌下腺
----颏舌肌

----颏舌骨肌

----舌下神经

舌肌群

图 2-7 下颌下三角内结构

有 4~6 个，位于下颌下腺周围。收纳鼻、颊、上唇、下唇外侧部、牙、舌、牙龈大部和口腔底等处的淋巴，其输出管主要注入颈外侧上深淋巴结，部分可注入颈外侧浅淋巴结。因此面部和口腔等处的病变可累及该淋巴结。

二、舌骨下区

舌骨下区包括颈动脉三角和肌三角。

（一）颈动脉三角

1. **境界** 颈动脉三角 carotid triangle 由胸锁乳突肌上份前缘、肩胛舌骨肌上腹和二腹肌后腹围成。其浅面有皮肤、浅筋膜、颈阔肌及封套筋膜，深面有椎前筋膜，内侧是咽侧壁及其筋膜。

2. **内容** 此三角内有颈内静脉及其属支、颈总动脉及其分支、舌下神经及其降支、迷走神经及其分支、副神经及部分颈深淋巴结等（图 2-8）。

（1）**颈内静脉** internal jugular vein 位于胸锁乳突肌前缘的深面、颈总动脉外侧，在颈部有面静脉、舌静脉和甲状腺上、中静脉汇入。

（2）**颈总动脉** 位于颈内静脉内侧，平甲状软骨上缘处分为颈内动脉和颈外动脉。颈内动脉起始部和颈总动脉末端膨大，称为**颈动脉窦** carotid sinus，窦壁内有压力感受器。在颈总动脉分叉处的后方有一米粒大小的扁椭圆形小体，称**颈动脉小球** carotid glomus，为化学感受器。两者分别有调节血压和呼吸的作用。颈外动脉自前壁由下而上依次发出甲状腺上动脉、舌动脉和面动脉，自后壁向后上发出枕动脉，自起始部内侧壁向上发出咽升动脉。**颈内动脉** internal carotid artery 自颈外动脉的后外方行至其后方，在颈部无分支。

（3）**舌下神经** 从二腹肌后腹深面进入颈动脉三角，呈弓形向前越过颈内、外动脉浅面，再经二腹肌后腹前端深面进入下颌下三角。该神经在弓形处向下发出颈袢上根，沿颈内动脉、颈总动脉浅面下降，参与组成颈袢。

（4）**迷走神经** vagus nerve 自颅底颈静脉孔出颅，沿颈内静脉与颈内动脉及颈总动脉之间的后方下行。在迷走神经上端的下神经节处发出喉上神经；在颈动脉三角内发出心支，沿颈总动脉表面下行，入胸腔参与组成心丛。

（5）**副神经** accessory nerve 经二腹肌后腹深面入颈动脉三角，后经颈内动、静脉之间行向后外侧，支配胸锁乳突肌，本干向后至枕三角。

（6）**二腹肌后腹** posterior belly of digastric muscle 是颈动脉三角与下颌下三角的分界标志，也是颈部及颌面部手术的重要标志。其表面有耳大神经、下颌后静脉及面神经颈支，深面有颈内动脉、颈内静脉、颈外动脉、后 3 对脑神经和颈交感干，上缘有耳后动脉、面神经和舌咽神经等，下缘有枕动脉和舌下神经。

（二）肌三角

1. **境界** 肌三角 muscular triangle 位于颈前正

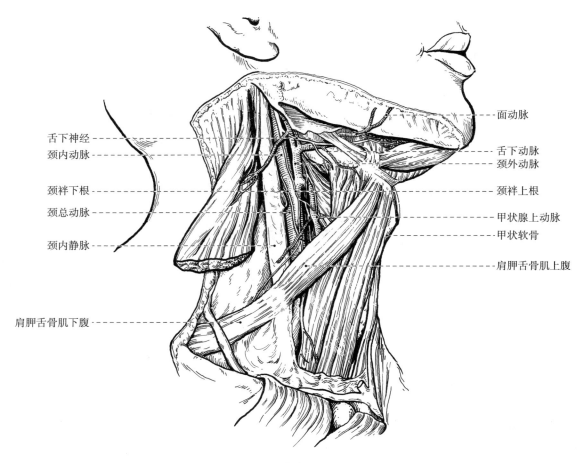

图 2-8　颈动脉三角内结构

左侧标注（从上到下）：
舌下神经
颈内动脉
颈袢下根
颈总动脉
颈内静脉
肩胛舌骨肌下腹

右侧标注（从上到下）：
面动脉
舌下动脉
颈外动脉
颈袢上根
甲状腺上动脉
甲状软骨
肩胛舌骨肌上腹

中线、胸锁乳突肌前缘和肩胛舌骨肌上腹之间。其浅面为皮肤、浅筋膜、颈阔肌、颈前静脉、皮神经和封套筋膜，深面为椎前筋膜。

2. **内容** 肌三角内有位于浅层的胸骨舌骨肌和肩胛舌骨肌上腹、位于深层的胸骨甲状肌和甲状舌骨肌，以及位于气管前筋膜深面的甲状腺、甲状旁腺、气管颈部和食管颈部等结构。

（1）**甲状腺** thyroid gland

1）位置、形态及毗邻　呈"H"形，分为左、右两侧叶及甲状腺峡。两侧叶位于喉下部和气管颈部上段的外侧，甲状腺峡位于第 2～4 气管软骨前方，上缘有时向上伸出一锥状叶。甲状腺的前面由浅入深有皮肤、浅筋膜、封套筋膜、舌骨下肌群及气管前筋膜。气管前筋膜包裹甲状腺形成甲状腺鞘（甲状腺假被膜），甲状腺自身的外膜即纤维囊（甲状腺真被膜）。真、假被膜之间为囊鞘间隙，内有疏松结缔组织、血管、神经及甲状旁腺。左、右两侧叶的后内侧邻近喉与气管、咽与食管及喉返神经，后外侧与颈动脉鞘及颈交感干相邻，故甲状腺肿大时，如向后内侧压迫喉与气管，

可出现呼吸、吞咽困难及声音嘶哑；如向后外方压迫颈交感干时，可出现 Horner 征，即患侧面部潮红、无汗、瞳孔缩小、睑裂变窄、上睑下垂及眼球内陷等。假被膜内侧增厚形成的甲状腺悬韧带连于甲状软骨、环状软骨及气管软骨环，故甲状腺可随喉的活动而上下移动，为判断甲状腺肿大的依据之一。

2）甲状腺的动脉和喉的神经　见图 2-9。

① **甲状腺上动脉** superior thyroid artery 与**喉上神经** superior laryngeal nerve 甲状腺上动脉起自颈外动脉起始部前壁，与喉上神经外支相伴行向前下方。喉上神经是迷走神经的分支，于舌骨大角处分为内、外两支。在距甲状腺上极 0.5～1.0 cm 处，喉上神经外支离开动脉弯向内侧，发出肌支支配环甲肌及咽下缩肌；内支穿甲状舌骨膜入喉，分布于声门裂以上的喉黏膜及会厌和舌根等处。甲状腺上动脉发出喉上动脉，伴喉上神经内支穿甲状舌骨膜入喉；主干至甲状腺上端附近分为前、后两支，分别沿甲状腺侧叶前、后缘下行，分布于侧叶。

② **甲状腺下动脉** inferior thyroid artery 与**喉返**

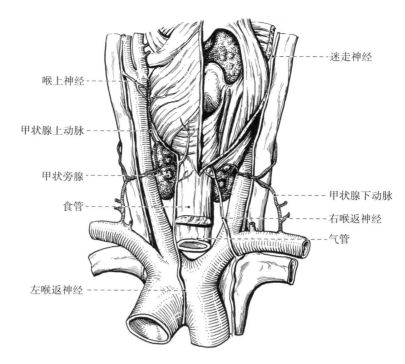

图 2-9 甲状腺的动脉与喉的神经（后面观）

神经 recurrent laryngeal nerve 甲状腺下动脉是甲状颈干的分支，沿前斜角肌内侧缘上行，近甲状腺侧叶下极后面发出上、下两支，均与甲状腺上动脉吻合，分布于甲状腺、甲状旁腺、气管和食管等处。喉返神经是迷走神经的分支，在颈部于食管气管旁沟内上行，其运动纤维支配除环甲肌以外的所有喉肌，感觉纤维分布于声门裂以下的喉黏膜。左喉返神经勾绕主动脉弓至其后方，行程较长，位置较深，多在甲状腺下动脉后方与之交叉；右喉返神经勾绕右锁骨下动脉至其后方，行程较短，位置较浅，多在甲状腺下动脉前方与之交叉或穿行于该动脉的 2 个分支之间。喉返神经与甲状腺下动脉相交的部位约在侧叶中、下 1/3 交界处的后方。

③ **甲状腺最下动脉** lowest thyroid artery 出现率约为 10%，较小，主要起自头臂干或主动脉弓，沿气管颈部前方上行，至甲状腺峡。当低位气管切开或甲状腺手术时应注意。

3）甲状腺的静脉 主要汇集成甲状腺上、中、下 3 对静脉（图 2-10）。**甲状腺上静脉** superior thyroid vein 与同名动脉伴行，注入颈内静脉。**甲状腺中静脉** middle thyroid vein 起自甲状腺侧缘中部，短而粗，直接注入颈内静脉，此静脉有时缺如。**甲状腺下静脉** inferior thyroid vein 起自甲状腺下缘，经气管前面下行，汇入头臂静脉。两侧甲状腺下静脉在气管颈部前方常吻合形成甲状腺奇静脉丛。低

位气管切开时，应注意止血。

（2）**甲状旁腺** parathyroid gland 为扁圆形小体，直径 6～8mm，呈棕黄色或淡红色，上、下各一对，位于甲状腺侧叶的后面、真假被膜之间，有时可位于甲状腺实质内或被膜外气管周围的结缔组织中。上甲状旁腺多位于甲状腺侧叶上、中 1/3 交界处的后面，下甲状旁腺多位于侧叶下 1/3 的后面。

（3）**气管颈部** cervical part of trachea 由 6～8 个气管软骨及其间的软组织构成，横径为 1.5～2.5 cm，上平第 6 颈椎下缘，下平胸骨颈静脉切迹处移行为气管胸部。气管周围有疏松结缔组织包绕，故活动性较大。气管的前方由浅入深依次为皮肤、浅筋膜、封套筋膜、胸骨上间隙及其内的颈静脉弓、舌骨下肌群、气管前筋膜和气管前间隙。平第 2～4 气管软骨前方有甲状腺峡，甲状腺峡的下方有甲状腺下静脉、甲状腺奇静脉丛及可能存在的甲状腺最下动脉；其上端两侧为甲状腺侧叶；后方为食管，在两者之间的食管气管旁沟内有喉返神经上行；后外侧有颈交感干和颈动脉鞘等。此外，幼儿的胸腺、左头臂静脉和头臂干等常会高出胸骨颈静脉切迹达气管颈部前面，故幼儿紧急气管切开术时勿伤及上述结构。

（4）**食管颈部** cervical part of esophagus 上端平第 6 颈椎体下缘平面与咽相接，下端在颈静脉切迹平面处移行为食管胸部。食管颈部前方毗邻气

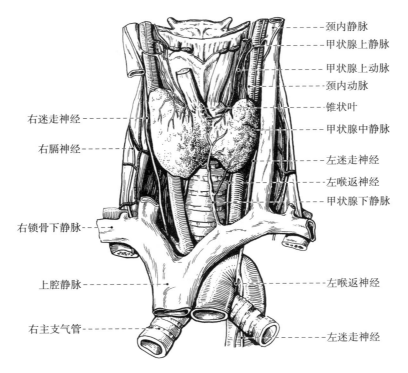

图 2-10 甲状腺的静脉（前面观）

右迷走神经
右膈神经
右锁骨下静脉
上腔静脉
右主支气管

颈内静脉
甲状腺上静脉
甲状腺上动脉
颈内动脉
锥状叶
甲状腺中静脉
左迷走神经
左喉返神经
甲状腺下静脉
左喉返神经
左迷走神经

头颈部矢状切面

管颈部，且位置稍偏左侧，故食管颈部手术以左侧入路为宜；两侧为甲状腺侧叶、颈动脉鞘及其内容物；后外侧隔椎前筋膜与颈交感干相邻；后方与颈长肌和脊柱前面的椎前筋膜相贴。**颈前淋巴结** anterior cervical lymph node 在颈前正中部，位于舌骨下方、两侧胸锁乳突肌和颈动脉鞘之间，分为浅、深 2 组。颈前浅淋巴结沿颈前静脉排列，收纳舌骨下区的浅淋巴，其输出管注入颈外侧下深淋巴结或锁骨上淋巴结；颈前深淋巴结分布于喉、甲状腺和气管颈部的前方及两侧，收集甲状腺、喉、气管颈部、食管颈部等处淋巴，其输出管注入颈外侧上、下深淋巴结。

第四节　胸锁乳突肌区和颈外侧区

一、胸锁乳突肌区

（一）境界

胸锁乳突肌区 sternocleidomastoid region 是指该肌在颈部所占据和覆盖的区域（图 2-11）。

胸锁乳突肌的胸骨头起自胸骨柄的前面，锁骨头起自锁骨内侧 1/3 段的上缘，会合后向上后外侧终止于乳突外面及上项线外侧 1/3 段。该肌起端两头之间的三角形间隙恰在胸锁关节上方，在体表即锁骨上小窝。该肌的血液供应来自甲状腺上动脉和枕动脉的分支，受副神经和第 2、3 颈神经前支支配。

（二）内容

胸锁乳突肌区内主要有颈袢、颈动脉鞘及其内容、颈丛和颈交感干等。

1. **颈袢** ansa cervicalis　又称舌下神经袢，由第 1～3 颈神经前支的纤维组成。第 1 颈神经前支的部分纤维随舌下神经走行，在颈动脉三角内离开舌下神经，构成颈袢上根，又称舌下神经降支。第 2、3 颈神经前支在颈丛联合后发出降支，构成颈袢下根。上、下两根在颈动脉鞘浅面或鞘内、肩胛舌骨肌中间腱上缘处合成颈袢，此处恰对环状软骨弓。颈袢发出分支至肩胛舌骨肌、胸骨舌骨肌和胸骨甲状肌。故甲状腺手术时，平环状软骨切断舌骨下肌群可避免损伤颈袢肌支。

2. **颈动脉鞘及其内容**　颈动脉鞘由颈筋膜中层包绕颈总动脉、颈内动脉、颈内静脉和迷走神经而成，上起自颅底，下续于纵隔，前方、内侧和后方借疏松结缔组织分别与颈筋膜浅、中、深层相融合。在鞘的下部，颈总动脉居后内侧，颈内静脉居前外侧，两者之间的后外侧有迷走神经；在鞘的上部，颈内动脉居前内侧，颈内静脉居后外侧，迷走神经在两者之间的后内侧。

颈动脉鞘的浅面有胸锁乳突肌、胸骨舌骨肌、胸骨甲状肌、肩胛舌骨肌下腹、颈袢和甲状腺上、中静脉；鞘的深面有甲状腺下动脉横过（在左侧还有胸导管弓），并借椎前筋膜与颈交感干、椎前肌和颈椎横突等相毗邻；鞘的内侧有喉返神经、甲状腺侧叶、喉和气管及咽和食管等；鞘的外侧有膈神经。

3. 颈丛 cervical plexus　由第 1~4 颈神经前支交织而成，位于胸锁乳突肌上部的深面、中斜角肌和肩胛提肌的浅面，分支主要有皮支、肌支和膈神经。

4. 颈交感干 cervical part of sympathetic trunk　一般每侧由 3 个交感干神经节借节间支连接而成，位于椎前筋膜的深面、颈椎横突的浅面。**颈上神经节** superior cervical ganglion 最大，呈梭形，长约 3 cm，位于第 2、3 颈椎横突前方；**颈中神经节** middle cervical ganglion 最小，位于第 6 颈椎横突前方，有时缺如；**颈下神经节** inferior cervical ganglion 常在第 1 肋颈前方与第 1 胸神经节融合成**颈胸神经节** cervicothoracic ganglion，又称**星状神经节** stellate ganglion，长 1.5~2.5 cm。这 3 个神经节各发出一心支参与组成心丛。临床上行颈胸神经节封闭术时，即将麻醉药物注入此神经节处，患者有时可出现 Horner 征。

二、颈外侧区

颈外侧区 lateral cervical region 又称**颈后三角** posterior cervical triangle，由胸锁乳突肌后缘、斜方肌前缘与锁骨中 1/3 段的上缘围成，并被肩胛舌骨肌下腹分为枕三角和锁骨上三角。

（一）枕三角

1. 境界　枕三角 occipital triangle 又称肩胛舌骨肌斜方肌三角，由胸锁乳突肌后缘、斜方肌前缘与肩胛舌骨肌下腹上缘围成。其浅面由浅入深依次为皮肤、浅筋膜和颈筋膜浅层，深面为椎前筋膜及其深面的头夹肌、肩胛提肌和前、中、后斜角肌等（图 2-11）。

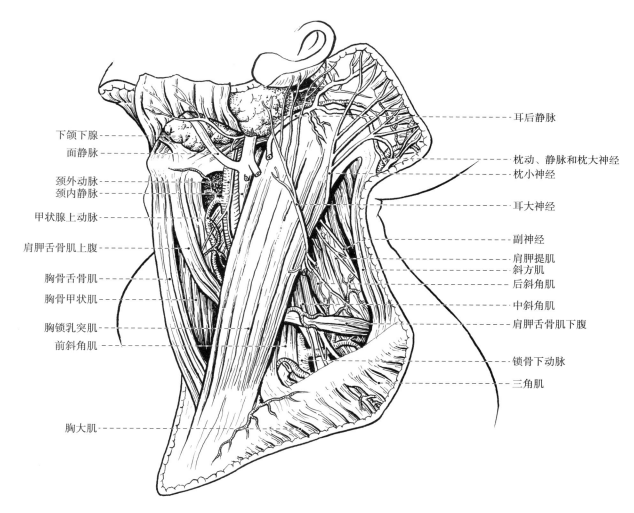

图 2-11　颈外侧区及其内容（1）

2. **内容**　主要有副神经、颈丛和臂丛的分支，其中在副神经以上区域无重要血管和神经，是较安全的部位。

（1）**副神经**　自颈静脉孔出颅后，行经二腹肌后腹深面、颈内静脉前外侧，至胸锁乳突肌上部前缘处穿入，分支支配该肌。本干在胸锁乳突肌后缘上、中 1/3 交界处进入枕三角，此处有枕小神经勾绕，是确定副神经的标志。副神经在肩胛提肌浅面斜过枕三角中份，至斜方肌前缘中、下 1/3 交界处进入该肌深面，支配该肌。

（2）**颈丛和臂丛的分支**　颈丛在枕三角内发出肌支支配肩胛提肌、斜方肌和椎前肌，皮支于胸锁乳突肌后缘中点处穿出颈筋膜浅层，分布于头、颈、胸前上部和肩上部的皮肤。臂丛在该区的分支有肩胛背神经、肩胛上神经和胸长神经等。

（二）锁骨上三角

1. **境界**　**锁骨上三角** supraclavicular triangle 又称肩胛舌骨肌锁骨三角，由胸锁乳突肌后缘、肩胛舌骨肌下腹和锁骨上缘中 1/3 段围成（图 2-12）。

其浅面由浅入深依次为皮肤、浅筋膜及其内的颈外静脉末段、锁骨上神经、颈阔肌及颈筋膜浅层，深面为斜角肌下份和椎前筋膜。此三角位于锁骨中 1/3 段的上方，在体表可呈明显凹陷，故又称锁骨上大窝。

2. **内容**　主要有锁骨下动、静脉和臂丛等。

（1）**锁骨下动脉** subclavian artery　在锁骨上三角内的是该动脉第 3 段，经斜角肌间隙进入三角并行向腋窝；其前下方为锁骨下静脉，下方为第 1 肋，后上方为臂丛诸干。椎前筋膜形成的筋膜鞘包绕锁骨下动脉和臂丛，并续于腋鞘。锁骨下动脉在三角内的分支有肩胛背动脉、肩胛上动脉和颈横动脉，分别至斜方肌的深面和肩胛区。

（2）**锁骨下静脉** subclavian vein 和**静脉角** venous angle　锁骨下静脉在第 1 肋外侧缘处续于腋静脉，行经锁骨下动脉第 3 段前下方，至前斜角肌内侧缘处与颈内静脉汇合成头臂静脉，此处形成向上外侧开放的夹角即静脉角。胸导管和右淋巴导管分别注入左、右静脉角。

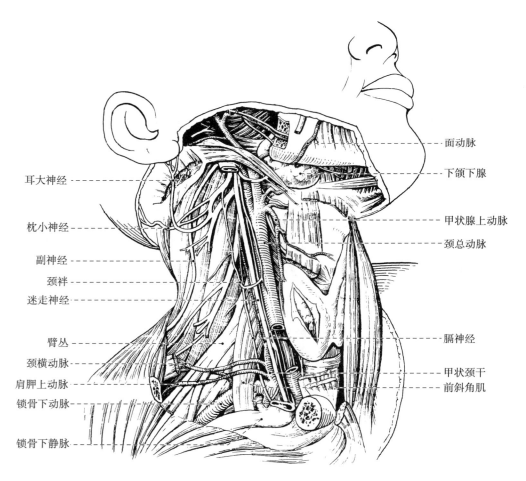

图 2-12　颈外侧区及其内容（2）

耳大神经
枕小神经
副神经
颈祥
迷走神经
臂丛
颈横动脉
肩胛上动脉
锁骨下动脉
锁骨下静脉

面动脉
下颌下腺
甲状腺上动脉
颈总动脉
膈神经
甲状颈干
前斜角肌

（3）**臂丛** brachial plexus 由第 5～8 颈神经前支和第 1 胸神经前支的大部分纤维交织而成，于锁骨下动脉后上方、经斜角肌间隙进入锁骨上三角。第 5、6 颈神经前支合成上干，第 7 颈神经前支续为中干，第 8 颈神经前支和第 1 胸神经前支的大部分纤维合成下干。各干均分为前、后两股，经锁骨中 1/3 段的后下方进入腋窝，合成内侧束、外侧束和后束。臂丛锁骨上部的分支有肩胛背神经、肩胛上神经和胸长神经等。

第五节 颈 根 部

一、境界

颈根部 root of neck 是指颈部与胸部和上肢连接的区域，由出入胸廓上口的诸结构占据。前界为胸骨柄，两侧为第 1 肋，后界为第 1 胸椎椎体（图 2-13，图 2-14）。

前斜角肌 scalenus anterior 是颈根部重要的标志，其前内侧有胸膜顶和颈根部的纵行结构，前方、后方和外侧有胸、颈部与上肢间的横行血管和神经等（图 2-15，图 2-16）。

二、内容

（一）胸膜顶

胸膜顶为壁胸膜突入颈根部、覆盖肺尖的部分，高出锁骨内侧 1/3 段上缘 2～3 cm。其后上方借**胸膜上膜** suprapleural membrane（Sibson 筋膜）悬吊、固定于第 7 颈椎横突、第 1 肋颈和第 1 胸椎。行肺萎陷手术时，需切断此筋膜，才能使肺尖塌陷。

胸膜顶的前方有锁骨下动脉及其分支、前斜角肌、膈神经、迷走神经和锁骨下静脉，在左侧尚有胸导管颈部跨越；外侧有中斜角肌和臂丛；后方有后斜角肌、第 1 肋、颈交感干和第 1 胸神经前支；内侧左、右不同，在左侧有气管、食管、胸导管和左喉返神经，右侧有食管和气管。臂丛麻醉或颈根部手术、穿刺、针灸时，应熟知胸膜顶和肺尖的位置，以免误伤致气胸。

（二）锁骨下动、静脉

1. **锁骨下动脉** 左侧起自主动脉弓，右侧起自头臂干，经胸膜顶前上方呈弓形行向外侧，穿斜角肌间隙至第 1 肋外侧缘处，续为腋动脉。根据前斜角肌分为 3 段，即居胸膜顶前上方的第 1 段、前斜角肌后方的第 2 段和在第 1 肋上面的第 3 段。锁骨下动脉的主要分支如下：

（1）**椎动脉** vertebral artery 起自锁骨下动脉第 1 段，在胸膜顶前方沿前斜角肌内侧上行，依次穿第 6～1 颈椎横突孔，经枕骨大孔入颅，分支分布于脊髓、脑和内耳。临床上，常因颈椎骨质增生或退行性变等压迫穿经颈椎横突孔的椎动脉，引致椎 – 基底动脉系血液循环障碍、脑供血不足。

（2）**胸廓内动脉** internal thoracic artery 起自锁骨下动脉第 1 段、椎动脉起点相对侧，经锁骨下静脉后方、胸膜顶前方下行入胸腔。

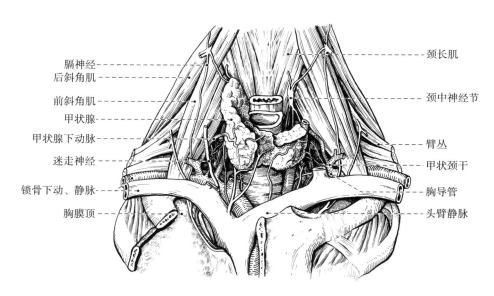

膈神经————
后斜角肌————
前斜角肌————
甲状腺————
甲状腺下动脉————
迷走神经————
锁骨下动、静脉————
胸膜顶————

————颈长肌
————颈中神经节
————臂丛
————甲状颈干
————胸导管
————头臂静脉

图 2-13 颈根部（前面观）

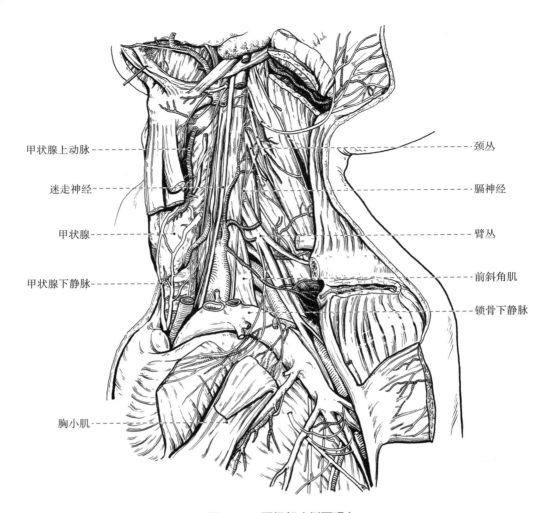

甲状腺上动脉 ----- 颈丛

迷走神经 ----- 膈神经

甲状腺 ----- 臂丛

甲状腺下静脉 ----- 前斜角肌

锁骨下静脉

胸小肌 -----

图 2-14 颈根部（侧面观）

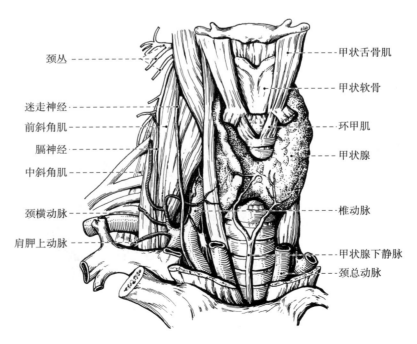

颈丛 ----- 甲状舌骨肌

甲状软骨

迷走神经 ----- 环甲肌

前斜角肌 ----- 甲状腺

膈神经 -----

中斜角肌 -----

颈横动脉 ----- 椎动脉

肩胛上动脉 ----- 甲状腺下静脉

颈总动脉

图 2-15 前斜角肌及其毗邻

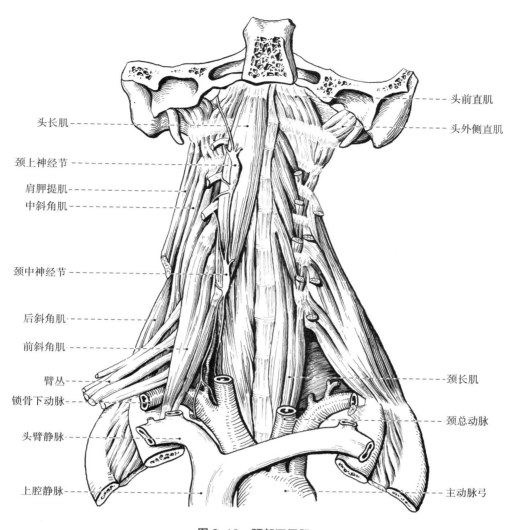

头长肌

颈上神经节

肩胛提肌

中斜角肌

颈中神经节

后斜角肌

前斜角肌

臂丛

锁骨下动脉

头臂静脉

上腔静脉

头前直肌

头外侧直肌

项韧带

颈长肌

颈总动脉

主动脉弓

图 2-16　颈部深层肌

（3）**甲状颈干** thyrocervical trunk　起自锁骨下动脉第 1 段，沿前斜角肌内侧缘上行，随即分为数支：

①甲状腺下动脉，详见舌骨下区；②肩胛上动脉，在锁骨后方经膈神经和前斜角肌前方至肩胛区；③颈横动脉，经锁骨与膈神经、前斜角肌之间，向外侧进入斜方肌深面。

（4）**肋颈干** costocervical trunk　起自锁骨下动脉第 1 段或第 2 段的后壁，经胸膜顶上方呈弓形行向后方至第 1 肋颈处，分为颈深动脉和最上肋间动脉，分布于颈深肌和第 1、2 肋间隙后部。

2. **锁骨下静脉**　于第 1 肋外侧缘续于腋静脉，在第 1 肋上面，经锁骨与前斜角肌之间向内侧与颈内静脉汇合成头臂静脉。此静脉管壁与第 1 肋及锁骨下肌和前斜角肌的筋膜相愈着，损伤后易致空气栓塞。

临床上可在锁骨的胸骨端与第 1 肋之间行锁骨下静脉穿刺术，进行长期输液、心导管插管和中心静脉压测定等。

（三）淋巴导管

1. **胸导管** thoracic duct　沿食管左侧上行穿胸廓上口进入颈根部，至第 7 颈椎高度，呈弓形向左侧跨越胸膜顶，形成胸导管弓，经颈动脉鞘后方、椎血管和颈交感干前方，向下内侧注入左静脉角。注入口处有 1 对瓣膜，可阻止血液流入胸导管。左颈干、左锁骨下干和左支气管纵隔干常注入胸导管末端，也可单独注入静脉。

2. **右淋巴导管** right lymphatic duct　为右颈干、右锁骨下干和右支气管纵隔干汇合而成的短干，长1.0～1.5 cm，注入右静脉角。其出现率仅约 20%，其余为各淋巴干直接注入右颈内静脉或右锁骨下静脉。

颈根部手术时，应注意切勿损伤淋巴导管，以免形成乳糜漏或淋巴漏。临床上，可行胸导管逆行造影、胸导管引流术、胸导管颈内静脉吻合术等。

（四）迷走神经和膈神经

1. 迷走神经 经颈总动脉与颈内静脉之间下行入胸腔。其中右迷走神经行经右锁骨下动脉第1段前方时，发出右喉返神经，绕过右锁骨下动脉返回颈部。

2. 膈神经 phrenic nerve 为颈丛的重要肌支。沿前斜角肌表面下行，前方有胸锁乳突肌、肩胛舌骨肌中间腱、颈内静脉、颈横动脉和肩胛上动脉，内侧有颈升动脉上行。膈神经在迷走神经外侧、胸膜顶前内侧，穿经锁骨下动、静脉之间进入胸腔。

3. 副膈神经 accessory phrenic nerve 常为1支，多见于一侧，起自第5、6颈神经前支，常在锁骨下静脉下缘以下从外侧加入膈神经。

（五）椎动脉三角

1. 境界 椎动脉三角 triangle of vertebral artery 的内侧界为颈长肌，外侧界为前斜角肌，下界为锁骨下动脉第1段，尖为第6颈椎横突前结节。三角肌的前方有迷走神经、颈动脉鞘、膈神经和胸导管弓（左侧）等，后方有第7颈椎横突、第8颈神经前支和第1肋颈。

2. 内容 主要有胸膜顶、椎动脉、椎静脉、甲状腺下动脉、颈交感干和颈胸神经节等。

·【局部解剖操作】·

一、颈部的解剖

1. 皮肤切口与翻皮 先用木枕将尸体肩部垫高或将其头部下垂于操作台的边缘，使头部尽量后仰以伸长颈部。

（1）切口 沿颈前正中线自颏下至颈静脉切迹做一纵切口；沿下颌体下缘向后外侧，经下颌角和耳郭下方至乳突根部做一横切口；自胸骨柄上缘向外沿锁骨至肩峰再做一横切口。

（2）翻皮 将皮肤自颈部前正中线向两侧翻开，至斜方肌前缘为止。因颈部皮肤较薄，注意切皮和剥离皮瓣时切口勿太深，以免损伤颈阔肌。

2. 分离颈阔肌 清理并观察颈阔肌的形态、位置、起止及纤维走向。自肌起点处翻起，向上剥离至下颌体下缘。游离颈阔肌时，应注意其深面的皮神经和浅血管，同时注意观察面神经颈支分布于颈阔肌的情况，并保留其分支。

3. 分离浅静脉 在胸锁乳突肌表面分离颈外静脉，并向上追踪至下颌角，向下追踪至其穿颈筋膜处。分离颈外静脉时，注意观察沿其周围排列的颈外侧浅淋巴结。沿颈前正中线两侧寻找颈前静脉，并观察其注入部位。

4. 分离颈部的皮神经 在胸锁乳突肌后缘中点附近寻找呈辐射状走行的颈丛皮支，然后分别沿各分支走行向远端分离，寻找枕小神经、耳大神经、颈横神经和锁骨上神经。因枕小神经勾绕副神经后沿胸锁乳突肌后缘上行，因此分离枕小神经时勿损伤其深面的副神经。

5. 解剖颈部浅层肌 保留颈部皮神经和浅静脉，去除浅筋膜，观察以下结构。

（1）胸锁乳突肌 分离胸锁乳突肌，观察其起止、形态，并体会其作用。

（2）舌骨下肌群 分离舌骨下肌群，观察其配布情况。

6. 在上述解剖的基础上，进一步观察和明确颈部的分区及各三角的名称和境界。

二、颈前区的解剖

1. 解剖舌骨上区 剥除舌骨与下颌体下缘间的颈筋膜浅层，暴露舌骨上肌群。

（1）颏下三角 观察其境界，并在颈筋膜浅层的深面寻找颏下淋巴结，观察后连同筋膜一起除去，显露出二腹肌前腹和构成此三角底的下颌舌骨肌。

（2）下颌下三角 观察其境界，并切开筋膜显露下颌下腺，在二腹肌后腹的深面寻找面动脉，在下颌下腺深部的前缘、舌骨舌肌表面寻找下颌下腺管，管的周围寻找舌神经。紧贴下颌骨切断二腹肌前腹并翻向外下，沿正中线及舌骨体切断下颌舌骨肌并翻向上，显露舌骨舌肌，沿该肌表面寻找舌神经，其与二腹肌中间腱之间有舌动、静脉。在下颌下腺深部上方和舌神经下方寻找下颌下神经节及其至下颌下腺及舌下腺的分支。

2. 解剖舌骨下区 观察颈动脉三角和肌三角内容，切断胸锁乳突肌并翻向两侧。纵向切开颈动脉鞘，显露颈内静脉、颈内动脉、颈总动脉和迷走神经，观察颈动脉窦。在颈外动脉起始部的前壁上寻找甲状腺上动脉，并在稍上方依次寻找舌动脉和面动脉，并追踪至二腹肌后腹的深面为止。在颈内动、静脉之间和颈外动脉的外侧，寻找舌下神经，追踪其至下颌下三角内。

三、胸锁乳突肌区和颈外侧区的解剖

1. 解剖胸锁乳突肌区　向上掀起胸锁乳突肌，查认下述结构。

（1）淋巴导管　在左静脉角或其附近寻找胸导管，在右静脉角或其附近试寻找右淋巴导管，同时注意辨认同侧的颈干、锁骨下干和支气管纵隔干。

（2）迷走神经和右喉返神经　在颈内静脉与颈总动脉之间向下分离并追踪迷走神经。左迷走神经穿经颈总动脉与锁骨下动脉之间进入胸腔；右迷走神经行经右锁骨下动脉前方进入胸腔，于此处向外侧牵拉神经干，暴露迷走神经发出的右喉返神经。左喉返神经在解剖胸部时寻找。

（3）锁骨上淋巴结和膈神经　清除肩胛舌骨肌下腹以下的颈筋膜浅层及其深面的脂肪组织，注意寻找、观察脂肪组织内沿颈横血管排列的锁骨上淋巴结，其中在左静脉角处者又称 Virchow 淋巴结。清除脂肪组织和淋巴结，暴露椎前筋膜，透过此筋膜可见前斜角肌及在此肌表面下行的膈神经。在膈神经外侧纵行切开椎前筋膜，分离膈神经并向下追踪其进入胸腔。

（4）甲状颈干　在颈内静脉末端稍上方结扎并切断此静脉，向上掀起。沿前斜角肌内侧解剖甲状颈干，可见其起自锁骨下动脉。

（5）椎动脉　用镊子向下牵拉锁骨下动脉，在甲状颈干内侧深面或外侧寻找椎动脉；注意观察其附近返回的椎静脉或静脉丛。

（6）胸廓内动脉　用镊子向上牵拉锁骨下动脉，在该动脉下壁与椎动脉相对处寻找胸廓内动脉起始段。

（7）颈交感干　向外侧牵拉颈总动脉和颈内静脉，将甲状腺、咽和喉等推向对侧，在椎体外侧、椎前肌浅面纵行剥离椎前筋膜，寻出颈交感干。沿颈交感干向上、下方追踪，寻找颈上、中、下神经节。

2. 解剖颈外侧区　将胸锁乳突肌复位，查认颈外侧区的境界。

（1）副神经　清除枕三角内颈筋膜浅层，寻找其深面的副神经。分离沿副神经排列的副神经淋巴结，观察后清除之。在副神经稍下方处可见第3、4颈神经前支与之并行，进入斜方肌深面。

（2）颈丛　向内侧牵拉颈内静脉和颈总动脉，清理肩胛提肌和中斜角肌浅面的颈丛诸根及其分支，并追踪颈丛发出的膈神经。

（3）臂丛　在前、中斜角肌之间解剖出臂丛的5个根和上、中、下3干。自臂丛上干或其后股寻出肩胛上神经，自第5颈神经前支寻出肩胛背神经，此两神经均向后至背部，暂不追踪。在臂丛与中斜角肌之间寻出发自第5~7颈神经前支的胸长神经，可见其沿前锯肌上缘进入腋窝。

（4）颈深肌　清理颈外侧区，自下而上依次观察中斜角肌、后斜角肌、肩胛提肌和夹肌。

四、颈根部的解剖

1. 截除锁骨　离断胸锁关节，在锁骨中、外1/3交界处锯断锁骨。分离紧贴锁骨后方的锁骨下肌后，摘除离断的锁骨。查认椎动脉三角的境界及内容。

2. 解剖颈内静脉　仔细清理并观察颈内静脉下端周围结构，其前方与锁骨间隔以锁骨下肌，下方紧贴第1肋，后方为前斜角肌下端、膈神经和胸膜顶及后上方的锁骨下动脉和臂丛。

3. 解剖锁骨下静脉、静脉角和淋巴导管　在锁骨与前斜角肌下端之间清理锁骨下静脉，观察其与颈内静脉汇合成头臂静脉及此处的静脉角，进一步观察胸导管和右淋巴导管注入左、右静脉角的情况。

4. 解剖迷走神经　修洁颈总动脉和颈内静脉，在两者之间的深面寻找迷走神经，并向下追踪。左迷走神经穿经左颈总动脉与左锁骨下动脉之间进入胸腔，注意复查两动脉间的胸导管，经颈动脉鞘后方向下内侧追踪至出胸廓上口处；右迷走神经行经右颈内静脉后方、锁骨下动脉第1段前方进入胸腔，寻找在此处发出的右喉返神经，观察其是否勾绕右锁骨下动脉。

5. 解剖锁骨下动脉　在前斜角肌内侧、后方、外侧分别修洁锁骨下动脉第1、2、3段。仔细观察锁骨下动脉第1段的毗邻及其发出的甲状颈干、椎动脉和胸廓内动脉等。

6. 解剖胸膜顶　在锁骨下动脉后方探查胸膜顶。沿颈交感干向下追踪至胸膜顶后方，复查颈下神经节。

（王星，章志丹，李晓丹编写；徐国成绘图）

第三章

胸 部

第一节 概 述

胸部 thorax 属于躯干的一部分，向上经胸廓上口与颈部相连，向下借膈与腹部分隔，其上部两侧与上肢相连。胸部由胸壁、胸腔和胸腔内容物组成。胸廓和软组织构成胸壁，胸壁和膈围成胸腔。胸腔中间为纵隔，两侧容纳肺及其表面的胸膜和胸膜腔。

一、境界与分区

（一）境界

胸部上界以颈静脉切迹、胸锁关节、锁骨上缘、肩峰和第 7 颈椎棘突的连线与颈部分界，下界以剑突、肋弓、第 11 肋前端、第 12 肋下缘和第 12 胸椎棘突的连线与腹部分界，上部两侧以三角肌前、后缘上份与上肢分界。由于膈向上隆凸，故胸部表面的界线与其胸腔的范围并不一致。肝、脾和肾等腹腔器官隔着膈突向胸壁下部，胸膜顶、肺尖和小儿胸腺向上突入颈根部，故在临床手术操作中应注意这些结构、器官的位置关系。

（二）分区

1. **胸壁** 分为胸前外侧区和胸后区。胸前外侧区的上界为颈静脉切迹、胸锁关节和锁骨上缘，下界为剑胸结合和肋弓前外侧部，内侧界为前正中线，外侧界为腋后线。胸后区详见脊柱区。

2. **胸腔** 分为中部和两侧的左、右部。中部被纵隔占据，左、右部容纳肺和胸膜等。

二、表面解剖

（一）体表标志

1. **颈静脉切迹** jugular notch 为胸骨柄上缘中部的切迹，平对第 2、3 胸椎间盘水平。

2. **胸骨角** sternal angle 为胸骨柄与胸骨体连结处微向前突的隆起，两侧连接第 2 肋软骨，是计数肋的重要标志。胸骨角平对主动脉弓起止处、气管杈、左主支气管与食管交叉处和第 4 胸椎椎体下缘，也是上、下纵隔分界的标志和胸导管在第 4 胸椎平面处斜行走向左上方高度。

3. **剑突** xiphoid process 为胸骨的下部，形状变化较大。剑胸结合平第 9 胸椎。

4. **锁骨** clavicle 和 **锁骨下窝** infraclavicular fossa 锁骨的全长可在体表触及。锁骨下窝为锁骨中、外 1/3 交界处下方的凹陷，其深处有腋动、静脉和臂丛通过。在该窝内锁骨下方一横指处可摸到喙突。

5. **肋** ribs 和 **肋间隙** intercostal spaces 除第 1 肋外，其余肋易于触及。肋和肋间隙是胸部和腹上部器官的定位标志。

6. **肋弓** costal arch 和 **胸骨下角** infrasternal angle 在胸壁下界可摸到肋弓。两侧肋弓和剑胸结合构成胸骨下角，剑突与肋弓构成 **剑肋角** xiphocostal angle。左侧剑肋角是心包穿刺常用的进针部位。

7. **乳头** mammary papilla 男性乳头平对第 4 肋间隙，成年女性乳头的位置变化较大。

8. **其他**　骨骼肌发达者可见胸大肌和前锯肌肌齿的位置，可触及胸大肌下缘。

（二）标志线

胸部的标志线有以下 9 种（图 3-1）。

1. **前正中线** anterior median line　经胸骨正中所做的垂直线。

2. **胸骨线** sternal line　经胸骨外侧缘最宽处所做的垂直线。

3. **锁骨中线** midclavicular line　经锁骨中点所做的垂直线。

4. **胸骨旁线** parasternal line　经胸骨线和锁骨中线之间的中点所做的垂直线。

5. **腋前线** anterior axillary line　经腋前襞与胸壁相交处所做的垂直线。

6. **腋后线** posterior axillary line　经腋后襞与胸壁相交处所做的垂直线。

7. **腋中线** midaxillary line　经腋前线和腋后线之间的中点所做的垂直线。

8. **肩胛线** scapular line　两臂下垂时经肩胛下角所做的垂直线。

9. **后正中线** posterior median line　相当于沿各椎骨棘突尖所做的垂直线。

第二节　胸　壁

胸壁由皮肤、浅筋膜、深筋膜、胸廓外肌层、胸廓、肋间肌胸内筋膜等构成。本节仅讲述胸前区、外侧区，胸后区在脊柱区描述。

一、浅层结构

（一）皮肤

胸前区、外侧区的皮肤较薄。除胸骨前面的皮肤外，其余部位的皮肤有较大活动性。

（二）浅筋膜

胸部的浅筋膜与颈部、腹部和上肢的浅筋膜相续，胸骨前面较薄，其余部分较厚。浅筋膜内含脂肪、浅血管、淋巴管、皮神经和乳腺。

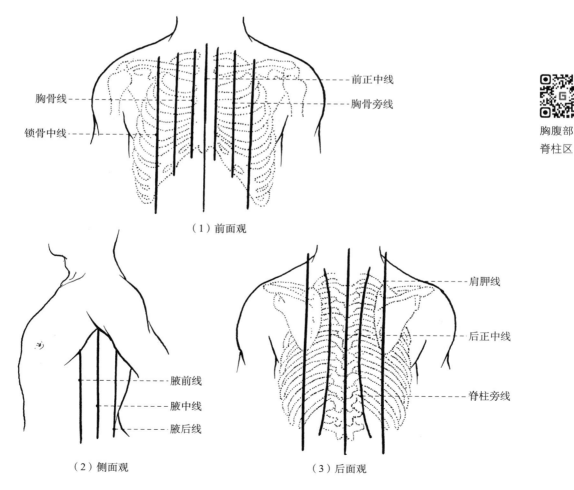

（1）前面观

（2）侧面观　　（3）后面观

图 3-1　胸部标志线

1. 浅血管

（1）动脉 主要由胸廓内动脉、肋间后动脉和腋动脉的分支供血。胸廓内动脉的穿支在距胸骨外侧缘约 1.0 cm 处穿出，分布于胸前区内侧部；女性胸廓内动脉的第 2~4 穿支较大，分支到乳房，在施行乳腺癌根治术时应注意结扎这些动脉。肋间后动脉的前、外侧穿支与肋间神经的前、外侧皮支伴行，分布至胸前、外侧壁的皮肤、浅筋膜和乳房。腋动脉发出胸肩峰动脉和胸外侧动脉也分布于胸壁。

（2）静脉 主要有**胸腹壁静脉** thoracoepigastric vein、胸廓内静脉和肋间后静脉。胸腹壁静脉起自脐周静脉网，行向外上方，在胸外侧区上部汇合成**胸外侧静脉** lateral thoracic vein，注入腋静脉，收集腹壁上部和胸壁浅层结构的静脉血。胸廓内静脉和肋间后静脉分别收集同名动脉穿支伴行静脉的血液。

2. 皮神经

胸前、外侧区的皮神经来自颈丛和肋间神经（图 3-2）。

（1）**锁骨上神经** supraclavicular nerve 发自颈丛，穿过颈阔肌深面，分 2~4 支，分布于胸前区上部和肩部的皮肤。

（2）肋间神经的外侧皮支和前皮支 肋间神经外侧皮支在腋前线附近穿出，分布于胸外侧区和胸前区外侧部的皮肤。其中第 2 肋间神经外侧皮支较长，与臂内侧皮神经分支合并为肋间臂神经，分布于腋窝和臂内侧的皮肤。肋间神经前皮支在胸骨两侧穿胸壁至浅层，分布于胸前区内侧部的皮肤，下位肋间神经的前皮支由白线两侧穿出，分布于腹前

壁的皮肤。第 4~6 肋间神经的外侧皮支和第 2~4 肋间神经的前皮支还分布于女性乳房。肋间神经皮支的分布呈明显的节段性：第 2 肋间神经分布于胸骨角平面，第 4 肋间神经分布于乳头平面，第 6 肋间神经分布于剑突平面，第 8 肋间神经分布于肋弓平面，第 10 肋间神经分布于脐平面。但相邻肋间神经的皮肤分布区有一定程度的重叠。

（三）乳房

1. 位置和形态 乳房 mamma/breast，在小儿和男性不发达。女性乳房的位置随形态不同而有所变化。成年女性未哺乳的乳房为半球形，紧张而富于弹性，位于胸肌筋膜前面，胸骨旁线与腋中线之间，平第 2~6 肋高度。乳房中心的突起称**乳头** mammary papilla，乳头表面有 15~20 个小窝，窝内有输乳管的开口，称输乳孔。乳头周围色泽较深的环行区称**乳晕** areola of breast。乳晕区有许多小圆形凸起，其深面为乳晕腺。妊娠 4~5 个月乳房增大，乳头及乳晕的颜色变深，血管及淋巴管扩张，乳腺发育。停止哺乳后乳腺萎缩，乳房变小。

2. 结构 乳房由皮肤、纤维组织、脂肪组织和乳腺构成（图 3-3）。

乳腺 mammary gland 被结缔组织分隔为 15~20 个乳腺叶，每个乳腺叶又分为许多乳腺小叶。每个乳腺叶有一输乳管，末端开口于乳头。乳腺叶和输乳管以乳头为中心呈放射状排列。故乳房周围部脓肿时，应做以乳头为中心的放射状切口。乳房内的脂肪组织呈囊状包绕于乳腺周围，称脂肪囊。乳房结缔组织中有许多纤维束，两端附着于皮肤和胸肌

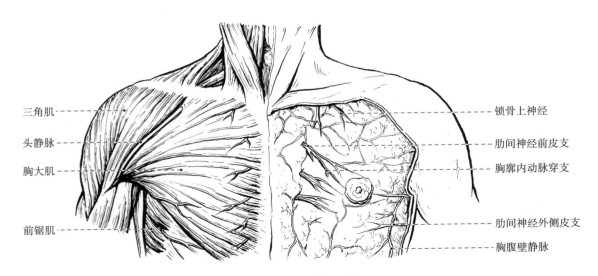

三角肌 ----

头静脉 ----

胸大肌 ----

前锯肌 ----

---- 锁骨上神经

---- 肋间神经前皮支

---- 胸廓内动脉穿支

---- 肋间神经外侧皮支

---- 胸腹壁静脉

图 3-2 胸前、外侧区（浅层）

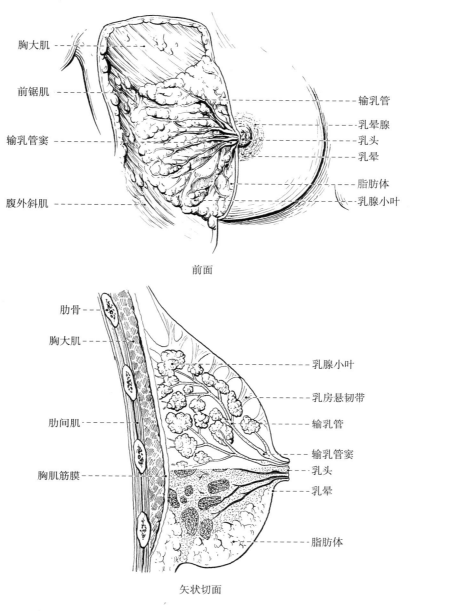

前面

矢状切面

图 3-3 女性乳房

筋膜，称**乳房悬韧带** suspensory ligament of breast 或 Cooper **韧带**。乳房基底面稍凹陷，被覆有较致密的筋膜，其与胸肌筋膜间的疏松结缔组织间隙，称**乳房后隙** retromammary space。

3. **淋巴回流** 乳房的淋巴主要注入腋淋巴结，部分至胸骨旁淋巴结、胸肌间淋巴结和膈淋巴结等（图 3-4）。各部淋巴回流途径如下。

（1）乳房外侧部和中央部的淋巴管注入胸肌淋巴结，这是乳房淋巴回流的主要途径。

（2）乳房上部的淋巴管注入尖淋巴结和锁骨上淋巴结。

（3）乳房内侧部的淋巴管注入胸骨旁淋巴结。

（4）乳房内下部的淋巴管注入膈上淋巴结前群。

（5）乳房深部的淋巴管注入胸肌间淋巴结。

另外，乳房内侧部的浅淋巴管与对侧乳房淋巴管交通，内下部的淋巴管通过腹壁和膈下的淋巴管与肝的淋巴管交通。

乳房淋巴回流的途径和淋巴结群的位置具有重要的临床意义。当乳腺病变时，多沿淋巴回流途径扩散和转移，也可通过交通淋巴管转移至对侧乳房或肝。

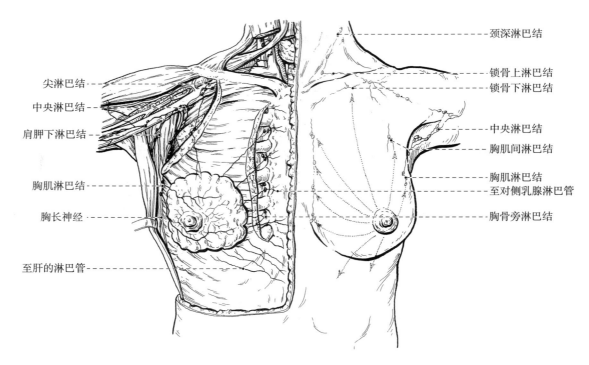

图 3-4 乳房的淋巴回流

二、深层结构

(一)深筋膜

1. **浅层** 浅层较薄,覆盖于胸大肌和前锯肌表面。向上附着于锁骨,向下移行于腹部深筋膜,向内附着于胸骨,向后与胸后区的深筋膜相续。

2. **深层** 深层位于胸大肌深面,向上附着于锁骨,向下包绕锁骨下肌和胸小肌,在胸小肌下缘与浅层汇合,并与腋筋膜相续。位于喙突、锁骨及胸小肌上缘之间的筋膜称**锁胸筋膜** clavipectoral fascia。

胸肩峰动脉的分支和胸外侧神经穿出该筋膜,分布于胸大、小肌。头静脉和淋巴管穿该筋膜入腋腔,分别注入腋静脉和腋淋巴结。手术切开锁胸筋膜时应注意保护头静脉和胸外侧神经(图 3-5)。

(二)胸廓外肌层

胸廓外肌层包括胸上肢肌和部分腹肌(图 3-5)。浅层有**胸大肌** pectoralis major、腹直肌和腹外斜肌的上部,深层有**锁骨下肌** subclavius、**胸小肌** pectoralis minor和**前锯肌** serratus anterior。胸大肌和胸小肌之间的间隙称**胸肌间隙** interpectoral space,内含疏松结缔组织和 2~3 个**胸肌间淋巴结** interpectoral lymph node。胸肌间淋巴结接受胸大、小肌和乳腺深部的淋巴管,其输出淋巴管注入尖淋巴结。

(三)胸廓和肋间隙

胸廓 thoracic cage 由胸椎、肋、胸骨和它们之间的连结共同构成。12 对肋之间构成 11 对肋间隙。肋间隙内有肋间肌、肋间血管、肋间神经和结缔组织等。

1. **肋间肌** 由**肋间外肌** intercostales externi、**肋间内肌** intercostales interni 和**肋间最内肌** intercostales intimi 构成。肋间外肌位于肋间隙的浅层,该肌起自上位肋骨下缘,肌纤维斜行(后壁斜向外下、外侧壁斜向前下、前壁斜向内下)止于下位肋骨上缘;其后端始于肋结节,前方在肋骨前端处续为肋间外膜;肋间外肌收缩时,助吸气。肋间内肌位于肋间外肌的深面,肌纤维起自下位肋骨上缘,肌纤维方向与肋间外肌相反,止于上位肋骨下缘;该肌从肋角处向后移行为肋间内膜;肋间内肌收缩时,助呼气。肋间最内肌位于肋间内肌深面,该肌薄弱不完整,仅存在于肋间隙中 1/3 部;其起止点、肌纤维方向和功能与肋间内肌相同。肋间内肌和肋间最内肌之间有肋间血管、神经通过。

2. **肋间血管** 主要由**肋间后动脉** posterior intercostal artery、**肋间后静脉** posterior intercostal vein 构成。肋间后动脉共 11 对。由肋颈干发出第 1、2 对肋间后动脉,分布于第 1、2 肋间隙;由胸主动脉发出第 3~11 对肋间后动脉,分布于第 3~11 肋间隙。肋间后动脉行于肋角处分为上、下两

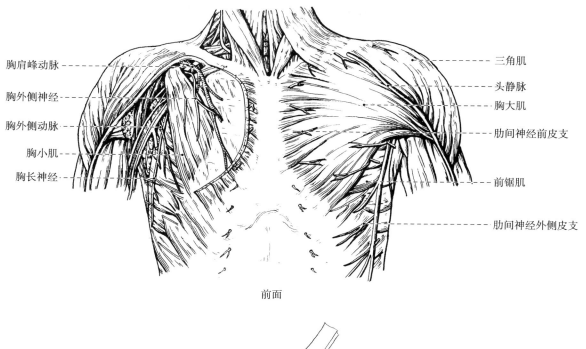

前面

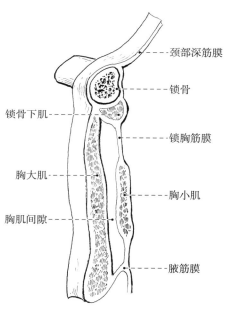

前区深筋膜（矢状切面）

图3-5　胸前、外侧区（深层）

支。上支较粗，在上位肋骨的肋沟内前行；下支较细，沿下位肋骨上缘前行。两支在肋间隙前部与胸廓内动脉的肋间前支吻合。肋间后静脉与肋间后动脉伴行，收纳肋间后动脉分布区域回流的静脉血（图3-6，图3-7），注入头臂静脉、奇静脉、半奇静脉或副半奇静脉。

3. **肋间神经**　共11对，由第1～11胸神经前支构成。肋间神经出椎间孔后，行于胸膜及肋间内膜之间，至肋角处发出细小的下支，主干入肋沟伴肋间后动脉前行，下支沿下位肋上缘前行，穿肋间最内肌，行于肋最内肌和肋间内肌之间，至腋前线和胸骨侧缘附近发出外侧皮支和前皮支，分布于胸壁的皮肤。其中第2肋间神经外侧皮支的后支较粗大，称**肋间臂神经** intercostobrachial nerve。该神经斜穿腋窝底至臂上部内侧，分布于腋窝底和臂上部内侧的皮肤。下5对肋间神经和肋下神经自胸壁进入腹壁，分布于腹肌的前内侧群和腹壁皮肤。在肋沟处，血管、神经的排列顺序自上而下为静脉、动脉和神经（图3-8）。

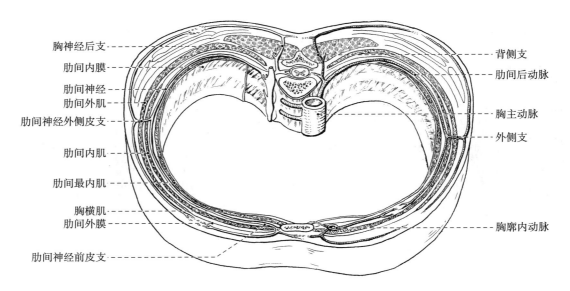

胸神经后支
肋间内膜
肋间神经
肋间外肌
肋间神经外侧皮支
肋间内肌
肋间最内肌
胸横肌
肋间外膜
肋间神经前皮支

背侧支
肋间后动脉
胸主动脉
外侧支
胸廓内动脉

图 3-6 肋间后动脉和肋间神经

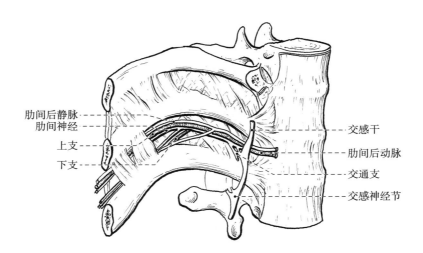

肋间后静脉
肋间神经
上支
下支

交感干
肋间后动脉
交通支
交感神经节

图 3-7 肋间后血管、肋间神经和胸交感干

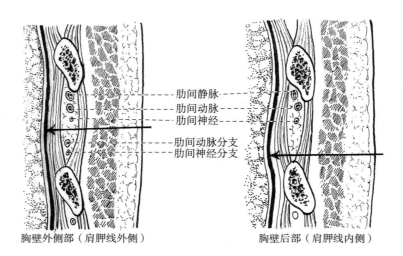

肋间静脉
肋间动脉
肋间神经
肋间动脉分支
肋间神经分支

胸壁外侧部（肩胛线外侧）　　　胸壁后部（肩胛线内侧）

图 3-8 胸壁层次及胸膜腔穿刺部位

胸部解剖

（四）胸廓内血管和淋巴结

胸廓内动脉 internal thoracic artery（图 3-9）为锁骨下动脉的分支，贴第 1~6 肋软骨后面，沿胸骨外侧缘约 1.25 cm 下行；上段发出的心包膈动脉与膈神经伴行，至第 6 肋间隙分为肌膈动脉和腹壁上动脉。胸廓内动脉上段的后面紧贴胸内筋膜，下段借胸横肌与胸内筋膜分隔。

胸廓内静脉 internal thoracic vein 与同名动脉伴行，收集同名动脉分布区的静脉血，注入头臂静脉。

胸骨旁淋巴结 parasternal lymph node 沿胸廓内血管排列，引流腹前壁和乳房内侧部的淋巴，并收纳膈上淋巴结的输出淋巴管，其输出淋巴管参与合成支气管纵隔干。**肋间淋巴结** intercostal lymph node 位于肋间隙内，分为前、中、后组。前组位于肋骨和肋软骨交界处附近，中组位于腋前线至肋角范围内，后组位于肋角内侧；其输出管分别注入胸骨旁淋巴结、腋淋巴结和胸导管。

（五）胸横肌和胸内筋膜

胸横肌起于胸骨体下部，呈扇形向外上方止于第 2~6 肋软骨内面（图 3-9）。该肌可降肋，助呼气。

胸内筋膜 endothoracic fascia 由薄层致密结缔组织构成。衬托于胸廓内面，向上覆盖于胸膜顶上面，称胸膜上膜；向下覆盖于膈上面，称膈胸膜筋膜。

第三节 膈 肌

一、位置和分部

（一）位置

膈肌 diaphragm（图 3-10）位于胸、腹腔之间，为一呈穹隆状的扁薄阔肌，周缘附着于胸廓下口和腰椎前部。膈中央部较平坦，两侧隆凸。右侧隆凸比左侧高，最高点分别位于右第 5 肋、左第 5 肋间隙。膈肌的上面隔着膈上筋膜和胸膜与肺等相邻，下面隔着膈下筋膜和腹膜与肝、胃和脾相邻。

（二）分部

膈的中央部由腱膜构成，称**中心腱** central tendon。周围部由肌纤维构成，可分为胸骨部、肋部和腰部。胸骨部起自剑突后面，肋部起自下 6 对肋及肋软骨内面，腰部的内侧肌束以**左脚** left crus 和**右脚** right crus 起自上 2~3 个腰椎椎体，外侧肌束起自内、外侧弓状韧带。各部肌束止于中心腱。肌性部的各部之间缺乏肌纤维，仅覆以筋膜和胸膜或腹膜，形成膈的薄弱区（图 3-10）。**胸肋三角** sternocostal triangle 位于胸骨部和肋部之间，有腹壁上血管及来自腹壁和肝上面的淋巴管通过；**腰肋三角** lumbocostal triangle 位于腰部和肋部之间，该三角前方与肾相邻，后方有肋膈隐窝。胸肋三角和腰肋三角是膈疝的好发部位。

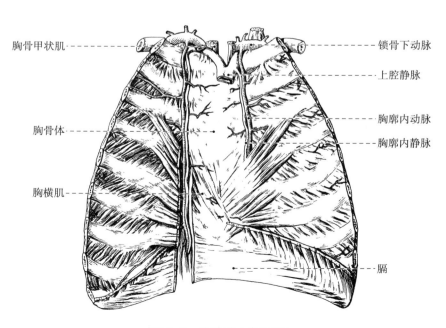

胸骨甲状肌 —— 锁骨下动脉

—— 上腔静脉

胸骨体 —— 胸廓内动脉

—— 胸廓内静脉

胸横肌 ——

—— 膈

图 3-9　胸前壁（内面观）

二、裂孔

（一）腔静脉孔

腔静脉孔 vena caval foramen（图 3-10）平第 8 胸椎，在正中线右侧 2～3 cm 处，有下腔静脉和右膈神经的分支通过。

（二）食管裂孔

食管裂孔 esophageal hiatus（图 3-10）平第 10 胸椎，在正中线左侧 2～3 cm 处，有食管、迷走神经前干、迷走神经后干、胃左血管的食管支和来自肝后部的淋巴管通过，是膈疝（食管裂孔疝）的好发部位之一。

（三）主动脉裂孔

主动脉裂孔 aortic hiatus（图 3-10）平第 12 胸椎，在膈左、右脚和脊柱之间，正中线稍偏左侧，有胸主动脉、胸导管和来自胸壁的淋巴管通过。

三、血管、淋巴和神经

（一）血管

膈的血液供应来自心包膈动脉、肌膈动脉、膈上动脉、下位肋间后动脉的分支和膈下动脉。膈的静脉与动脉伴行注入胸廓内静脉、肋间后静脉和下腔静脉等。

（二）淋巴

膈的淋巴管注入膈上、下淋巴结。**膈上淋巴结** superior phrenic lymph node 位于剑突后方、膈神经入膈处及腔静脉和膈脚后方，引流膈、壁胸膜、心包和肝上面的淋巴，其输出淋巴管注入胸骨旁淋巴结和纵隔前、后淋巴结。**膈下淋巴结** inferior phrenic lymph node 沿膈下动脉排列，引流膈下面后部的淋巴，其输出淋巴管注入腰淋巴结。

（三）神经

膈由膈神经和下 6～7 对肋间神经支配。**膈神经** phrenic nerve 起自颈丛，经锁骨下动、静脉之间进入胸腔，继而经肺根前方，于纵隔胸膜与心包之间下行至膈。沿途有感觉纤维分布至胸膜、心包和膈下面的腹膜，右膈神经还分布至肝、胆囊和肝外胆道的浆膜；运动纤维支配膈的中央部。下 6～7 对肋间神经支配膈的周围部。

第四节　胸膜和胸膜腔

一、胸膜

胸膜 pleura 属浆膜，分为脏胸膜和壁胸膜两部。**脏胸膜** visceral pleura 被覆于肺的表面，与肺紧密结合。**壁胸膜** parietal pleura 贴附于胸内筋膜内面、膈上面和纵隔侧面。根据附着部位的不同，将壁胸膜分为 4 部（图 3-11）：贴附于胸内筋膜内面的胸膜称为**肋胸膜** costal pleura；覆盖于膈上面的胸膜称为**膈胸膜** diaphragmatic pleura；衬覆于纵隔两侧的胸膜称为**纵隔胸膜** mediastinal pleura；肋胸膜、纵隔胸膜向颈根部延伸，覆于肺尖上方的

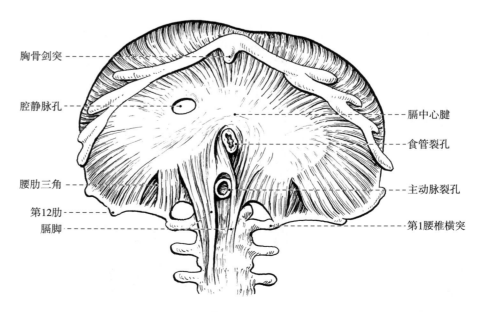

胸骨剑突

腔静脉孔

腰肋三角

第12肋

膈脚

膈中心腱

食管裂孔

主动脉裂孔

第1腰椎横突

图 3-10　膈

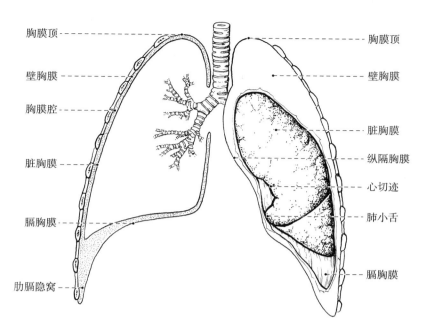

图 3-11 胸膜的分布

胸膜称**胸膜顶** cupula pleura，胸膜顶高出锁骨内侧 1/3 上方 2～3 cm，其上面的胸内筋膜对胸膜顶起固定作用。脏胸膜和壁胸膜在肺根处相互移行，在肺根下方移行的双层胸膜构成**肺韧带** pulmonary ligament。肺韧带连于肺与纵隔之间，有固定肺的作用。

二、胸膜腔

脏胸膜与壁胸膜之间形成的潜在性间隙，称**胸膜腔** pleural cavity。左、右胸膜腔互不相通，内为负压，含有少量浆液，有利于心脏的搏动和肺的呼吸。

壁胸膜各部相互转折处，即使深吸气时肺下缘也不能深入其间，这些部位的胸膜腔称**胸膜隐窝** pleural recess 或胸膜窦。**肋膈隐窝** costodiaphragmatic recess 位于肋胸膜与膈胸膜移行转折处，呈半环形，是胸膜腔的最低部位，胸膜腔积液首先积聚于此。**肋纵隔隐窝** costomediastinal recess 在肺前缘的前方，肋胸膜与纵隔胸膜转折形成。由于左肺有心切迹的存在，故左侧肋纵隔隐窝较大。

三、胸膜反折线的体表投影

胸膜各部互相转折处在体表的投影，以胸膜前界和胸膜下界有较重要的实用意义。

（一）胸膜前界

肋胸膜前缘与纵隔胸膜前缘的反折线构成胸膜前界（图 3-12）。胸膜前界自锁骨内侧 1/3 上方 2～3 cm 处向内下方经胸锁关节后面，至第 2 胸肋关节高度两侧靠拢，继而于正中线偏外垂直向下。右侧至第 6 胸肋关节高度移行为下界，跨过右剑肋角者约占 1/3，故心包穿刺部位以左剑肋角处较为安全。左侧至第 4 胸肋关节高度斜向外下，沿胸骨外侧 2.0～2.5 cm 下行，达第 6 肋软骨中点处移行为下界。两侧胸膜前界在第 2～4 胸肋关节后面相互靠拢，其上段和下段彼此分开，形成上、下两个三角形无胸膜区。上区称胸腺区，内有胸腺，下区称心包区，内有心包和心。两侧胸膜前界可相互重叠，出现率约为 26%，老年人可达 39.5%。行开胸手术时应避免损伤胸膜，以免发生气胸。

（二）胸膜下界

膈胸膜与肋胸膜的反折线构成胸膜下界（图 3-12）。右侧起自第 6 胸肋关节后方，左侧起自第 6 肋软骨中点处，斜向外下方。在锁骨中线、腋中线和肩胛线处分别与第 8、10、11 肋相交，在后正中线两侧平第 12 胸椎棘突。右侧胸膜下界比左侧的略高。

四、胸膜的血管、淋巴和神经

（一）血管

壁胸膜的血液供应主要来自肋间后动脉、胸廓内动脉和心包膈动脉的分支，脏胸膜的血液供应来自支气管动脉和肺动脉的分支。静脉与动脉伴行，

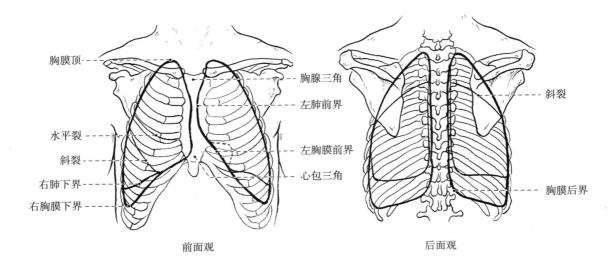

胸膜顶
胸腺三角
左肺前界
水平裂
斜裂
左胸膜前界
右肺下界
心包三角
右胸膜下界

前面观

斜裂

胸膜后界

后面观

胸膜及肺的体表投影

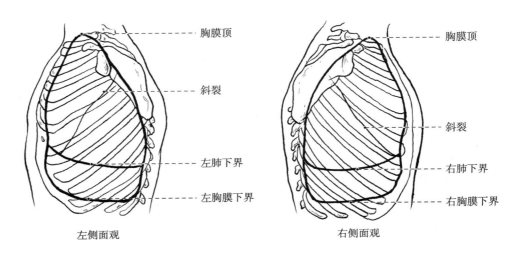

胸膜顶
斜裂
左肺下界
左胸膜下界

左侧面观

胸膜顶
斜裂
右肺下界
右胸膜下界

右侧面观

图 3-12 胸膜和肺的体表投影

最终注入上腔静脉和肺静脉。

（二）淋巴

壁胸膜的淋巴管注入胸骨旁淋巴结、肋间淋巴结、腋淋巴结、膈淋巴结和纵隔淋巴结。脏胸膜的淋巴管与肺的淋巴管吻合，注入支气管肺淋巴结。

（三）神经

壁胸膜由脊神经的躯体感觉神经分布，故壁胸膜对机械性刺激敏感，痛觉定位准确。肋胸膜和膈胸膜周围部由肋间神经支配，该处胸膜受刺激时疼痛沿肋间神经向胸、腹壁放射。胸膜顶、纵隔胸膜和膈胸膜中央部由膈神经支配，该处胸膜受刺激时疼痛向颈、肩部放射。脏胸膜由肺丛的内脏感觉神经分布，对一般刺激不敏感，但对牵拉刺激敏感。

第五节 肺

一、位置和体表投影

（一）位置

肺 lung 位于胸腔内，左、右各一，借**肺根** root of lung 和肺韧带连于纵隔的两侧。

（二）体表投影

1. **肺尖的体表投影** 肺尖 apex of lung 经胸廓上口突入颈根部，高出锁骨内 1/3 上方 2～3 cm（图 3-13）。

2. **肺的前界和下界** 肺的前界几乎与胸膜的前界一致（图 3-13），仅左肺前缘在第 4 胸肋关节高度沿第 4 肋软骨急转向外至胸骨旁线处弯向外下，至第 6 肋软骨中点续为肺的下界；肺的下界较胸膜的下界高，平静呼吸时，在锁骨中线与第 6 肋相交，在腋中线与第 8 肋相交，在肩胛线与第 10 肋相交，在近后正中线处平对第 10 胸椎棘突。小儿肺下界比成年人略高 1 肋。

二、形态与结构

（一）形态

肺呈半圆锥形，包括 1 尖（肺尖）、1 底（肺底）、3 面（肋面、纵隔面和膈面）、3 缘（前缘、后缘和下缘）。左肺以斜裂分为上、下两叶，右肺以斜裂和水平裂分为上、中、下 3 叶（图 3-15）。

（二）肺门和肺根

1. **肺门** hilum of lung　为肺纵隔面中央的椭圆形凹陷。有主支气管、支气管血管、肺血管、神经和淋巴管出入（图 3-15）。

2. **肺根**　为出入肺门各结构被结缔组织包裹而构成。肺根下方的双层胸膜皱褶，称为**肺韧带** pulmonary ligament。肺根内主要结构排列关系由前向后分别为：肺上静脉、肺动脉、支气管、肺下静脉；但左、右肺根的主要结构排列关系自上而下不同，左肺根为：左肺动脉、左主支气管、左肺上静脉、左肺下静脉；右肺根为：右肺上叶支气管、右肺动脉、右肺中下叶支气管、右肺上静脉、右肺下静脉（图 3-15）。两肺根的前方有膈神经和心包膈血管；后方有迷走神经。左肺根的上方有主动脉弓跨过，后方尚有胸主动脉；右肺根前方尚有上腔静脉，上方有奇静脉弓，后方有奇静脉。

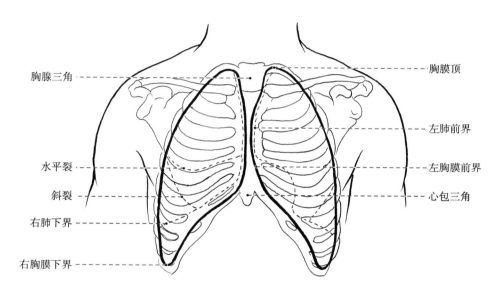

图 3-13　肺与胸膜体表投影（前面观）

肺外形

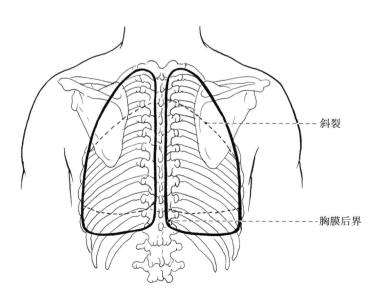

图 3-14　肺与胸膜体表投影（后面观）

（三）支气管树和支气管肺段

1. **支气管树**　气管在胸骨角平面分为**左、右主支气管** principal bronchus，主支气管在肺门处分成**肺叶支气管** lobar bronchi，肺叶支气管再分出**肺段支气管** segmental bronchi（图3-16），肺段支气管继续反复分支，越分越细，整个支气管呈树枝状，故称为**支气管树** bronchial tree。在支气管树中，左、右主支气管分出肺叶支气管进入肺叶，其中左肺有上叶和下叶支气管，右肺有上叶、中叶和下叶支气管。

2. **支气管肺段**　每一支肺段支气管及其分支分布的肺组织，称为**支气管肺段** bronchopulmonary

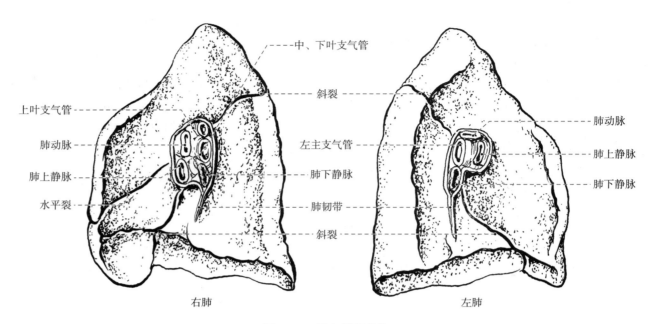

图 3-15　肺与肺门结构

右肺形态

左肺形态

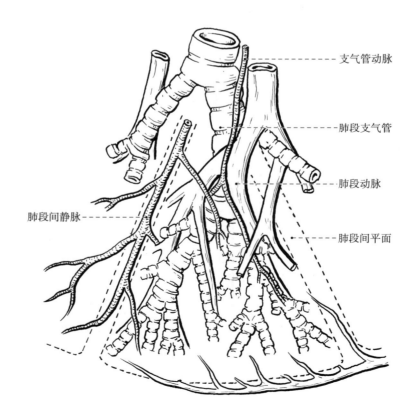

图 3-16　肺段内结构与肺段间静脉（模式图）

segment，简称为**肺段** pulmonary segment。支气管肺段呈圆锥形，尖朝向肺门，底位于肺表面。两相邻肺段之间有少量结缔组织分隔，此为临床手术肺段切除的标志。右肺有10个肺段，左肺有8个肺段（图3-17）。

（四）血管、淋巴和神经

1. **血管** 肺的血管有功能性的肺动脉和肺静脉，主要参与气体交换；有营养性的支气管动脉和静脉，为肺提供氧和营养物质。

（1）**肺动脉** pulmonary artery和**肺静脉** pulmonary vein **肺动脉干** pulmonary trunk 位于胸腔中纵隔内，起自右心室，略向左上后方，被左、右心耳

所夹持，从升主动脉的前方转向其左后方，至主动脉弓的下方，约平第4胸椎椎体的平面分为**左肺动脉** left pulmonary artery 和**右肺动脉** right pulmonary artery。连于肺动脉干分叉处稍左侧至主动脉弓下缘的纤维性结缔组织索为动脉韧带。左肺动脉于胸主动脉的前方经肺根进入肺门，在肺根内其后下有左主支气管和左肺下静脉，其前下有左肺上静脉；右肺动脉经升主动脉和上腔静脉后方，奇静脉弓的下方经肺根进入肺门，在肺根内其后上方有右肺上叶支气管，其前下方有右肺上静脉，其后下方有右肺中下叶支气管和右肺下静脉。肺静脉分为肺上静脉和肺下静脉，肺上静脉于肺根的前下方于第3肋

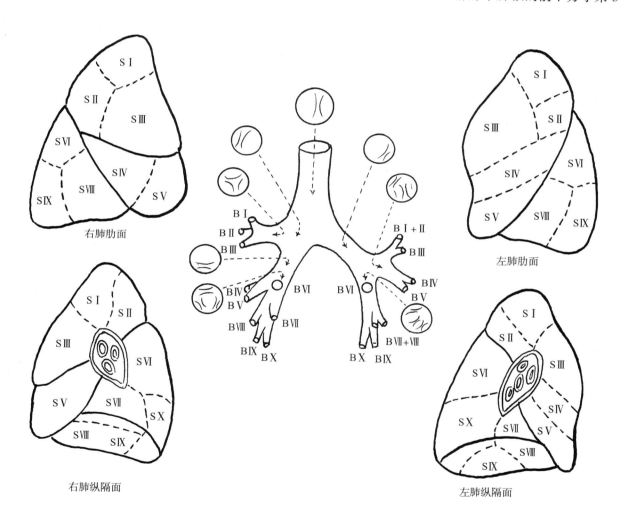

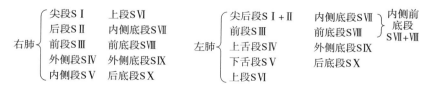

图3-17 肺段支气管与支气管肺段

软骨平面穿心包注入左心房；肺下静脉于肺根的后下方于第4肋软骨的平面注入左心房。

（2）**支气管动脉** bronchial artery 和**支气管静脉** bronchial vein　支气管动脉，较细小，有1～3支，起自胸主动脉或右肋间后动脉，与支气管的分支伴行，分布于各级支气管、肺动脉、肺静脉管壁和脏胸膜等。支气管动脉和肺动脉的分支在肺内有吻合。支气管静脉出肺门沿支气管背侧走行，左支气管静脉注入半奇静脉；右支气管静脉注入奇静脉或锁骨下静脉。支气管静脉与肺静脉在肺内有丰富的吻合。

2. **淋巴**　肺的淋巴管有位于脏胸膜深部的浅组淋巴管和位于各级支气管周围的深组淋巴管，其输出管均注入支气管肺门淋巴结。肺的淋巴结有位于肺内支气管周围的**肺淋巴结** pulmonary lymph node 和位于肺门周围的**支气管肺门淋巴结** bronchopulmonary lymph node。

3. **神经**　支配肺的内脏感觉神经末梢分布于支气管黏膜、肺泡和脏胸膜等处，随迷走神经入脑；支配肺的交感神经节前纤维来自脊髓胸第2～5节段的侧角，支配肺的副交感神经来自迷走神经，它们在肺根周围形成肺丛，随肺根分布于肺。

三、毗邻

肺尖四周有胸膜顶，其前方有：锁骨下动脉及其分支甲状颈干、椎动脉，锁骨下静脉及其属支，前斜角肌，膈神经，胸导管，右淋巴导管等；其内侧有：颈内静脉，颈总动脉，迷走神经，气管颈部，食管颈部，喉返神经，颈交感干和颈胸神经节等；其外侧有：臂丛及其分支胸长神经等；其后方有：中斜角肌、后斜角肌等。肺的肋面与胸壁的肋和肋间隙相邻；纵隔面与纵隔的侧面相邻，并借肺根和肺韧带与纵隔相连；膈面与膈相邻。

第六节　纵　隔

一、概述

纵隔 mediastinum 是左、右纵隔胸膜之间的所有器官、结构和结缔组织的总称。

（一）位置与境界

1. **位置**　纵隔位于胸腔正中偏左，呈矢状位，上窄下宽、前短后长，将胸腔分隔成左、右两部。当两侧胸膜腔压力不等时，随着呼吸动作的进行，可发生纵隔移位或纵隔摆动。

2. **境界**　纵隔前为胸骨、肋软骨的内侧部，后为脊柱胸段，两侧为纵隔胸膜，上为胸廓上口，下为膈。

（二）分区

为方便学习及临床应用，通常将纵隔分为若干个区，有三分法和四分法等几种分法。

1. **三分法**　以气管、气管杈的前壁和心包后壁为界，将纵隔分为前纵隔和后纵隔。其中前纵隔又以胸骨角至第4胸椎体下缘的平面为界分为上、下纵隔。

2. **四分法**　以胸骨角至第4胸椎椎体下缘的平面为界，将纵隔分为上纵隔和下纵隔。其中下纵隔又以心包的前壁和后壁为界分为前纵隔、中纵隔和后纵隔（图3-18）。此外，放射学为了更精确定位纵隔内结构，尚有九分法划分纵隔。以下按四分法来叙述纵隔内容。

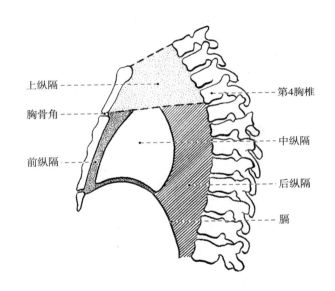

图3-18　纵隔的分区（四分法）

（三）整体观

1. **前面观**　上纵隔在少儿可见发达的胸腺，成年人则为胸腺遗迹；下纵隔可见部分心包。

2. **左侧面观**　纵隔左侧面中部为左肺根，其前下方为心包形成的隆凸；前方有左膈神经和左心包膈血管下行；后方为胸主动脉、左迷走神经、食管胸下段、左胸交感干及内脏大神经等；上方为主动脉弓及其分支、动脉韧带及左喉返神经等。由左锁骨下动脉、主动脉弓上缘与脊柱胸段围成**食管上三角** esophageal upper triangle，内有胸导管和食管的胸上段；由胸主动脉、心包后壁和膈围成**食管下三角** esophageal lower triangle，内有食管胸下段（图3-19）。

3. **右侧面观** 纵隔右侧面中部为右肺根，其前下方为心包形成的隆凸；前方有右膈神经和右心包膈血管下行；后方为食管胸下段、奇静脉、右迷走神经、右胸交感干、内脏大神经等；上方为上腔静脉、右头臂静脉、奇静脉弓、气管和食管等（图3-20）。

二、上纵隔

上纵隔 superior mediastinum 的器官由前向后大致可以分为3层。前层有胸腺、左头臂静脉、右头臂静脉、上腔静脉等；中层有主动脉弓及其三大分支、膈神经和迷走神经；后层有气管胸段、食管胸上段、胸导管胸上段和左喉返神经等（图3-21，图3-22）。

（一）胸腺

胸腺 thymus 位于上纵隔前方的**胸腺三角** thymus triangle 内，上达胸廓上口，甚至可伸入颈部；下至前纵隔；前邻胸骨；后附于左、右头臂静脉，上腔静脉和主动脉弓及其三大分支，心包的前面，其深面有气管胸部和食管胸上段；两侧有左、右纵隔胸膜贴附于其表面。小儿胸腺质地柔软，呈灰红色，可分为左、右不对称的两叶。儿童青春期腺组织逐渐退化为胸腺残余，被脂肪组织代替。胸腺肿瘤可向后压迫其后方的器官和结构，出现发绀和呼吸困难等症状。

纵隔

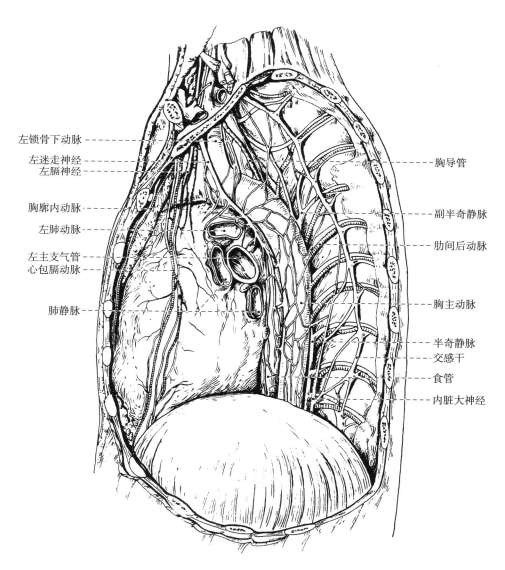

左锁骨下动脉
左迷走神经
左膈神经
胸廓内动脉
左肺动脉
左主支气管
心包膈动脉
肺静脉

胸导管
副半奇静脉
肋间后动脉
胸主动脉
半奇静脉
交感干
食管
内脏大神经

图 3-19 纵隔（左侧面观）

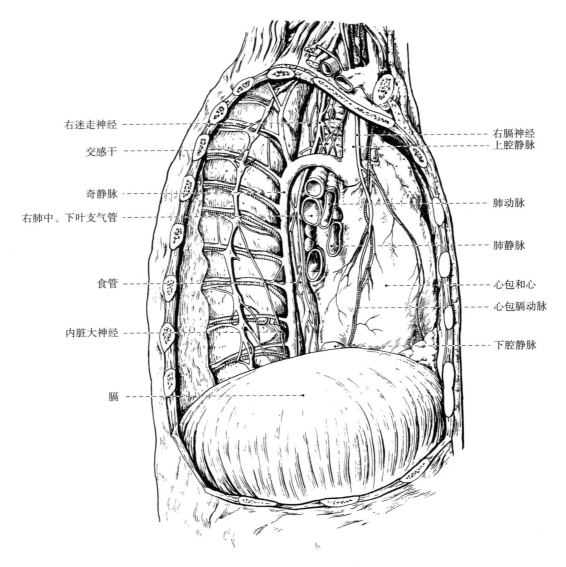

左迷走神经 ——
交感干 ——
奇静脉 ——
右肺中、下叶支气管 ——

食管 ——

内脏大神经 ——

膈 ——

—— 右膈神经
—— 上腔静脉

—— 肺动脉

—— 肺静脉

—— 心包和心
—— 心包膈动脉

—— 下腔静脉

图 3-20 纵隔（右侧面观）

胸腺的动脉来自胸廓内动脉和甲状腺下动脉的分支，其伴行静脉注入头臂静脉或胸廓内静脉。胸腺的淋巴注入纵隔前淋巴结、气管支气管前淋巴结和胸骨旁淋巴结。支配胸腺的神经来自迷走神经和颈交感干的分支。

（二）上腔静脉及其属支

1. **上腔静脉** superior vena cava 位于上纵隔右前部，由左、右头臂静脉在右侧第 1 胸肋结合的后方汇合而成，沿升主动脉右侧垂直下行，穿心包至第 3 胸肋关节的后方注入右心房。上腔静脉前方有右肺和右侧纵隔胸膜；后方有气管胸段、右迷走神经和奇静脉；左侧有升主动脉和头臂干的起始部；右侧为右膈神经、右心包膈血管及右纵隔胸膜；下段后方有右肺根（图 3-20）。

2. **头臂静脉** brachiocephalic vein 由锁骨下静

脉和颈内静脉在胸锁关节后方汇合而成。头臂静脉可分为左头臂静脉和右头臂静脉。

（1）**左头臂静脉** left brachiocephalic vein 由左锁骨下静脉和左颈内静脉在左胸锁关节后方汇合而成。跨主动脉弓三大分支的前方向右下斜行，至右侧第 1 胸肋结合的后方注入上腔静脉，左头臂静脉在儿童常高出胸骨柄的颈静脉切迹，贴于气管颈部的前方，故气管切开时应注意勿损伤该静脉。

（2）**右头臂静脉** right brachiocephalic vein 由右锁骨下静脉和右颈内静脉在右胸锁关节后方汇合而成。几乎垂直向下至右侧第 1 胸肋结合的后方注入上腔静脉。其右后方有右肺、右纵隔胸膜、右膈神经，左后方有头臂干和右迷走神经等。

（三）主动脉弓

1. **位置** 主动脉弓 aortic arch 位于上纵隔内，

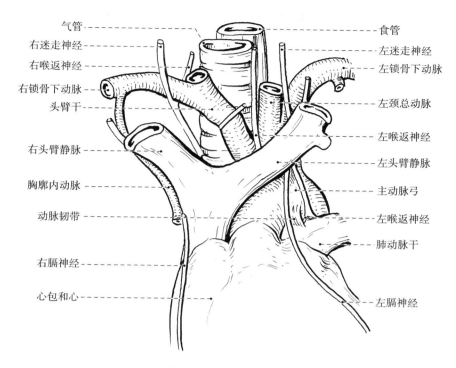

图 3-21 上纵隔结构

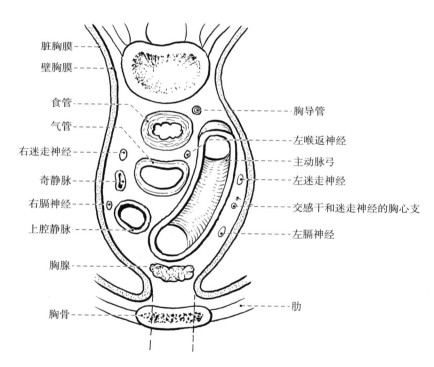

图 3-22 上纵隔（平第 4 胸椎横断面，上面观）

于右侧第 2 胸肋关节后方接升主动脉，呈弓形自右前方向左后方斜行，至脊柱左侧第 4 胸椎椎体下缘续为**胸主动脉** thoracic aorta。小儿主动脉弓的位置较高，可高出胸骨柄的颈静脉切迹，故气管切开时应注意勿损伤。新生儿的主动脉弓在左锁骨下动脉起始处与动脉导管附着处之间较狭窄，称**主动脉峡**

aortic isthmus，其位置平对第 3 胸椎。

2. **毗邻** 主动脉弓左前方有左纵隔胸膜、左肺、左膈神经、左迷走神经、左心包膈血管及由交感干和迷走神经形成的心支；右后方有气管胸段、食管胸上段、胸导管胸上段、左喉返神经和心深丛；上方有其 3 大分支：头臂干、左颈总动脉、左锁骨下动脉，以及位于3大分支前的左头臂静脉和胸腺等；下方有肺动脉、动脉韧带、左肺动脉、左喉返神经、左主支气管和心浅丛等结构（图3-19，图3-21，图3-22）。

（四）动脉韧带及动脉导管三角

1. **动脉韧带** arterial ligament 为连于肺动脉干分叉处稍左侧至主动脉弓下缘的纤维性结缔组织索，长0.3~2.5 cm，形态各异，是胚胎时期**动脉导管**闭锁的遗迹。动脉导管在出生后约15h发生功能性的闭锁，若出生1岁尚未完全闭锁，即为**动脉导管未闭**，为先天性心脏病之一。

2. **动脉导管三角** triangle of ductus arteriosus 位于主动脉弓左前方，前界为左膈神经，后界为左迷走神经，下界为左肺动脉（图3-19，图3-21）。三角内有动脉韧带（或者未闭锁的动脉导管）、左喉返神经、心浅丛，其中左喉返神经紧贴动脉韧带（或动脉导管）的左侧绕主动脉弓，自其前下至右后上升；动脉导管未闭患者手术时，注意勿误伤此神经；左喉返神经亦可作为手术中寻找动脉导管的标志。动脉导管三角为手术中寻找动脉导管的标志。

（五）膈神经

膈神经 diaphragmatic nerve 起自颈丛（C3~C5），在锁骨下动脉和锁骨下静脉之间经胸廓上口进入纵隔，在纵隔胸膜和纤维心包之间经肺根的前方下行至膈，于膈中心腱附近穿入膈（图3-19~图3-21）。其运动纤维支配膈肌，感觉纤维分布于胸膜、心包及膈下面的部分腹膜，其中右膈神经感觉纤维尚分布于肝、胆囊及肝外胆道的浆膜。

（六）气管胸部和主支气管

1. **位置** 气管胸部 thoracic part of trachea 位于上纵隔中央（图3-20，图3-22），上端于颈静脉切迹平面接气管颈部，下端在胸骨角平面分为左、右主支气管，分叉处称**气管杈** bifurcation of trachea，气管杈内面下缘有一凸向上的半月形结构，称**气管隆嵴** carina of trachea，气管隆嵴是气管镜检时辨认左、右主支气管起点的标志。气管的长度和宽度因年龄和性别而异，成年男性平均长10.3 cm，外径平均为2 cm，女性平均长9.7 cm，外径平均为1.5 cm。

2. **毗邻** 气管胸部前方为胸骨柄、胸腺遗迹（少儿为胸腺）、左头臂静脉、主动脉弓、头臂干、左颈总动脉和心丛等；右前为右迷走神经、右头臂静脉和上腔静脉等；后方为食管胸上段，左后外侧为左喉返神经；左侧为主动脉弓、左迷走神经和左锁骨下动脉等；右侧为奇静脉弓等（图3-19~图3-22）。

3. **主支气管** 气管胸部下端在胸骨角平面分为左、右主支气管。

（1）**左主支气管** left principal bronchus 较细长，长4.5~5.2 cm，倾斜度较大，其下缘与气管中线的夹角为35°~39°。左主支气管前上方邻左肺动脉；后方邻胸主动脉；上方有主动脉弓跨过其中段（图3-19）。

（2）**右主支气管** right principal bronchus 较粗短、陡直，长1.9~2.6 cm，倾斜度较小，其下缘与气管中线的夹角为22°~25°，故呼吸道异物易坠入右主支气管。右主支气管前方有升主动脉、右肺动脉和上腔静脉；上方有奇静脉弓跨过。

4. **血管、神经和淋巴** 气管胸部血供来自胸廓内动脉的分支和胸主动脉的气管支。神经来自交感干颈中神经节的分支和迷走神经。淋巴管很丰富，回流至支气管纵隔干。

三、下纵隔

下纵隔 inferior mediastinum 以心包的前壁和后壁为界分为前纵隔、中纵隔和后纵隔。

（一）前纵隔

前纵隔 anterior mediastinum 位于胸骨体与心包前壁之间。内有胸腺遗迹（少儿为胸腺）下部、纵隔前淋巴结、脂肪结缔组织等。肋胸膜与纵隔胸膜的反折可伸入上纵隔。

（二）中纵隔

中纵隔 middle mediastinum 位于心包前壁和心包后壁之间。内有心、出入心的大血管根部、心包、心包膈血管、奇静脉弓、膈神经、心神经丛及淋巴结等（图3-23）。

1. **心包** pericardium 包裹心和出入心大血管根部的纤维浆膜囊。

（1）**构成** 心包由外层的**纤维心包** fibrous pericardium 和内面的**浆膜心包** serous pericardium 构成。纤维心包呈扁圆锥形，厚而坚韧，下面与膈中心腱相结合，上方与出入心的大血管外膜相延续；浆膜心包分壁层和脏层，其壁层衬于纤维心包内面，并与纤维心包愈着，脏层紧贴于心和大血管根部的表面。浆膜心包的脏、壁两层在大血管根部反折移行，且两层间形成密闭的潜在的间隙称**心包腔**

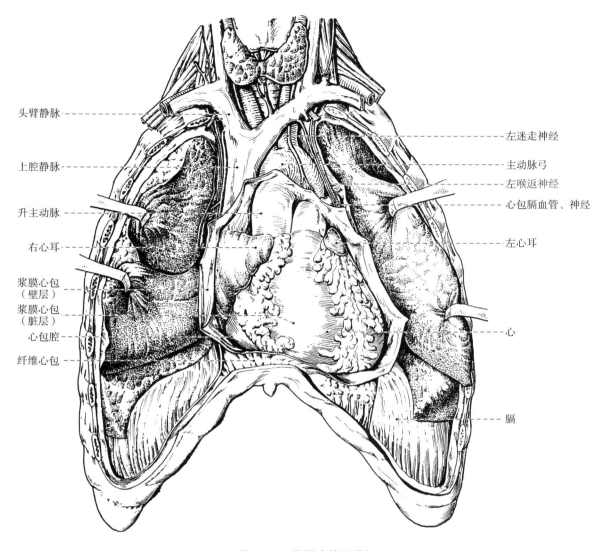

头臂静脉

上腔静脉

升主动脉

右心耳

浆膜心包
（壁层）

浆膜心包
（脏层）

心包腔

纤维心包

左迷走神经

主动脉弓

左喉返神经

心包膈血管、神经

左心耳

心

膈

图 3-23 纵隔（前面观）

pericardial cavity。正常情况下，心包腔内只有少量浆液，在心脏搏动时起润滑作用。心包炎患者的心包腔内存积大量渗出液或者心包增厚，均可导致心功能下降。心包腔积液时，常于左侧剑肋角或胸骨左侧缘第 4、5 肋间隙（心包裸区）行心包穿刺，穿刺时注意勿损伤心表面的冠状血管及胸廓内血管（心包裸区穿刺时）等。浆膜心包的壁、脏两层反折处的间隙称**心包窦** pericardial sinus。位于升主动脉、肺动和上腔静脉、左心房前壁之间的间隙称**心包横窦** transverse sinus of pericardium，可通过一手指，心和大血管手术时，可在心包横窦处钳夹升主动脉和肺动脉，以暂时阻断血流。位于左肺上、下静脉，右肺上、下静脉，下腔静脉，左心房后壁和心包后壁之间的间隙称**心包斜窦** oblique sinus of pericardium。位于前壁与下壁反折处的间隙称**心**

包前下窦 anteroinferior sinus of pericardium，深 1 ~ 2 cm，是心包腔的最低部位，心包腔积液首先积聚于此（图 3-24）。

（2）毗邻 心包前壁隔胸膜和肺与胸骨和第 2 ~ 6 肋软骨相邻；其中直接与胸骨下半的左侧份、左侧第 4 ~ 6 肋软骨、左侧第 4 ~ 5 肋间隙的前部相邻区域，称心包裸区，临床上心包积液时，常在紧贴胸骨左侧第 4 ~ 5 肋间隙或左剑肋角做心包穿刺，以免损伤胸膜和肺。心包后方有主支气管、食管、胸主动脉、奇静脉、半奇静脉等。两侧为纵隔胸膜，膈神经和心包膈血管走行于纤维心包与纵隔胸膜之间。上方有上腔静脉、升主动脉和肺动脉。心包下壁与膈中心腱愈着。

（3）血管、淋巴管和神经 心包的动脉来自心包膈动脉、肌膈动脉和食管动脉等；静脉与动脉

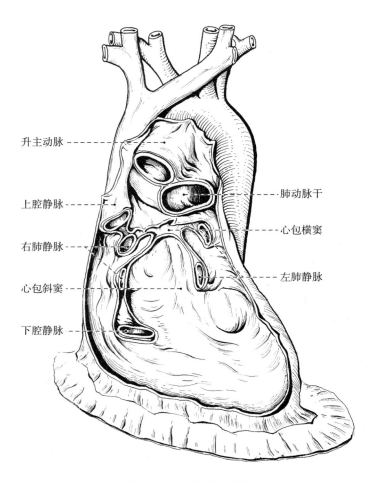

升主动脉

上腔静脉

右肺静脉

心包斜窦

下腔静脉

肺动脉干

心包横窦

左肺静脉

图 3-24　心包与心包窦

伴行，注入胸廓内静脉、奇静脉和半奇静脉等。心包的淋巴管注入纵隔前淋巴结、纵隔后淋巴结和膈上淋巴结。神经来自膈神经、肋间神经、左喉返神经、心丛、肺丛和食管丛等。

2. **心 heart**　形似倒置、前后略扁的圆锥体，心尖朝向左前下，心底位于右后上方。

（1）**位置与毗邻**　心位于中纵隔内，外裹以心包，前面与胸骨体及第 2~6 肋软骨相对，后面平对第 5~8 胸椎椎体，约 2/3 在正中线左侧，1/3 位于正中线的右侧。心的毗邻关系与心包的毗邻相似，但其上界较低，与出入心的大血管相邻。临床上常在胸骨左缘第 4 肋间隙做心内注射，以免损伤胸膜和肺。

（2）**体表投影**　心的体表投影用 4 点的连线表示。右上点：右侧第 3 肋软骨上缘，距胸骨右缘 1 cm 处；右下点：右侧第 6 胸肋关节；左上点：左侧第 2 肋软骨下缘，距胸骨左缘 1.2 cm 处；左下点：左侧第 5 肋间隙于左锁骨中线内侧 1~2 cm 或距前正中线 7~9 cm 处，即心尖所在部位。以上

4 点按顺序连线成略向外侧突出的弧线，即心界投影。右上点和右下点连线为心右缘，左上点和左下点连线为心左缘，右下点和左下点连线为心下缘（图 3-25）。

（3）**血管、淋巴管和神经**　心的动脉来自冠状动脉，静脉主要回流至冠状窦。淋巴回流至气管支气管淋巴结和纵隔前淋巴结。颈、胸交感干和迷走神经共同组成心丛支配心。心浅丛位于主动脉弓前下方，心深丛位于主动脉弓和气管杈之间。心的感觉神经伴交感神经和迷走神经分别传入胸第 1~4、5 脊髓节段和脑。

（三）后纵隔

后纵隔 posterior mediastinum 位于心包后壁与脊柱胸下部之间，上至胸骨角平面，下达膈。内有食管胸下段、胸主动脉、奇静脉、半奇静脉、副半奇静脉、胸导管、迷走神经、内脏大神经、内脏小神经、胸交感干及纵隔后淋巴结等。

1. **食管胸部** thoracic part of esophagus　长 18~20 cm，向上经胸廓上口与食管颈部相接，向下穿

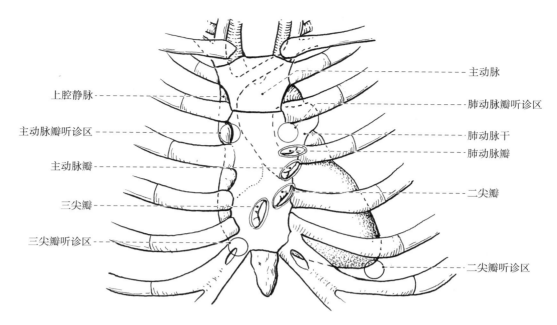

图 3-25 心及心瓣膜的体表投影（模式图）

膈的食管裂孔续食管腹部。

（1）位置 食管胸部位于上纵隔后部和后纵隔。

（2）分段 解剖学上根据其所在位置分为颈部、胸部和腹部，其中食管的胸部又以气管杈下缘为界分为胸上段和胸下段（图 3-26）。

（3）行程 食管胸部在上纵隔位于气管与脊柱之间，居中线略偏左；上段（第 5～7 胸椎高度）行于主动脉弓的右后方，入后纵隔处偏向右侧，并

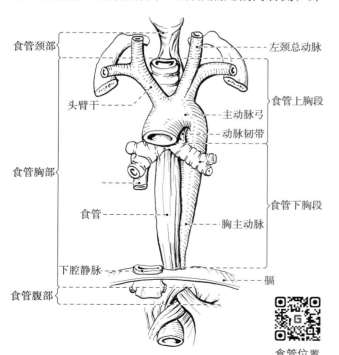

图 3-26 食管和胸主动脉

沿主动脉胸部的右侧下降；下段（第 8～10 胸椎高度）斜跨主动脉胸部前面至其左前方，平第 10 胸椎高度穿膈的食管裂孔入腹部（图 3-26）。

（4）毗邻 食管前方有气管、气管杈、左主支气管、左喉返神经、右肺动脉、食管前丛、心包、左心房和膈，后方有食管后丛、胸主动脉、胸导管、奇静脉、半奇静脉、副半奇静脉和右肋间动脉，左侧有左颈总动脉、左锁骨下动脉、主动脉弓、胸主动脉、胸导管上段、左侧纵隔胸膜，右侧有奇静脉弓和右侧纵隔胸膜。左主支气管平第 4～5 胸椎跨越食管的前方，该处食管较狭窄，是异物滞留和食管癌的好发部位，做内镜检查时也必须注意此狭窄。左心房扩大可压迫食管，食管钡餐造影时出现明显的食管压迹。食管左侧只有在食管上、下三角处与纵隔胸膜相贴，右侧除奇静脉弓处外全部与纵隔胸膜相贴。右侧纵隔胸膜在肺根以下常突入食管与奇静脉和胸导管之间，形成**食管后隐窝** retroesophageal recess，故经左胸做食管下段手术易损伤右侧胸膜腔导致气胸（图 3-19～图 3-22，图 3-26）。

（5）血管、淋巴和神经 食管胸上段的动脉来自肋间后动脉和支气管动脉，胸下段的动脉来自胸主动脉发出的食管动脉和肋间后动脉的食管支。食管静脉注入奇静脉、半奇静脉和副半奇静脉。食管胸上段的淋巴管注入气管支气管淋巴结和气管旁淋巴结；胸下段的淋巴管注入纵隔后淋巴结和胃左淋

巴结；食管的部分淋巴管直接注入胸导管。神经来自喉返神经、迷走神经和交感干，喉返神经支配食管的骨骼肌，交感神经和迷走神经支配平滑肌和腺体；感觉神经分布于黏膜，随交感神经和迷走神经传入脊髓和脑。

2. **胸主动脉**　平第 4 胸椎椎体下缘续于主动脉弓，沿脊柱左侧下行，逐渐向内侧转至脊柱的前方，于第 12 胸椎处穿膈的主动脉裂孔移行为腹主动脉（图 3-19，图 3-26）。胸主动脉的前方有左肺根、心包后壁和食管；后方有半奇静脉、副半奇静脉和脊柱；右侧有奇静脉、胸导管和右纵隔胸膜；左侧与左纵隔胸膜相贴。胸主动脉发出的壁支包括肋间后动脉、肋下动脉和膈上动脉，发出的脏支包括支气管动脉、食管动脉及心包支和纵隔支。

3. **迷走神经 vagus nerve**　左、右迷走神经在纵隔的行程及毗邻不同。

（1）左迷走神经　在左颈总动脉和左锁骨下动脉之间入胸腔，于左纵隔胸膜深面，在主动脉弓上缘处位于左膈神经后方，再跨过主动脉弓左前方，至左肺根后方，发出若干细小分支加入肺丛，继续向下行于食管左前方，并发出分支形成食管前丛，主干形成迷走神经前干，随食管穿膈的食管裂孔入腹腔。左迷走神经还于主动脉弓前下方发出左喉返神经，经动脉韧带的左侧绕主动脉弓下缘至其右后方，经左气管食管旁沟上升至喉。

（2）右迷走神经　在右头臂静脉和右锁骨下动脉之间入胸腔，于右纵隔胸膜深面，沿气管右侧下行至肺根后方，发出分支加入肺丛，心支加入心深丛，继续沿食管右后方下行，并发出分支形成食管后丛，主干形成迷走神经后干，随食管穿膈的食管裂孔入腹腔。右迷走神经行经右锁骨下动脉前方时发出右喉返神经。

4. **奇静脉 azygos vein**　在右膈脚处起自右腰升静脉，在食管后方，胸主动脉和胸导管右侧上行，至第 4 胸椎椎体高度呈弓形绕右肺根后上方，向前注入上腔静脉，收集右侧肋间后静脉、食管静脉、支气管静脉和半奇静脉的血液。奇静脉是沟通上、下腔静脉的重要通道。半奇静脉于左膈脚处起自左腰升静脉，沿胸椎体左侧上行，在第 7～10 胸椎高度向右跨越脊柱，注入奇静脉，收集左侧下部肋间后静脉、食管静脉和副半奇静脉的血液。副半奇静脉由左侧上部的肋间后静脉汇成，沿胸椎椎体左侧下行注入半奇静脉或奇静脉（图 3-27）。

5. **胸导管 thoracic duct**　平第 12 胸椎下缘高度起自腹后壁的乳糜池，经膈的主动脉裂孔进入后纵隔。在脊柱右前方，胸主动脉与奇静脉之间上行，在第 4～5 胸椎平面处斜行走向左上方，经食管和胸主动脉后方至食管左后方，在上纵隔内依附于食管左侧上行，于左颈总动脉后方、左锁骨下动脉的右侧，紧贴左纵隔胸膜进入颈根部，最终注入左静脉角。第 5 胸椎以下胸导管下段前为食管；后邻右肋间后动脉和脊柱；左侧为胸主动脉；右侧是奇静脉和右纵隔胸膜。第 4 胸椎以上胸导管上段前为颈总动脉；后为脊柱；左侧为锁骨下动脉和左纵隔胸膜；右侧为食管和左喉返神经。胸导管下段与右侧纵隔胸膜相邻，胸导管上段与左侧纵隔胸膜相贴，故胸导管损伤伴有纵隔胸膜破损可引起乳糜胸（图 3-27）。

6. **胸交感干 thoracic sympathetic trunk**　位于脊柱胸段的两侧，奇静脉和半奇静脉的后外方，肋骨小头和肋间血管的前方。胸交感干借白交通支和灰交通支与肋间神经相连。每侧交感干上有 10～12 个胸神经节。上 5 对胸神经节发出的节后纤维参与构成心丛、肺丛、胸主动脉丛和食管丛。**内脏大神经 greater splanchnic nerve** 由第 6～9 胸神经节穿出的节前纤维构成，向前下行走合成一干，沿脊柱前面下降，穿膈脚终于腹腔神经节。**内脏小神经 lesser splanchnic nerve** 由第 10～12 胸神经节

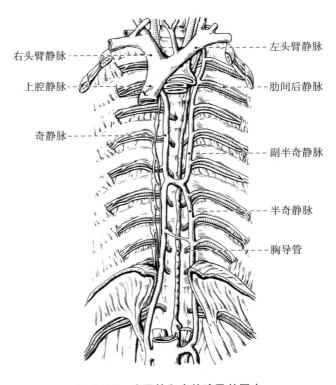

图 3-27　胸导管和奇静脉及其属支

左头臂静脉
右头臂静脉
上腔静脉
肋间后静脉
奇静脉
副半奇静脉
半奇静脉
胸导管

穿出的节前纤维构成，下行穿膈脚主要终于主动脉肾节（图 3-19，图 3-20）。

四、纵隔间隙

纵隔间隙为纵隔各器官之间的窄隙，其内填充以疏松结缔组织，以适应器官的活动和容积的改变。纵隔间隙的结缔组织可与颈部及腹部的结缔组织间隙相通，因此，在渗血和感染时可互相蔓延。

1. **胸骨后间隙** retrosternal space　位于胸骨和胸内筋膜之间，该间隙的炎症可向膈蔓延，甚至可穿膈扩散至腹膜外脂肪层。

2. **气管前间隙** pretracheal space　位于上纵隔气管、气管杈与主动脉弓之间，向上与颈部的气管前间隙相延续。

3. **食管后间隙** retroesophageal space　位于上纵隔食管与胸内筋膜之间，内有奇静脉、副半奇静脉和胸导管等。向上与颈部咽后间隙相通，向下经膈的腰肋三角与腹膜后隙相通。

五、纵隔内淋巴结

纵隔内的淋巴结较多，排列不规则，各群间无明显界线，主要有以下几群。

1. **纵隔前淋巴结** anterior mediastinal lymph node　分布于上纵隔前部和前纵隔，沿出入心的大血管、动脉韧带和心包前方排列，主要收集胸腺、心包前部、心、纵隔胸膜、膈前部和肝上面的淋巴，其输出管汇入支气管纵隔干。其中位于动脉韧带周围的淋巴结称**动脉韧带淋巴结**，左肺上叶癌细胞常转移至该淋巴结。

2. **纵隔后淋巴结** posterior mediastinal lymph node　分布于上纵隔后部和后纵隔，收集食管胸部、心包后部、膈后部和肝的部分淋巴，其输出管主要汇入胸导管。

3. **心包外侧淋巴结** lateral pericardial lymph node　分布于心包和纵隔胸膜之间，沿心包膈血管排列，收集心包和纵隔胸膜的淋巴。

4. **肺韧带淋巴结** lymph node of pulmonary ligament　分布于肺韧带两层胸膜之间，收集肺下叶底部的淋巴，其输出管注入气管支气管淋巴结，肺下叶肿瘤可转移至该淋巴结。

5. **气管支气管淋巴结** tracheobronchial lymph node　分布于气管杈、主支气管周围，收集肺、主支气管、气管杈和食管的淋巴，其输出管注入气管旁淋巴结。

6. **气管旁淋巴结** paratracheal lymph node　分布于气管周围，收集气管胸部和食管的部分淋巴，其输出管注入支气管纵隔干。

-8•【局部解剖操作】•3-

一、胸部的解剖

1. 胸壁浅层结构、胸壁深筋膜及胸廓外肌的解剖第二节胸壁。

2. 翻起胸大肌和胸小肌，清理胸壁表面的残存结构，将前锯肌自第 1～7 肋骨的起点处剥离，腹外斜肌在第 5、6 肋骨的起点处剥离，显示肋间肌。

3. 在胸外侧处，沿第 4 或第 5 肋下缘，切口长 3～5 cm，依次切断、分离肋间外膜、肋间外肌和肋间内肌，将其翻向下方。找出并修洁肋间血管和肋间神经，观察肋间肌的纤维方向及肋间后血管和肋间神经的位置关系。

4. 开胸

（1）沿两侧腋中线，将第 2～6 肋间肌剥除约 1.5 cm 宽；剥除腋前线至胸骨缘间的第 1 肋间肌。剥除肋间肌时，注意不要损伤其深面的壁胸膜。在剥除肋间肌的部位，用手指向深层推开贴附于胸壁内面的壁胸膜，使壁胸膜与胸内筋膜分开。经开口处，用肋骨剪将第 2～6 肋骨逐一剪断。

（2）在第 1 肋间隙平面，用钢锯锯断胸骨。将胸前壁掀起，找到胸廓内血管，将一侧胸廓内血管切断，使其附于胸前壁内面；另一侧不切断从胸前壁游离下来（用手指向后推压）。分离胸骨深面的结构，并向两侧将肋胸膜与胸前壁分离。最终将胸前壁完全向下翻开。

（3）解剖胸廓内血管和胸骨旁淋巴结。胸廓内动脉的上段位于胸内筋膜的前面，其在胸骨侧缘发出肋间支及穿支；胸廓内动脉的下段位于胸横肌的前面，分支为腹壁上动脉和肌膈动脉。胸廓内动脉发出的心包膈动脉在膈神经解剖时再检查。胸廓内静脉伴随胸廓内动脉走行。在胸廓内血管周围的脂肪内寻找胸骨旁淋巴结。

检查衬于胸廓内面的胸内筋膜，观察其配布。透过筋膜可见贴于胸骨体和肋软骨的胸横肌，稍清理该肌表面的结缔组织，观察胸横肌的起点。

二、膈的解剖

观察膈的胸骨部、肋部及腰部。用刀尖轻轻划开其表面的膈胸膜，可见其深面的膈筋膜，透过该筋膜观察膈肌纤维及胸肋三角、腰肋三角。在心包与膈附着处之间透过膈筋膜，观察膈中心腱的形态。膈的其他结构待解剖腹膜后隙时再观察。

三、胸膜腔的解剖

1. 沿锁骨中线自第 2~7 肋间隙将壁胸膜纵行切开，将手伸入胸膜腔（勿被肋骨断端刺伤手），探查壁胸膜的分部及各部的范围。

2. 探摸壁胸膜各部间相互移行的转折线：肋胸膜与纵隔胸膜向上移行的胸膜顶，观察胸膜顶和肺尖在颈根部的体表投影；肋胸膜前缘与纵隔胸膜前缘的反折线，即胸膜前界；肋胸膜下缘与膈胸膜前缘的反折线，即胸膜下界。将胸前壁复位，验证胸膜前、下界的体表投影。

3. 再掀起胸前壁，探查肋膈隐窝和肋纵隔隐窝的位置，验明隐窝均未被肺缘充满。在右侧纵隔胸膜靠肺根下方，左手提起肺底，右手探入，触摸和观察张于纵隔与肺之间呈额状位的脏、壁胸膜的移行部，即肺韧带。

四、肺的解剖

1. 肺　观察原位肺的位置和形态，探查肺尖突入颈根部的情况。比较肺与胸膜前、下界的关系。因尸体标本上肺已萎缩，与活体有出入，仅供参考。

2. 取肺　将肺拉向外侧，暴露肺根，紧靠肺门切断肺根和肺韧带，将肺取出。如肺与壁胸膜有粘连，需小心分离。

3. 肺根　在取出的肺标本上观察肺的裂和分叶。辨认肺根内各结构及其位置关系。

4. 肺段　从肺门沿主支气管、肺叶支气管找到肺段支气管，将肺段支气管及其伴行的肺段动脉与周围结构分离，切开其中 1 个肺段支气管，并插管，向其内充气，观察被充气隆起的肺段形态。

五、纵隔的解剖

1. 肺切除后，胸腔中间为纵隔，其两侧被覆纵隔胸膜，观察纵隔的境界及分区。

2. 观察纵隔前面，在其上部可见脂肪结缔组织构成的胸腺遗迹（若在少儿为胸腺），并观察胸腺的毗邻；在其下部可见心包。纵隔左、右侧面可见其中部的肺根，肺根前下方为心包隆凸，前方有膈神经和心包膈血管，后方有食管和迷走神经。左肺根上方有主动脉弓、左锁骨下动脉和胸导管，后

为胸主动脉；右肺根上方为上腔静脉、奇静脉弓和气管，后为奇静脉。肺根的后外有胸交感干、内脏大神经、肋间后动脉、肋间后静脉和肋间神经。

3. 切除前面已经观察过的胸腺遗迹（或胸腺），暴露上腔静脉及头臂静脉，修洁注入上腔静脉的奇静脉和注入头臂静脉的甲状腺下静脉。

4. 清除心底大血管周围和心包前方的纵隔前淋巴结，在不妨碍操作的情况下可保留少量淋巴结。

5. 清理主动脉弓及其发出的头臂干、左颈总动脉和左锁骨下动脉。主动脉弓左前方有左迷走神经和左膈神经跨过。

6. 由颈根部向下追踪膈神经至膈，修洁与膈神经伴行的心包膈动脉。

7. 修洁迷走神经及其发出的喉返神经、肺根上方发出的支气管支、主动脉弓下后方发出的胸心支及食管支和心包支。解剖观察左、右迷走神经。

8. 在主动脉弓下方清理肺动脉干及左肺动脉和右肺动脉。观察由左膈神经、左迷走神经和左肺动脉构成的动脉导管三角。钝性分离主动脉弓下缘连于肺动脉叉左侧的动脉韧带，并观察动脉韧带与左喉返神经的关系。解剖观察三角内相互交错的神经纤维为心浅丛。

9. 观察心包形态、心包裸区主要毗邻及纤维心包与大血管外膜延续的情况。在心包前面做一"U"形切口，向上掀起心包前壁，打开心包腔，查看浆膜心包脏、壁层的配布和反折情况。在心包腔内找到左、右心耳夹持的肺动脉，而后找到上腔静脉和升主动脉，将示指伸入升主动脉与下腔静脉之间向左侧探查，可见食指尖自肺动脉干后方穿出，手指所在的间隙为心包横窦；在心包腔内找到左肺上、下静脉，右肺上、下静脉，下腔静脉，将心尖向右上稍提起，将食指经左肺下静脉和下腔静脉之间伸入，探查的部位为心包斜窦。然后探查位于心包前壁和下壁移行处的心包前下窦。原位观察心的位置、形态、毗邻及左、右心房和左、右心室的方位。在心包腔内切断出入心的大血管根部，将心取出。修洁冠状动脉主干、室间支、冠状窦及心大、中、小静脉，观察其行程、分支和分布。

10. 后纵隔和上纵隔的结构大多相延续，故同时解剖。向左牵拉主动脉，观察气管的位置和毗邻，左、右主支气管的形态差异，查看沿气管与左、右主支气管排列的淋巴结。将气管、主支气管

推向一侧，可见深面的食管；清理食管，在上段可观察其两侧紧贴的纵隔胸膜，下段可观察食管前、后丛及向下汇成的迷走神经前、后干，清理胸主动脉发出的食管动脉；在气管和食管之间的左侧暴露左喉返神经，追踪至起始处，并向上追踪至甲状腺后方。将食管和气管推向右侧，自主动脉弓末端向下，清理胸主动脉至膈的主动脉裂孔处，沿途寻找其分支，向两侧清理肋间后动脉至肋角处，追踪肋间后动脉发出的上、下支，观察肋间后动脉、静脉和肋间神经的位置关系。将食管推向左侧，在脊柱右前方可见奇静脉，向上绕右肺根后上方，注入上腔静脉。观察奇静脉的属支情况。将食管推向右侧，在奇静脉与胸主动脉之间找到胸导管。向上追踪至颈部注入左静脉角处，向下清理至膈。注意观察胸导管的行程变化和毗邻。撕去脊柱两侧残余的肋胸膜，沿肋骨小头自上而下清理胸交感干，暴露椎旁节、节间支和灰、白交通支。修洁胸交感干发出的内脏大神经和内脏小神经。

（高尚，汪坤菊编写；徐国成，张丹怡绘图）

第四章

腹 部

第一节 概 述

腹部 abdomen 是躯干的一部分,位于胸部与盆部之间,包括腹壁、腹腔及腹腔脏器等。腹部后方以脊柱为支架,前面和外侧面主要由扁肌和筋膜等组成,腹腔内有脏器、血管、神经、淋巴管、淋巴结及腹膜等结构。

一、境界与分区

(一)境界

腹部的上界是胸廓下口,即由剑突、肋弓、第11肋前端、第12肋下缘和第12胸椎围成,下界是耻骨联合上缘、耻骨嵴、耻骨结节、腹股沟韧带、髂嵴至第5腰椎下缘的连线。腹壁两侧以腋后线为界,分为腹前外侧壁和腹后壁。**腹腔** abdominal cavity 的境界与腹部的体表境界不同:上界是向上膨隆的膈,下界为骨盆上口,并借此与盆腔相通。由于右侧和左侧的膈穹隆可分别高达第4及第5肋间隙水平,而小肠等腹腔脏器则经常降至盆腔,所以,腹腔的实际范围要大于腹部的体表境界。

(二)分区

为了描述和确定腹腔脏器的位置及记录临床病变,临床上需将腹部分为若干区,常用的方法:

1. **九分法** 是用两条水平线和两条垂直线将腹部分为9个区。上水平线是经过两侧肋弓最低点的连线;下水平线为经过两侧髂结节的连线;两条垂直线分别是经过左、右腹股沟韧带中点的垂直线。9个区分别称为上部的腹上区和左、右季肋区;中部的脐区和左、右外侧区;下部的腹下区和左、

右髂区。

2. **四分法** 是用通过脐的垂直线和水平线将腹部分为左、右腹上区和左、右腹下区。

二、表面解剖

(一)体表标志

1. **骨性标志** 主要包括剑突、肋弓、耻骨联合上缘、耻骨结节、髂前上棘、髂嵴、髂后上棘等。

两侧髂嵴最高点的连线平对第4腰椎棘突,是进行腰椎穿刺或椎管内麻醉的标志。

2. **软组织标志** 有腹白线、脐、腹直肌腱划和腹股沟韧带。当腹肌收缩时,腹前壁正中线可见一浅沟,其深面是腹白线,附着于剑突与耻骨联合之间。腹白线中点稍下方是脐,一般平第3、4腰椎间隙水平。腹白线两侧是腹直肌,其表面可见3~4条横行的浅沟,深面有腹直肌的腱划。腹直肌的外侧缘是半月线,也称腹直肌线。半月线与右肋弓相交处为胆囊底的体表投影,又称 Murphys 点。髂前上棘与耻骨结节之间的浅沟称腹股沟,是腹部和股部在体表分界,其深面有腹股沟韧带。

(二)体表投影

腹腔内脏器在腹前壁的体表投影随年龄、体形、体位、器官的充盈状态和腹壁肌肉的紧张程度等因素的差异而变化。矮胖者因腹部上宽下窄,膈、肝、盲肠和阑尾等位置都较高,胃趋于横位;瘦长型者则与此相反。成年人腹肌比较发达,内脏的位置相对比较固定;老年人则因为肌乏力、韧带松弛,常有内脏下垂。体位改变对腹腔脏器的位置

也有明显影响：卧位时腹腔内器官上移，膈升高，胸腔的容积变小；直立时则相反。一般情况下，成年人腹腔主要器官在腹前壁的投影见图4-1。

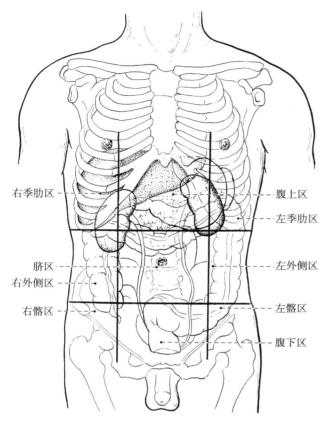

图4-1　腹部分区及体表投影

右季肋区

腹上区

左季肋区

脐区

左外侧区

右外侧区

左髂区

右髂区

腹下区

第二节　腹前外侧壁

腹前外侧壁属于肌、腱膜性结构，缺乏骨性结构的保护。腹前外侧壁不同部位的层次和结构有很大差异。腹部手术的入路大部分设计在腹前外侧壁，掌握好它的层次结构和神经、血管分布十分重要。

一、浅层结构

（一）皮肤

腹前外侧壁的皮肤薄而富有弹性，与皮下组织连接疏松。除了腹股沟附近的皮肤移动性比较小以外，其他部位皮肤的伸展性和移动性都相当大。

（二）浅筋膜和皮神经、血管

腹前外侧壁的浅筋膜位于皮下，主要由脂肪和疏松结缔组织组成。脐平面以下浅筋膜分为两层，浅层为脂肪层，称 Camper 筋膜，与邻近各部的浅筋膜互相移行；深层是富含弹性纤维的膜性层，称 Scarpa 筋膜，其与固有筋膜结合疏松，在中线处附于腹白线，在腹股沟韧带下方一横指处与股部的阔筋膜愈着，向内侧附着于耻骨结节和耻骨联合，在两者之间向下移行为会阴浅筋（Colles 筋膜），在男性还移行为阴茎浅筋膜和阴囊肉膜。因此，Scarpa 筋膜与腹前外侧壁肌层之间的间隙与会阴浅隙通。当男性尿道球部破裂时，尿液可经会阴浅隙向上渗至腹前壁浅筋膜深层的深方，但不能渗至股部对侧。

浅筋膜内有腹壁浅动、静脉，淋巴管和皮神经分布。

1. 皮神经　腹壁的皮神经来自第 7 ~ 12 胸神经和第 1 腰神经前支。第 7 ~ 12 胸神经发出第 7 ~ 11 肋间神经和肋下神经，第 1 腰神经前支分出髂腹下神经和髂腹股沟神经。它们都发出外侧皮支和前皮支（图4-2）。外侧皮支在腋中线附近穿深筋膜浅出，分为前、后两支，后支行向后上方，分布于背部外侧的皮肤；前支行向前下方，分布于腹前外侧壁的皮肤。前皮支在腹白线两侧 2 ~ 3 cm 处穿腹直肌鞘前壁分布于腹前壁的皮肤。肋下神经和髂腹下神经的外侧皮支在髂嵴附近穿深筋膜浅出，越过髂嵴向下分布于臀部的皮肤。髂腹下神经的前皮支在浅环上方穿腹外斜肌腱膜浅出，分布于下腹部的皮肤。髂腹股沟神经穿腹内斜肌，在腹股沟管内随精索穿浅环浅出，分布于大腿内侧及阴囊或大阴唇的皮肤。

2. 腹壁浅动脉 superficial epigastric artery　由股动脉发出，向上越过腹股沟韧带中、内 1/3 交界处向脐部上行（图4-2）。在腹股沟疝修补术时，一般应先分离结扎该动脉，以免出血。

3. 旋髂浅动脉 superficial iliac circumflex artery　由股动脉发出，沿腹股沟韧带行向外上方，可达髂前上棘，分布于腹股沟韧带两侧的皮肤。

腹壁浅动脉和旋髂浅动脉及其分布区的皮肤，临床亦常用作带血管皮瓣移植的供皮区。临床可在此区切取带血管的皮瓣，作为显微外科移植修补之用。

4. 脐周静脉网　为腹前壁的浅静脉彼此吻合而成。脐周静脉网向上与胸腹壁静脉的属支吻合，经胸外侧静脉注入腋静脉；向下与腹壁浅静脉的属支吻合，并经大隐静脉注入股静脉；经深部与腹壁

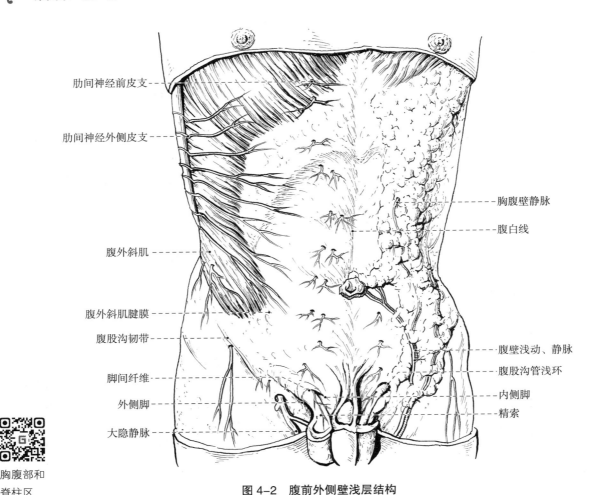

肋间神经前皮支

肋间神经外侧皮支

腹外斜肌

腹外斜肌腱膜

腹股沟韧带

脚间纤维

外侧脚

大隐静脉

胸腹壁静脉

腹白线

腹壁浅动、静脉

腹股沟管浅环

内侧脚

精索

胸腹部和
脊柱区

图 4-2 腹前外侧壁浅层结构

上、下静脉有吻合，借此分别注入上、下腔静脉，并与附脐静脉有潜在的交通吻合，详见肝门静脉的解剖。在肝硬化门静脉高压时，此组潜在的吻合变得粗大，甚至闭锁的脐静脉重新开放，因而肝门静脉的血液可以流向脐周静脉网，并经前述深浅两组静脉分别注入上、下腔静脉。此时脐周静脉网以脐为中心迂曲怒张，犹如希腊海蛇女神的头发，故称"海蛇头"。

二、深层结构

（一）深筋膜

腹前外侧壁的深筋膜共有 4 层，分隔腹前外侧壁的 3 层阔肌，前 3 层依次位于腹外斜肌、腹内斜肌和腹横肌的表面，最深一层贴在腹横肌的深面，称腹横筋膜。

（二）腹外斜肌及其形成的结构

腹外斜肌 obliquus externus abdominis（图 4-2）为腹壁 3 层阔肌中最表浅者，它以 8 个肌齿起自第 5~12 肋骨外面，其肌齿与前锯肌和背阔肌的肌齿相交错，肌纤维由外上方斜向内下方，并移行为腹外斜肌腱膜，参与构成腹直肌鞘前层，向内止于腹白线。腹外斜肌受下 5 对肋间神经和肋下神经支配。

1. **腹股沟韧带** inguinal ligament 为腹外斜肌腱膜下缘卷曲并增厚形成的韧带，张于髂前上棘和耻骨结节之间（图 4-2）。

2. **腹股沟管浅环** superficial inguinal ring 或称皮下环，为腹外斜肌腱膜在腹股沟韧带内侧端上方形成的裂隙，略呈三角形，裂隙内侧纤维附着于耻骨联合称内侧脚，外侧纤维附着于耻骨结节称外侧脚，两脚之间的纤维称**脚间纤维** intercrural fiber（图 4-2）。男性有精索、女性有子宫圆韧带穿过此环。

3. **反转韧带** reflected ligament 或称 Colles 韧带，由外侧脚附着处的部分纤维形成，经耻骨结节折向内上方，经精索（或子宫圆韧带）的后方止于腹白线（图 4-3）。

4. **腔隙韧带** lacunar ligament 或称陷窝韧

带，为腹股沟韧带内侧端的纤维，折向下、后、外侧转折形成腔隙韧带，腔隙韧带向外侧延续，附着于耻骨梳的内侧端，并向后外侧移行为耻骨梳韧带。腔隙韧带呈三角形，构成股环的内侧缘（图4-4），详见股部的解剖。

（三）腹内斜肌与腹横肌及其形成的结构

1. **腹内斜肌** obliquus internus abdominis　位于腹外斜肌的深部（图4-5），起自胸腰筋膜、髂嵴和腹股沟韧带的外侧2/3，肌纤维呈扇形放射，上部肌纤维斜向上方止于第10～12肋，中部肌纤维横行，下部肌纤维斜向内下方，中部和下部肌纤维在腹直肌外侧逐渐移行为腱膜，分前、后两层参与腹直肌鞘的构成，至中线止于腹白线。

2. **腹横肌** transversus abdominis　在腹内斜肌的深面（图4-6），较薄弱，起自下6对肋骨的内面、胸腰筋膜、髂嵴和腹股沟韧带外侧1/3。其大部分肌纤维横行，在腹直肌外侧逐渐移行为腱膜，参与构成腹直肌鞘后层，止于至剑突和腹白线。

腹内斜肌和腹横肌受下5条肋间神经、肋下神经、髂腹下神经和髂腹股沟神经支配。腹内斜肌和腹横肌下部纤维参与构成提睾肌和**腹股沟镰** inguinal falx（**联合腱** conjoined tendon）。腹股沟镰是腹内斜肌和腹横肌下部在精索后内侧续为腱膜并融合而形成，为腹股沟管内侧部的后壁成分之一（图4-6）。

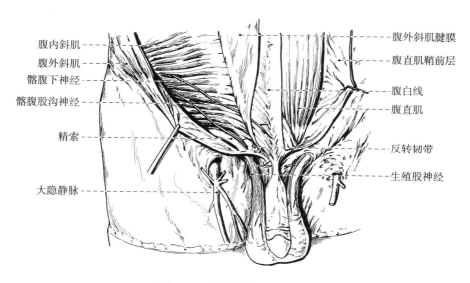

图4-3　腹股沟管（外面观）

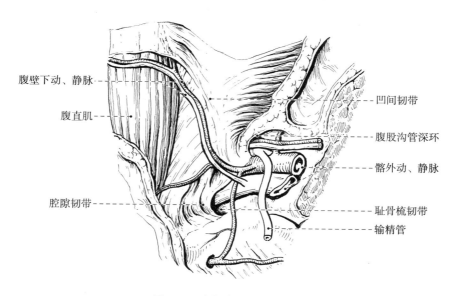

图4-4　腹股沟区（内面观）

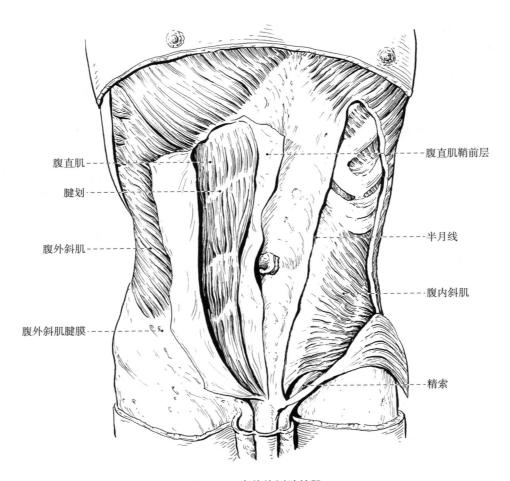

图 4-5 腹前外侧壁的肌

腹直肌

腱划

腹外斜肌

腹外斜肌腱膜

腹直肌鞘前层

半月线

腹内斜肌

精索

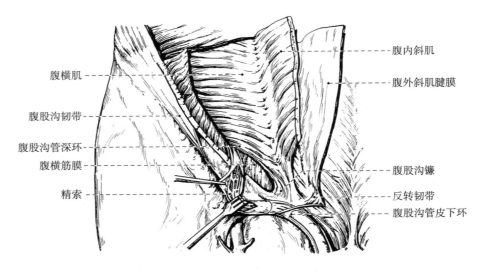

图 4-6 腹前外侧壁的深层结构

腹横肌

腹股沟韧带

腹股沟管深环

腹横筋膜

精索

腹内斜肌

腹外斜肌腱膜

腹股沟镰

反转韧带

腹股沟管皮下环

（四）髂腹下神经、髂腹股沟神经及生殖股神经

1. **髂腹下神经** iliohypogastric nerve 发自第 1 腰神经前支，初行于腹横肌与腹内斜肌之间，于髂前上棘内侧 2～3 cm 处穿腹内斜肌，在腹内斜肌和腹外斜肌腱膜之间，沿精索的上方，至浅环上方 3～4 cm 处穿腹外斜肌腱膜浅出，分布于耻骨联合以上的皮肤（图 4-3）。

2. **髂腹股沟神经** ilioinguinal nerve 发自第 1 腰神经前支，在腹前外侧壁行于腹横肌与腹内斜肌之间，至髂前上棘附近穿腹内斜肌，行于腹外斜肌腱膜的深面，在髂腹下神经的下方，相距约一横指，穿行于腹股沟管，伴随精索或子宫圆韧带出浅环，分布于股部上方内侧及阴囊或大阴唇皮肤（图4-3）。做腹股沟疝手术时，注意勿损伤髂腹下神经和髂腹股沟神经，以免肌肉瘫痪，造成复发。

3. **生殖股神经** genitofemoral nerve 发自第1、2腰神经前支，穿腰大肌，沿其前面下行，分为股支和生殖支。其生殖支由腹股沟管深环进入腹股沟管，沿精索内侧下行，出浅环后，分布于提睾肌与阴囊或大阴唇皮肤。

生殖股神经的生殖支和髂腹股沟神经均常通过腹股沟管，并经浅环穿出，在手术显露腹股沟管或处理疝囊时，应尽量避免损伤这些神经。

（五）腹直肌、腹直肌鞘及相关结构

1. **腹直肌** rectus abdominis 呈扁带状（图4-5，图4-7），上宽下窄，位于腹白线的两侧，居腹直肌鞘中。起自耻骨结节和耻骨联合之间的骨面，以及腹白线下部两侧，肌纤维垂直向上，止于

第5~7肋软骨的前面和胸骨剑突。腹直肌一般有3~4条横行的腱划，腱划处的纤维结缔组织与腹直肌鞘前层紧密愈着。腹直肌受第7~11肋间神经和肋下神经支配。

2. **腹直肌鞘** sheath of rectus abdominis 由腹前外侧壁3层阔肌的腱膜共同构成，呈套状包裹腹直肌和锥状肌，下5对肋间神经和肋下神经的前皮支及腹壁上、下动脉和静脉也行于鞘内。腹直肌鞘分为前后两层，两层的组成情况在该鞘的上下部有所不同。在腹直肌的最上部，由于该肌起自肋软骨表面，故无腹直肌鞘的后层；而腹内斜肌的腱膜尚未达到此高度，故上部的腹直肌鞘前层仅由腹外斜肌腱膜构成。在腹直肌中部，腹内斜肌腱膜分为两层，其前层与腹外斜肌腱膜构成腹直肌鞘前层，其后层与腹横肌腱膜构成腹直肌鞘后层。在腹直肌下部，在脐下4~5 cm处，腹内斜肌和腹横肌的腱膜全部转向腹直肌的前方，而腹直肌鞘后层在此处缺如。因此，腹直肌鞘后层由于腱膜中断而形成一弧形的游离下缘称**弓状线** arcuate line 或**半环线** semicircular line（图4-7，图4-8），此线以下腹直

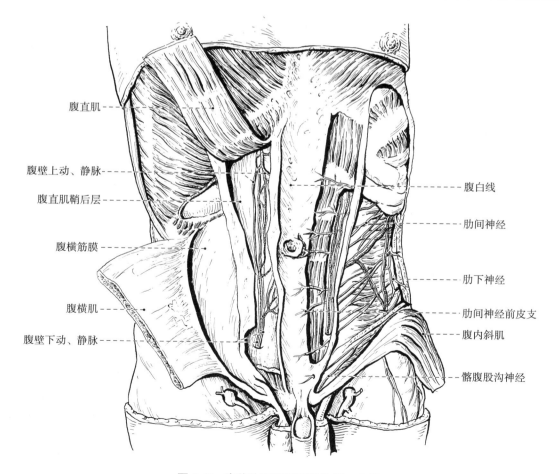

图4-7 腹前外侧壁深层的神经、血管

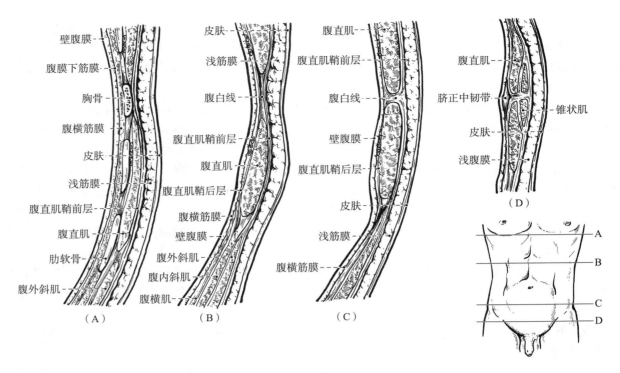

图 4-8 腹直肌及腹直肌鞘

肌直接贴附于其后面的腹横筋膜。

3. **腹白线** linea alba 由两侧腹直肌鞘纤维在腹前正中线交织而成（图 4-2，图 4-8），张于剑突和耻骨联合之间。脐以上的腹白线较薄而宽，可达 1~2 cm。脐以下的腹白线厚而窄，故两侧腹直肌下半部分相距较近。腹白线的腱膜纤维在脐处环绕脐形成**脐环** umbilical ring。若此环薄弱或发育不良，可发生成年人脐疝，多次妊娠和肥胖是最重要的原因。临床常经腹白线做腹部正中切口，此切口层次少，操作简便，组织损伤较少。但是，此切口张力大，血供差，愈合慢，如果切口愈合不良，则可能发生切口裂开或形成白线疝。

4. **半月线** linea semilunaris 指在腹直肌鞘外侧缘处形成的一凸向外侧的弧形浅沟。多位于腹直肌旁沟的深面，从第 9 肋软骨前端，达耻骨结节，3 层阔肌在此线移行为腱膜。临床常在半月线做切口，可整层切断 3 层阔肌的腱膜，较快地进入腹腔，以减少腹肌张力对切口的影响（图 4-5）。

5. **腹壁上动脉** superior epigastric artery 为胸廓内动脉的终支之一，在剑突两侧，第 7 肋软骨深面，进入腹直肌鞘内，行于腹直肌深面，分支营养该肌，在鞘内与腹壁下动脉吻合。其伴行的同名静脉有两条，向上注入胸廓内静脉，向下与腹壁下静脉吻合（图 4-7，图 4-9）。

6. **腹壁下动脉** inferior epigastric artery 在近腹股沟韧带中点内侧上方 1 cm 发自髂外动脉，于腹股沟韧带深面达腹前壁，在腹膜外脂肪内行向内上方，进入腹直肌鞘，达腹直肌的深面，继续向上行，与腹壁上动脉吻合（图 4-7）。其伴行的同名静脉有 2 条。腹壁下动脉的体表投影为腹股沟韧带中点稍内侧与脐的连线。

（六）腹横筋膜及其形成的有关结构

腹横筋膜 transversalis fascia 是腹壁深筋膜的第 4 层，它是腹内筋膜的一部分，贴衬在腹横肌的内面，与上方的膈下筋膜、后方的髂腰筋膜及下方的盆筋膜相移行。腹横筋膜与壁腹膜之间有腹膜外脂肪。腹前壁下部腹股沟区的腹横筋膜比较致密，常与联合腱和腹直肌外缘的延伸纤维编织在一起。腹横筋膜在腹股沟区形成下列结构。

1. **腹股沟管深环** deep inguinal ring 腹横筋膜包绕精索各结构而形成的环口，即腹股沟管深环，也称腹股沟管腹环（图 4-4，图 4-6），此环在腹股沟韧带中点的上方 1.5 cm 处。由此伸延而呈囊状的突起，包绕睾丸和精索形成精索内筋膜。

2. **凹间韧带** 在腹股沟管深环的内侧，由腹横筋膜增厚形成，从腹横肌下缘绕输精管或子宫圆韧带（女性）内侧而连于耻骨上支，其纤维在腹壁下动脉的前方，加强了腹股沟管的后壁，向外侧可达深环口，向内侧移行于腹股沟镰（图4-4）。此韧带的发育情况个体差异很大，有时尚有腹横肌纤维参与，有增强深环的作用。

此外腹横筋膜还参与股鞘的形成，详见股部的解剖。

（七）腹膜外组织和壁腹膜

1. **腹膜外组织**　为填充于腹横筋膜与腹膜壁层之间的疏松结缔组织，与腹膜后间隙的疏松结缔组织相连续。所以，如腹前壁有感染，炎症可借腹膜外组织向腹膜后间隙扩散。腹膜外组织的存在有利于腹膜外器官和结构手术的进行，无需进入腹膜腔，易与邻层分离。

2. **壁腹膜**　为腹壁的最内层（图4-9）。

三、腹股沟区

腹股沟区为下腹部两侧的三角形区域，上界为髂前上棘至腹直肌外侧缘的水平线，内侧界为腹直肌外侧缘，下界为腹股沟韧带。此区为腹壁薄弱区。

1. **腹股沟三角** inguinal triangle　或称**海氏**（Hesselbach）**三角**，位于腹股沟区（图4-4），其底边为腹股沟韧带，内、外侧边分别为腹直肌外侧缘和腹壁下动脉。腹股沟管浅环在此三角区的前方，浅环与腹膜之间仅隔以联合腱和腹横筋膜，如果这些结构发育薄弱，不足以承受腹腔内压，腹腔脏器可由此处脱出而发生腹股沟直疝。

2. **腹股沟管** inguinal canal　是腹前外侧壁的肌和筋膜在腹股沟区形成的一个潜在性裂隙，平行于腹股沟韧带内侧半的上方，长4~5 cm，起于腹股沟管深环，终于腹股沟管浅环，男性腹股沟管是胚胎时期睾丸由腹腔下降至阴囊的通道，故有精索通过，而女性腹股沟管仅有子宫圆韧带通过，较男性者短而窄。腹股沟管可分为两口、四壁，内口即腹股沟管深环，由腹横筋膜构成，位于腹股沟韧带中点上方1.5 cm，其内侧有腹壁下动脉和凹间韧带跨过。外口即腹股沟管浅环，位于耻骨结节的外上

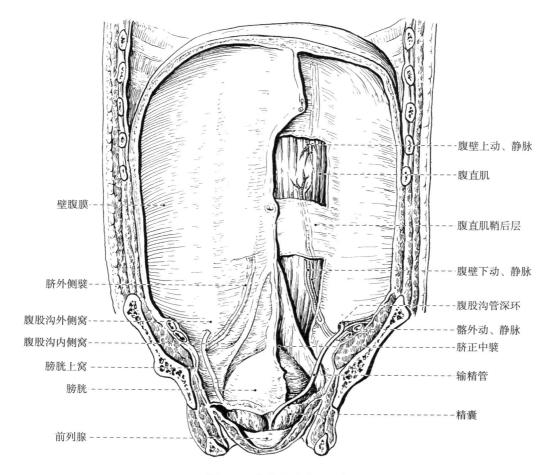

壁腹膜

脐外侧襞

腹股沟外侧窝

腹股沟内侧窝

膀胱上窝

膀胱

前列腺

腹壁上动、静脉

腹直肌

腹直肌鞘后层

腹壁下动、静脉

腹股沟管深环

髂外动、静脉

脐正中襞

输精管

精囊

图4-9　腹前壁（内面观）

方，为腹外斜肌腱膜形成的裂隙，由内、外侧脚及脚间纤维和反转韧带围成。前壁为腹外斜肌腱膜，其外侧部尚有腹内斜肌最下部的肌纤维跨过。上壁为腹内斜肌和腹横肌的弓状下缘，跨过精索的上方而至其后方。后壁外侧部为腹横筋膜及其形成的凹间韧带，内侧部为联合腱或结合肌。下壁为腹股沟韧带（图 4-6）。

人体的腹前下壁肌组织发育薄弱，加之睾丸由此下降，导致腹股沟管的形成。因而在腹肌张力下降或腹腔内压增高时，腹腔内脏如小肠或大网膜可能由腹前壁最薄弱处脱出，从而发生疝。其中，由腹股沟外侧窝继经深环、腹股沟管和浅环而脱出者为腹股沟斜疝。由腹股沟内侧窝继经浅环而脱出者为腹股沟直疝。前者发生在腹壁下动脉外侧，后者发生在腹壁下动脉内侧，因此，腹壁下动脉是手术中鉴别两类疝的一个重要解剖标志。

第三节 腹膜和腹膜腔

一、概述

腹膜 peritoneum 为覆盖于腹、盆腔壁内和腹、盆腔脏器表面的一层薄而光滑的浆膜，由间皮和少量结缔组织构成，呈半透明状（图 4-10）。衬于腹、盆腔壁内面的腹膜称为**壁腹膜 parietal peritoneum**，由壁腹膜反折并覆盖于腹、盆腔脏器表面的腹膜称为**脏腹膜 visceral peritoneum**。壁腹膜和脏腹膜互相延续、移行，共同围成不规则的潜在性腔隙，称为**腹膜腔 peritoneal cavity**。男性腹膜腔为一封闭的腔隙；女性腹膜腔则借输卵管腹腔口，经输卵管、子宫、阴道与外界相通。壁腹膜较厚，与腹、盆腔壁之间有一层疏松结缔组织，称为**腹膜外组织 extraperitoneal tissue**。腹后壁和腹前壁下部的腹膜外组织中含有较多脂肪，临床上亦称为腹膜

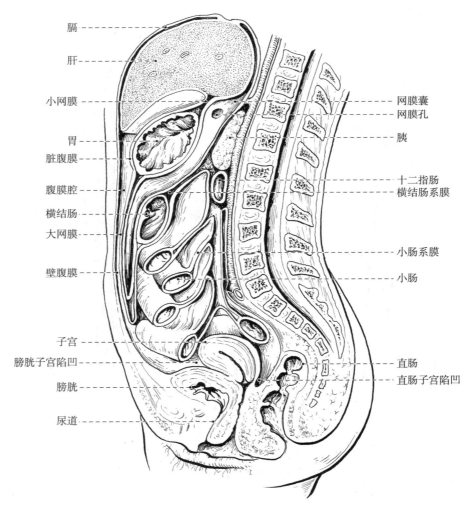

膈　　　　　　　　　　　　　　　　网膜囊
肝　　　　　　　　　　　　　　　　网膜孔
小网膜　　　　　　　　　　　　　　胰
胃
脏腹膜　　　　　　　　　　　　　　十二指肠
腹膜腔　　　　　　　　　　　　　　横结肠系膜
横结肠
大网膜　　　　　　　　　　　　　　小肠系膜
壁腹膜　　　　　　　　　　　　　　小肠
子宫
膀胱子宫陷凹　　　　　　　　　　　直肠
膀胱　　　　　　　　　　　　　　　直肠子宫陷凹
尿道

图 4-10 腹膜腔矢状断面模式图（女性）

外脂肪。脏腹膜紧贴脏器表面，从组织结构和功能方面都可视为脏器的一部分，如胃和肠壁的脏腹膜即为该器官的外膜。

腹膜具有分泌、吸收、保护、支持、防御、修复等功能。①分泌少量浆液（100～200 mL），可润滑和保护脏器，减少摩擦。②支持和固定脏器。③吸收腹腔内的液体和空气等。一般认为上腹部，特别是膈下区的腹膜吸收能力较强，这是因为该部的腹膜面积较大，腹膜外组织较少，微血管较丰富，腹膜孔（为淋巴孔的一种）较多，以及受呼吸运动的影响较明显。所以腹膜炎症或手术后的患者多采取半卧位，使有害液体流至下腹部，以减缓腹膜对有害物质的吸收。④防御功能。腹膜和腹膜腔内浆液中含有大量的巨噬细胞，可吞噬细菌和有害物质。⑤腹膜有较强的修复和再生能力，所分泌的浆液中含有纤维素，其粘连作用可促进伤口愈合和炎症局限化。但若手术创伤过大，则可导致脏器粘连。

腹腔上方借膈与胸腔分隔，前方和两侧为腹壁肌封闭，两侧壁的下部为髂骨翼和髂肌，后壁为脊柱及其两侧的腰大肌和腰方肌，向下续盆腔。腹膜腔存在于腹腔之内，两者概念不同。壁腹膜的动脉来自腹壁、盆壁和膈的动脉，静脉汇入相应区域体壁的静脉。脏腹膜的动脉来自供应相应器官的动脉。腹膜的感觉神经有两种来源：随交感神经和迷走神经而来的内脏感觉神经分布至脏腹膜，故腹腔脏器对机械刺激不敏感，痛觉定位不准确；随脊神经而来的躯体感觉神经分布至壁腹膜，膈下面中心部的壁腹膜由膈神经分布，膈下面周围部和腹前外侧壁的壁腹膜由下部的肋间神经、肋下神经和髂腹下神经分布，故壁腹膜对机械刺激敏感，痛觉定位准确。腹前壁腹膜炎性刺激，可引起相应节段神经支配的腹前壁肌反射性收缩而出现腹壁肌强直，临床上具有一定的诊断意义。

二、形成的结构

壁腹膜与脏腹膜之间，或脏腹膜之间互相反折移行，形成许多结构，这些结构不仅对器官起着连接和固定的作用，也是血管、淋巴管和神经等进入脏器的途径。

（一）韧带

腹膜形成的韧带是指连接腹、盆壁与脏器之间或连接相邻脏器之间的腹膜结构，多数为双层，少数由单层腹膜构成，对脏器有固定作用。有的韧带内含有血管和神经等（图4-11）。

1. **肝的韧带**　肝脏面有肝胃韧带、肝十二指肠韧带和肝圆韧带；肝膈面有镰状韧带、冠状韧带和左、右三角韧带。

（1）**镰状韧带** falciform ligament　呈矢状位，是上腹前壁和膈下面连于肝上面的双层腹膜结构，位于前正中线右侧，侧面观形似镰刀。镰状韧带下缘游离并增厚，由脐连于肝下面的肝圆韧带裂，内含**肝圆韧带** ligamentum teres hepatis，后者是胚胎时脐静脉闭锁后的遗迹。由于镰状韧带偏中线右侧，脐以上腹壁正中切口需向下延长时，应偏向中线左侧，以避免损伤肝圆韧带及伴其走行的附脐静脉。

（2）**冠状韧带** coronary ligament　呈冠状位，由膈下面的壁腹膜反折至肝膈面所形成的双层腹膜组成。前层向前与镰状韧带相延续，前、后两层之间无腹膜被覆的肝表面称为**肝裸区** bare area of liver。冠状韧带左、右两端，前、后两层彼此黏合增厚形成**左、右三角韧带** left and right triangular ligaments。

2. **脾的韧带**　包括胃脾韧带、脾肾韧带、膈脾韧带。**胃脾韧带** gastrosplenic ligament 是连于胃底和胃大弯上份与脾门之间的双层腹膜结构，向下与大网膜左侧部相延续。内含胃短血管和胃网膜左血管及淋巴管、淋巴结等。**脾肾韧带** splenorenal ligament 为脾门至左肾前面的双层腹膜结构，内含胰尾、脾血管，以及淋巴结、神经等。**膈脾韧带** phrenicosplenic ligament 为脾肾韧带的上部，由脾上极连至膈下。偶尔在脾下极与结肠左曲之间有**脾结肠韧带** splenocolic ligament。

3. **胃的韧带**　包括肝胃韧带、胃脾韧带、胃结肠韧带和胃膈韧带，前三者已如前述。**胃膈韧带** gastrophrenic ligament 是胃贲门左侧和食管腹段连于膈下面的腹膜结构。

此外，在膈与结肠左曲之间还有**膈结肠韧带** phrenicocolic ligament，固定结肠左曲、承托脾。

（二）系膜

由于壁、脏腹膜相互延续移行，形成将器官系连固定于腹、盆壁的双层腹膜结构称为系膜，其内含有出入该器官的血管、神经及淋巴管等。主要的系膜有肠系膜、阑尾系膜、横结肠系膜和乙状结肠系膜等。凡是有系膜的器官均为腹膜内位器官，系膜越长该器官的活动度越大，易发生扭转（图4-11）。

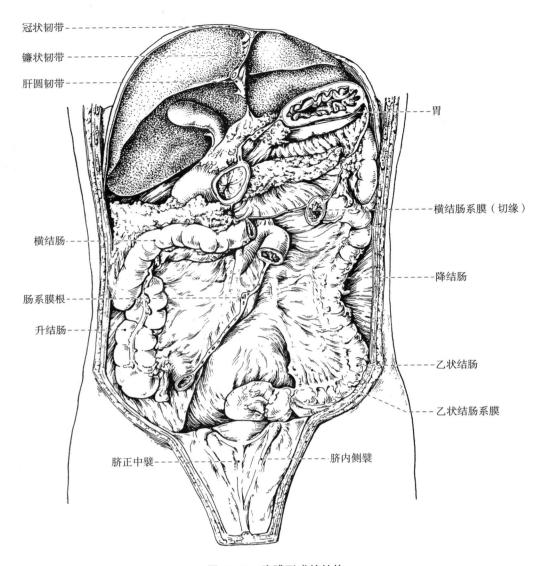

冠状韧带

镰状韧带

肝圆韧带

横结肠

肠系膜根

升结肠

脐正中襞

胃

横结肠系膜（切缘）

降结肠

乙状结肠

乙状结肠系膜

脐内侧襞

图 4-11 腹膜形成的结构

1. **肠系膜** mesentery 是将空肠和回肠系连固定于腹后壁的双层腹膜结构，面积较大，整体呈扇形，其附着于腹后壁的部分称为**肠系膜根** root of mesentery，长约 15 cm，起自第 2 腰椎左侧，斜向右下跨过脊柱及其前方结构，止于右骶髂关节前方。肠系膜的肠缘长达 5~7m，由于肠系膜根和肠缘的长度相差悬殊，故有利于空、回肠的活动，对消化和吸收有促进作用，但活动异常时也易发生肠扭转、肠套叠等急腹症。肠系膜的两层腹膜间含有肠系膜上血管及其分支、淋巴管、淋巴结、神经丛和脂肪等。

2. **阑尾系膜** mesoappendix 呈三角形，将阑尾连于肠系膜下方。阑尾的血管走行于系膜的游离缘，故阑尾切除时，应从系膜游离缘进行血管结扎。

3. **横结肠系膜** transverse mesocolon 是将横结肠连于腹后壁的横位双层腹膜结构，其根部起自结肠右曲，向左跨过右肾中部、十二指肠降部、胰头等器官的前方，沿胰前缘达到左肾前方，直至结肠左曲。横结肠系膜内含有中结肠血管及其分支、淋巴管、淋巴结和神经丛等。此系膜将腹膜腔划分为结肠上区和结肠下区。

4. **乙状结肠系膜** sigmoid mesocolon 是将乙状结肠固定于左髂窝和骨盆左后壁的双层腹膜结构。该系膜较长，故乙状结肠活动度较大，因而易发生肠扭转。系膜内含有乙状结肠血管、直肠上血管、淋巴管、淋巴结和神经丛等。

（三）网膜

网膜 omentum 是与胃小弯和胃大弯相连的双层腹膜皱襞，其间有血管、神经、淋巴管和结缔组织等（图 4-12）。

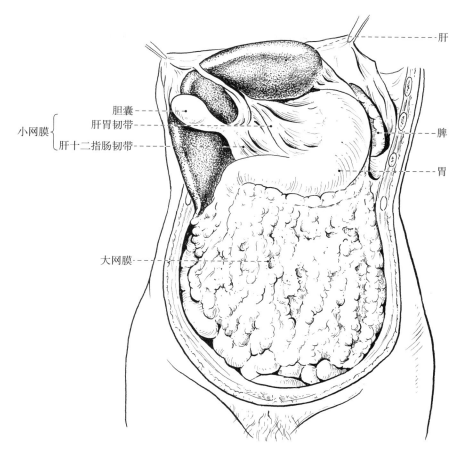

小网膜

图 4-12　网膜

1. **小网膜** lesser omentum　是由肝门、膈和肝静脉韧裂向下移行于胃小弯和十二指肠上部的双层腹膜结构。从肝门连于胃小弯的部分称**肝胃韧带** hepatogastric ligament，其内含有胃左、右血管，胃上淋巴结及至胃的神经等。从肝门连于十二指肠上部的部分称**肝十二指肠韧带** hepatoduodenal ligament，其内有位于右前方的胆总管，位于左前方的肝固有动脉及两者后方的肝门静脉。上述结构周围有淋巴管、淋巴结和神经丛伴行。小网膜的右缘游离，其后方为网膜孔，经此孔可进入网膜囊。

2. **大网膜** greater omentum　形似围裙覆盖于空肠、回肠和横结肠的前方，其左缘与胃脾韧带相连续。构成小网膜的两层腹膜，分别贴被于胃和十二指肠上部的前、后两面，向下延伸至胃大弯处互相愈着，形成大网膜的前两层，后者降至脐平面稍下方，然后向后反折向上，形成大网膜的后两层，连于横结肠并叠合成横结肠系膜，贴于腹后壁。大网膜前两层与后两层之间的潜在性腔隙是网膜囊的下部，随着年龄的增长，大网膜前两层和后两层常粘

连愈着，致使其间的网膜囊下部消失，而连于胃大弯和横结肠之间的大网膜前两层则形成**胃结肠韧带** gastrocolic ligament。

大网膜前两层或后两层的腹膜间含有许多血管分支。大网膜中含有丰富的脂肪和巨噬细胞，后者有重要的防御功能。当腹膜腔内有炎症时，大网膜可包围病灶以防止炎症扩散蔓延，故有"腹腔卫士"之称。小儿的大网膜较短，一般在脐平面以上，因此，出现阑尾炎或其他下腹部炎症时，病灶区不易被大网膜包裹而局限化，常导致弥漫性腹膜炎。大网膜的血管常用作心冠状动脉旁路移植术中的供体血管。整形外科常使用带血管蒂的大网膜片铺盖胸、腹壁或颅骨创面，作为植皮的基础。

3. **网膜囊和网膜孔**

（1）**网膜囊** omental bursa　是小网膜和胃后壁与腹后壁的腹膜之间的一个扁窄间隙（图 4-13），为腹膜腔的一部分。网膜囊的前壁为小网膜、胃后壁的腹膜和胃结肠韧带，后壁为横结肠及其系膜及覆盖在胰、左肾、左肾上腺等处的腹膜，上壁为肝尾状叶和膈下方的腹膜，下壁为大网膜

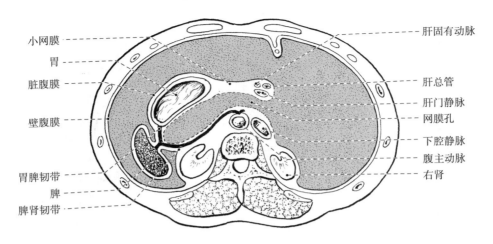

小网膜 —
胃 —
脏腹膜 —
壁腹膜 —
胃脾韧带 —
脾 —
脾肾韧带 —

— 肝固有动脉
— 肝总管
— 肝门静脉
— 网膜孔
— 下腔静脉
— 腹主动脉
— 右肾

图 4-13　网膜囊和网膜孔（经第 1 腰椎水平断面）

前、后层的融合处。网膜囊的左侧为脾、胃脾韧带和脾肾韧带；右侧借网膜孔通腹膜腔的其余部分。

（2）**网膜孔** omental foramen（Winslow 孔）其高度约在第 12 胸椎至第 2 腰椎椎体的前方，成年人可容 1~2 指通过。其上界为肝尾状叶，下界为十二指肠上部，前界为肝十二指肠韧带，后界为覆盖在下腔静脉表面的腹膜。手术时，遇有外伤性肝破裂或肝门附近动脉出血，可将示指伸入孔内，拇指在小网膜游离缘前方加压，进行暂时止血。

网膜囊是腹膜腔的一个盲囊，位置较深，毗邻关系复杂，器官的病变相互影响。当胃后壁穿孔或

某些炎症导致网膜囊内积液（脓）时，早期常局限于囊内，给诊断带来一定困难。晚期，或因体位变化，可经网膜孔流到腹膜腔的其他部位，引起炎症扩散。

（四）皱襞、隐窝和陷凹

腹膜皱襞是由腹、盆壁与脏器之间或脏器与脏器之间腹膜形成的隆起，其深部常有血管走行。在皱襞之间或皱襞与腹、盆壁之间形成的腹膜凹陷称隐窝，较大的隐窝称陷凹。

1. 腹前壁的皱襞和隐窝　腹前壁内面有 5 条皱襞，均位于脐下（图 4-14）。脐与膀胱尖之间的皱襞为**脐正中襞** median umbilical fold，内含脐尿管闭锁后形成的脐正中韧带（脐尿管索）。一对

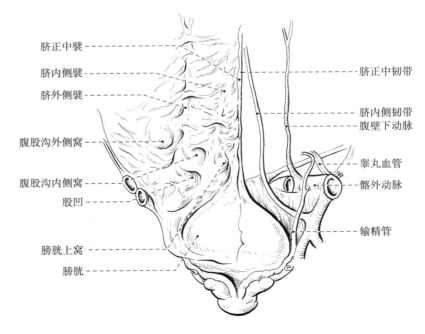

脐正中襞 —
脐内侧襞 —
脐外侧襞 —
腹股沟外侧窝 —
腹股沟内侧窝 —
股凹 —
膀胱上窝 —
膀胱 —

— 脐正中韧带
— 脐内侧韧带
— 腹壁下动脉
— 睾丸血管
— 髂外动脉
— 输精管

图 4-14　腹前壁内面的皱襞和隐窝

脐内侧襞 medial umbilical fold 位于脐正中襞的两侧，内含脐动脉闭锁后形成的脐内侧韧带（脐动脉索）。一对**脐外侧襞** lateral umbilical fold 分别位于左、右侧脐内侧襞的外侧，内含腹壁下动、静脉，故又称腹壁下动脉襞。在腹股沟韧带上方，上述 5 条皱襞之间形成 3 对浅凹，由中线向外侧依次为**膀胱上窝** supravesical fossa、**腹股沟内侧窝** medial inguinal fossa 和**腹股沟外侧窝** lateral inguinal fossa。腹股沟外侧窝与腹股沟管深环的位置相对。与腹股沟内侧窝相对应的腹股沟韧带的下方，有一浅凹，称为**股凹** femoral fossa，是股疝的好发部位。

2. **腹后壁的皱襞和隐窝**　在胃后方、十二指肠、盲肠和乙状结肠周围有较多的皱襞和隐窝。隐窝的大小、深浅和形态，个体间差异甚大。隐窝很深时，小肠可突入其中形成内疝。常见的隐窝有**肝肾隐窝** hepatorenal recess，其位于肝右叶与右肾之间，其左界为网膜孔和十二指肠降部，右界为右结肠旁沟。在仰卧时，肝肾隐窝是腹膜腔的最低部位，腹膜腔内的液体易积存于此。

3. **腹膜陷凹**　为腹膜在盆腔脏器之间移行反折所形成，多位于盆腔内。男性在膀胱与直肠之间有**直肠膀胱陷凹** rectovesical pouch，凹底距肛门约 7.5 cm。女性在膀胱与子宫之间有**膀胱子宫陷凹** vesicouterine pouch，在子宫与直肠之间有**直肠子宫陷凹** rectouterine pouch（图 4-10），后者又称 Douglas 腔，较深，凹底距肛门约 3.5 cm，与阴道后穹之间仅隔以阴道后壁和腹膜。站立或坐位时，男性的直肠膀胱陷凹和女性的直肠子宫陷凹是腹膜腔的最低部位，故腹膜腔内的积液多聚积于此，临床上可行直肠穿刺和阴道后穹穿刺以进行诊断和治疗。

三、腹膜腔的分区和间隙

腹膜腔借横结肠及其系膜分为结肠上区和结肠下区。

（一）结肠上区

结肠上区为膈与横结肠及其系膜之间的区域，又称**膈下间隙** subphrenic space。结肠上区以肝为界分为肝上间隙和肝下间隙（图 4-15）。

1. **肝上间隙**　位于膈与肝上面之间。此间隙借镰状韧带分为左肝上间隙和右肝上间隙。左肝上间隙以冠状韧带分为其前方的左肝上前间隙和后方的左肝上后间隙。

2. **肝下间隙**　位于肝下面与横结肠及其系膜之间，借肝圆韧带分为左肝下间隙和右肝下间隙，后者即肝肾隐窝。左肝下间隙以小网膜和胃分为前方的左肝下前间隙和后方的左肝下后间隙，后者即网膜囊。此外，还有介于冠状韧带前、后层之间无腹膜覆盖的肝裸区（膈下腹膜外间隙）。

（二）结肠下区

结肠下区为横结肠及其系膜与盆底上面之间的区域。结肠下区常以肠系膜根和升、降结肠为标志，分为 4 个间隙（图 4-16）。

1. **结肠旁沟** paracolic sulcus　位于升、降结肠的外侧。右结肠旁沟为升结肠与右腹侧壁之间的间隙，向上直通肝肾隐窝，向下经右髂窝通盆腔。因此，胃后壁穿孔时，胃内容物可经网膜囊、网膜孔、肝肾隐窝、右结肠旁沟到达右髂窝，甚至盆腔；反之，阑尾的穿孔和脓肿，脓液可经右结肠旁沟到达肝肾隐窝，甚至形成膈下脓肿。左结肠旁沟为降结肠与左腹侧壁之间的间隙，由于膈结肠韧带

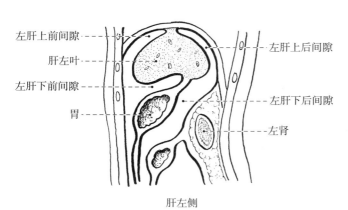

左肝上前间隙　　　　　　　　　左肝上后间隙
肝左叶
左肝下前间隙　　　　　　　　　左肝下后间隙
胃　　　　　　　　　　　　　　左肾

肝左侧

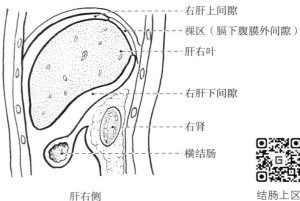

右肝上间隙
裸区（膈下腹膜外间隙）
肝右叶
右肝下间隙
右肾
横结肠

肝右侧　　　　　　　　　　　　结肠上区

图 4-15　结肠上区的间隙示意图

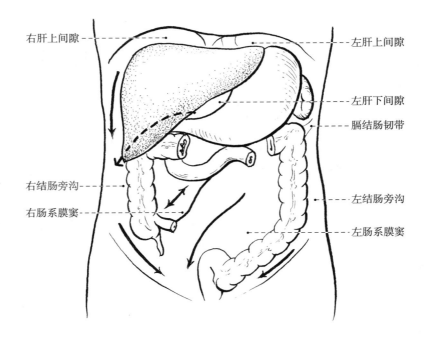

右肝上间隙 —— 左肝上间隙

—— 左肝下间隙

—— 膈结肠韧带

右结肠旁沟 —— 左结肠旁沟

右肠系膜窦 —— 左肠系膜窦

图 4-16 结肠下区的间隙及交通图

的限制，不与结肠上区相通，但向下可通盆腔。

2. **肠系膜窦** mesenteric sinus 位于肠系膜根与升、降结肠之间。右肠系膜窦为肠系膜根与升结肠之间的三角形间隙，下方有回肠末端相隔，故间隙内的炎性渗出物常积存于局部。左肠系膜窦为肠系膜根与降结肠之间的斜方形间隙，向下可通盆腔，因此如有积液可沿乙状结肠向下流入盆腔。

第四节 腹腔的血管

一、动脉

腹主动脉是腹部的动脉主干（图 4-17），于主动脉裂孔处由胸主动脉移行而来，沿腰部脊柱的左前方下降，至第 4 腰椎椎体下缘水平分为左、右髂总动脉。腹主动脉分为壁支和脏支，脏支粗大，壁支相对细小。

（一）壁支

壁支主要有腰动脉、膈下动脉、骶正中动脉等，分布于腹后壁、脊髓、膈下面、肾上腺和盆腔后壁等处。

（二）脏支

脏支分为成对的和不成对的脏支。成对的脏支有肾上腺中动脉、肾动脉、睾丸动脉（男性）或卵巢动脉（女性）（见本章第七节）；不成对的脏支有

腹腔干、肠系膜上动脉和肠系膜下动脉。

1. **腹腔干** celiac trunk 为一粗短动脉干，于主动脉裂孔的稍下方自腹主动脉前壁发出，随即分为 3 支，即胃左动脉、肝总动脉和脾动脉（图 4-17 ~ 图 4-19）。

（1）**胃左动脉** left gastric artery 由左上方行至胃贲门附近，沿胃小弯向右行于小网膜两层之间，分支分布于食管腹段、贲门和胃小弯附近的胃壁。

（2）**肝总动脉** common hepatic artery 向右行至十二指肠上部的上缘进入肝十二指肠韧带，分为肝固有动脉和胃十二指肠动脉。①**肝固有动脉** proper hepatic artery，行于肝十二指肠韧带内，在肝门静脉前方、胆总管左侧上行至肝门，分为左、右两支，分别进入肝左、右叶。右支在入肝门之前发出一支**胆囊动脉** cystic artery，分支分布于胆囊。肝固有动脉还发出**胃右动脉** right gastric artery，沿胃小弯向左，与胃左动脉吻合，沿途分支至十二指肠上部和胃小弯附近的胃壁。②**胃十二指肠动脉** gastroduodenal artery，由十二指肠至胃幽门后方分为胃网膜右动脉和胰十二指肠上动脉。前者沿胃大弯向左，沿途发出胃支和**胃网膜右动脉** right gastroepiploic artery 至胃和大网膜，其末端与胃网膜左动脉吻合；后者分为前、后两支，分布于胰头和十二指肠。

（3）**脾动脉** splenic artery 沿胰上缘左行至脾

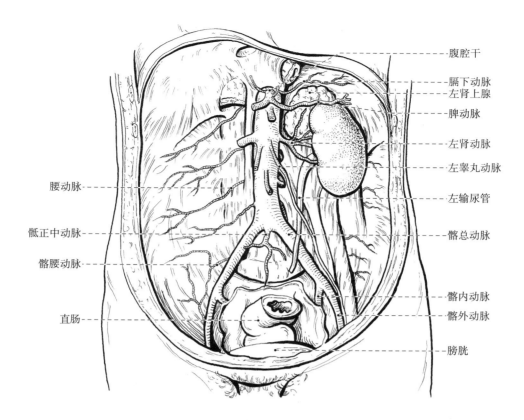

图 4-17 腹主动脉及其分支

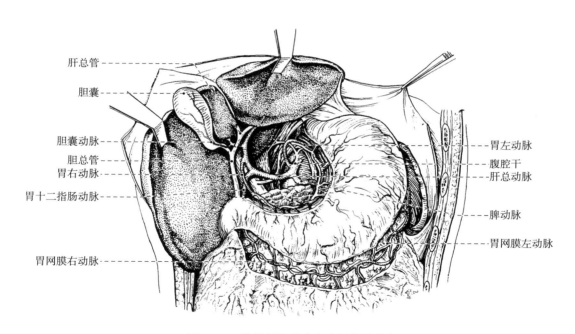

图 4-18 腹腔干及其分支（胃前面观）

门，分为数条脾支入脾。沿途发出多条较细小的胰支至胰体和胰尾；在脾门附近，发出 3~5 条胃短动脉，经胃脾韧带至胃底；发出**胃网膜左动脉** left gastroepiploic artery 沿胃大弯右行，发出胃支和网膜支营养胃和大网膜，其终末支与胃网膜右动脉吻

合成动脉弓。

2. **肠系膜上动脉** superior mesenteric artery（图 4-20） 在腹腔干根部的稍下方，平第 1 腰椎的高度起自腹主动脉前壁。于胰颈和胰的钩突间行向前下，经十二指肠水平部的前方进入小肠系膜根内，

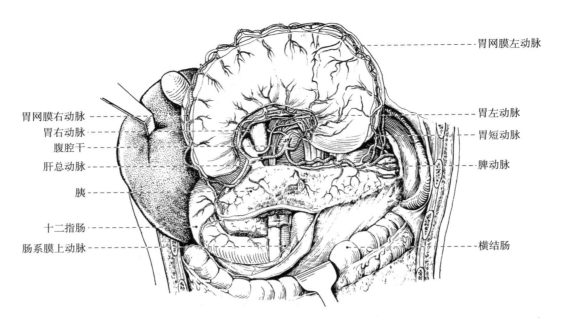

胃网膜右动脉
胃右动脉
腹腔干
肝总动脉
胰
十二指肠
肠系膜上动脉

胃网膜左动脉
胃左动脉
胃短动脉
脾动脉
横结肠

图 4-19　腹腔干及其分支（胃后面观）

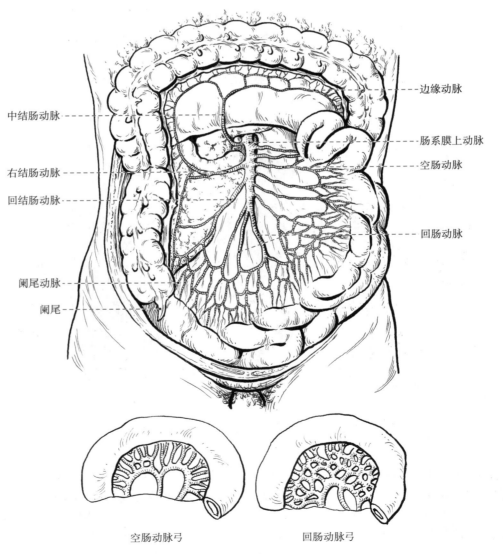

中结肠动脉
右结肠动脉
回结肠动脉
阑尾动脉
阑尾

边缘动脉
肠系膜上动脉
空肠动脉
回肠动脉

空肠动脉弓　　　　　　回肠动脉弓

图 4-20　肠系膜上动脉及其分支

朝向右髂窝方向走行，沿途分支分布于胰头、十二指肠、空肠、回肠、盲肠、阑尾、升结肠和横结肠等。

（1）胰十二指肠下动脉　分前、后支与胰十二指肠上动脉前、后支吻合，分支营养胰和十二指肠。

（2）**空肠动脉** jejunal artery 和**回肠动脉** ileal artery　发自肠系膜上动脉左侧壁，行于小肠系膜内，反复分支并吻合形成多级动脉弓，由最后一级动脉弓发出直行小支进入肠壁，分布于空肠和回肠。

（3）**回结肠动脉** ileocolic artery（图 4-21）发

自肠系膜上动脉右侧壁最下部，至盲肠附近分数支营养回肠末端、盲肠、阑尾和升结肠。发出至阑尾的分支称阑尾动脉，经回肠末端的后方进入阑尾系膜，营养阑尾。

（4）**右结肠动脉** right colic artery　发自肠系膜上动脉的右侧壁，向右行，分升、降支与中结肠动脉和回结肠动脉吻合，分支至升结肠。

（5）**中结肠动脉** middle colic artery　在胰下缘附近起于肠系膜上动脉，向前进入横结肠系膜，分为左、右支，分别与左、右结肠动脉吻合，营养横结肠。

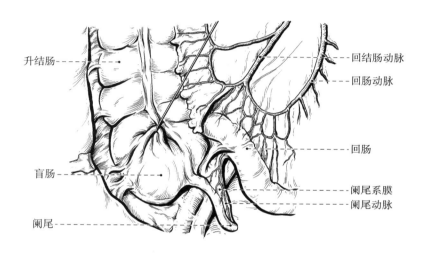

图 4-21　回结肠动脉及其分支

3. **肠系膜下动脉** inferior mesenteric artery（图 4-22）于第 3 腰椎高度起自腹主动脉前壁，行向左下方，分支分布于结肠左曲、降结肠、乙状结肠和直肠上部。

（1）**左结肠动脉** left colic artery　横行向左，至降结肠附近分升、降支，分别与中结肠动脉和乙状结动脉吻合，分支分布于降结肠。

（2）**乙状结肠动脉** sigmoid artery　2～3 支，斜向左下方进入乙状结肠系膜内，各支间相互吻合成动脉弓，营养乙状结肠。

（3）**直肠上动脉** superior rectal artery　为肠系膜下动脉的直接延续，在乙状结肠系膜内下行，至第 3 骶椎处分为两支，沿直肠两侧分布于直肠上部并在直肠表面和壁内与直肠下动脉的分支吻合。

二、肝门静脉系

肝门静脉系由肝门静脉及其属支组成。收集

腹、盆部消化道（包括食管腹段，但直肠下部和肛管除外）、脾、胰和胆囊的静脉血。肝门静脉系的起始端是位于消化道、脾、胰和胆囊等器官内的毛细血管，其末端是位于肝实质内的窦状隙，两端均为毛细血管，而且没有瓣膜，血液可向两个方向流动。

（一）肝门静脉的组成、行程

肝门静脉 hepatic portal vein（图 4-23，图 4-24）为一粗短的静脉干，由肠系膜上静脉和脾静脉在第 2 腰椎右侧、胰颈背侧汇合而成。经胰颈后方，十二指肠上部的深面进入肝十二指肠韧带内，在肝固有动脉和胆总管的后方入第一肝门，分为左、右支，分别进入肝左叶和肝右叶。肝门静脉在肝内逐级分支，最终注入肝血窦。肝血窦内含有分别来自肝门静脉和肝固有动脉的混合血，在肝内经过肝细胞的整合处理后，最终经肝静脉注入下腔静脉。

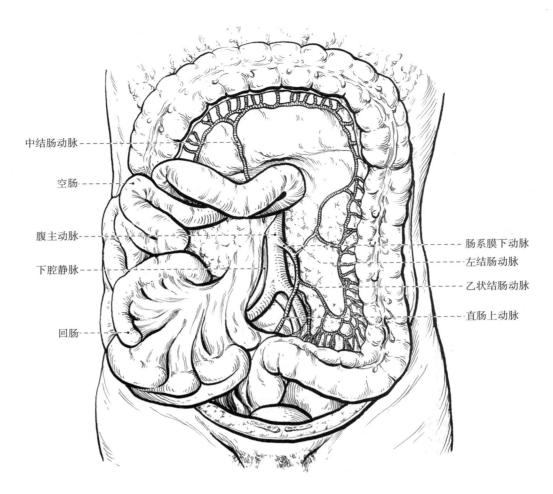

中结肠动脉

空肠

腹主动脉

下腔静脉

回肠

肠系膜下动脉

左结肠动脉

乙状结肠动脉

直肠上动脉

图 4-22 肠系膜下动脉及其分支

（二）肝门静脉的主要属支

肝门静脉的属支多与同名动脉伴行。主要包括：①**脾静脉** splenic vein，起自脾门，经脾动脉下方和胰后方上部右行。经腹腔干和肠系膜上动脉之间，至腹主动脉前方与肠系膜上静脉汇合成肝门静脉。脾静脉还收纳胃短静脉、胃网膜左静脉、胃后静脉及肠系膜下静脉等属支。②**肠系膜下静脉** superior mesenteric vein，位于同名动脉的左侧，经左腰大肌的前方，腹膜壁层的后方上行，可汇入脾静脉、肠系膜上静脉或肝门静脉角等，其属支包括左结肠静脉、乙状结肠静脉、直肠上静脉等。③**肠系膜上静脉** superior mesenteric vein，沿同名动脉右侧上行，接受同名动脉分支的伴行静脉，如回结肠静脉、右结肠静脉、中结肠静脉、空肠静脉和回肠静脉等属支。④**胃左静脉** left gastric vein，起始于胃前、后壁的小静脉支，与胃左动脉伴行，沿胃小弯至贲门，接受食管下 1/3 的静脉血，然后向右，越过主动脉前方，汇入肝门静脉。⑤**胃右静**

脉 right gastric vein，与同名动脉伴行，接受同名动脉分布的结构的静脉血，还接受幽门前静脉。幽门前静脉是起始幽门前面的小静脉，此静脉经幽门与十二指肠交界处前面上行，汇入胃右静脉，是手术时区分幽门和十二指肠上部的标志。⑥**胆囊静脉** cystic vein，变异较大，可注入肝门静脉主干或肝门静脉右支。⑦**附脐静脉** paraumbilical vein，起自脐周静脉网，向后上走行，经肝圆韧带表面或实质内注入肝门静脉，是肝门静脉和腹前壁静脉间的重要吻合支。

（三）肝门静脉系与上、下腔静脉系之间的交通支

①通过食管胸腹段黏膜下层的食管静脉丛，形成肝门静脉系的胃左静脉与上腔静脉系的奇静脉和半奇静脉相交通。②通过直肠周围的直肠静脉丛，形成肝门静脉系的直肠上静脉与下腔静脉系的直肠下静脉和肛静脉相交通。③通过脐周静脉网，形成肝门静脉系的附脐静脉与上腔静脉系的胸腹壁静

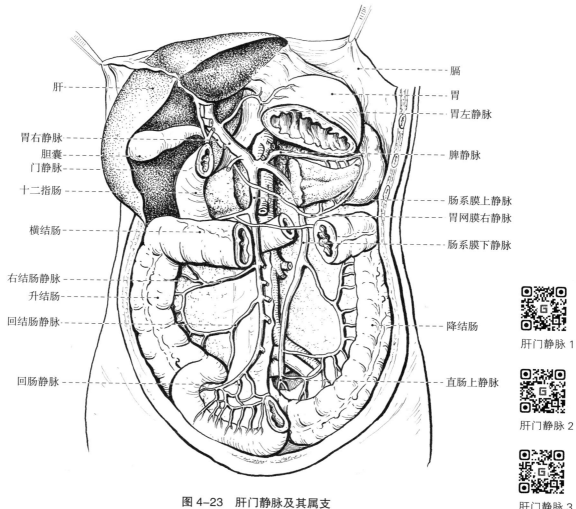

左上标注（从上到下）：肝、胃右静脉、胆囊、门静脉、十二指肠、横结肠、右结肠静脉、升结肠、回结肠静脉、回肠静脉

右侧标注（从上到下）：膈、胃、胃左静脉、脾静脉、肠系膜上静脉、胃网膜右静脉、肠系膜下静脉、降结肠、直肠上静脉

图 4-23　肝门静脉及其属支

右侧二维码：肝门静脉1、肝门静脉2、肝门静脉3

脉、腹壁上静脉和下腔静脉系的腹壁浅静脉、腹壁下静脉相交通。④通过腹膜后静脉丛，使肝门静脉系的胰、十二指肠和升、降结肠小静脉分别与上腔静脉系的肋间后静脉和下腔静脉系的肾静脉相交通（图 4-24）。

在正常情况下，肝门静脉系与上、下腔静脉系之间的交通支细小，血流量少。但是当机体出现肝硬化、肝肿瘤、肝门处淋巴结肿大或胰头肿瘤等疾病时，可压迫肝门静脉，导致肝门静脉回流受阻，出现肝门静脉高压，此时肝门静脉系的血液经上述交通途径形成侧支循环，直接通过上、下腔静脉系回流。此时吻合部位的小静脉，由于血流量增多，交通支变得粗大和弯曲，出现静脉曲张，包括食管静脉丛曲张、直肠静脉丛曲张、脐周静脉网曲张等。这些静脉曲张在临床上经常导致不同的临床症状，包括食管静脉丛曲张破裂出现的呕血；直肠静脉丛曲张（内痔）破裂出现的便血；脐周静脉网曲

张出现的蜘蛛痣，临床上常称为"海蛇头"。如果肝门静脉系的侧支循环失代偿，可引起收集静脉血范围的器官淤血，出现脾大和腹水等临床症状。

第五节　结肠上区的器官

结肠上区的结构主要包括食管腹部、胃、肝、肝外胆道、脾等。十二指肠大部分和胰虽然位于腹膜后隙内，为了描述方便，也列于此区介绍。

一、食管腹部

食管腹部 abdominal part of esophagus 长 1~2 cm，在第 10 胸椎高度穿膈的食管裂孔入腹腔，在第 11 胸椎左侧与胃的贲门相接。食管腹部前、后面分别有迷走神经前、后干经过。食管腹部的动脉供应来自膈下动脉和胃左动脉的食管支。

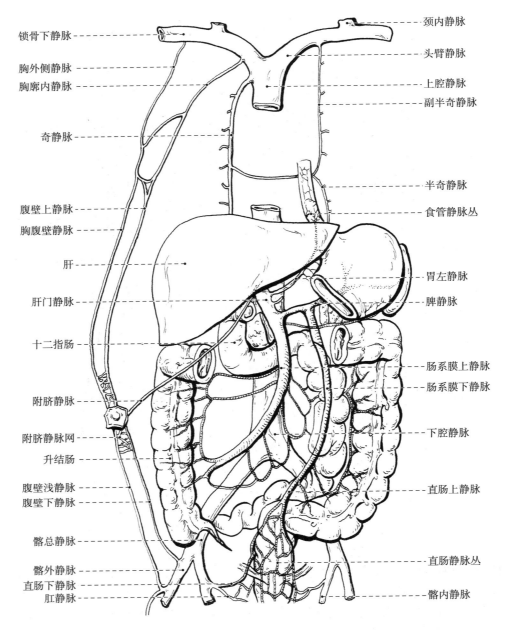

左侧图标注（从上到下）：锁骨下静脉、胸外侧静脉、胸廓内静脉、奇静脉、腹壁上静脉、胸腹壁静脉、肝、肝门静脉、十二指肠、附脐静脉、附脐静脉网、升结肠、腹壁浅静脉、腹壁下静脉、髂总静脉、髂外静脉、直肠下静脉、肛静脉

右侧图标注（从上到下）：颈内静脉、头臂静脉、上腔静脉、副半奇静脉、半奇静脉、食管静脉丛、胃左静脉、脾静脉、肠系膜上静脉、肠系膜下静脉、下腔静脉、直肠上静脉、直肠静脉丛、髂内静脉

图 4-24　肝门静脉系与上、下腔静脉系之间的交通（模式图）

二、胃

（一）位置与毗邻

胃 stomach 大部分位于左季肋区，小部分位于腹上区。胃的贲门在第 11 胸椎的左侧接食管，从切牙至贲门约 40 cm；幽门约在第 1 腰椎的右侧续十二指肠。活体胃的位置随着体位、呼吸、充盈程度而改变，直立、吸气或充盈时，胃大弯可降至脐下，也受体型、腹前壁弹性及胃壁肌张力的影响。

胃前壁的右侧部与肝左叶相邻；左侧部上份与膈相邻，下份与腹前壁相贴，称为游离区，是临床上进行胃触诊的部位（图 4-25）。胃后壁隔网膜囊与膈的左侧部、脾、胰、左肾、左肾上腺、横结肠及其系膜相邻，这些器官构成胃床（图 4-26）。

（二）血管、淋巴和神经

1. **血管**　动脉详见前述腹腔干及分支，静脉与同名动脉伴行。

2. **淋巴**　胃的淋巴管大部分回流至沿胃血管排列的淋巴结群，最后汇入腹腔淋巴结（图 4-27，图 4-28）。

（1）**胃左、右淋巴结** left and right gastric lymph nodes　沿同名血管排列，收纳同名动脉分布区的

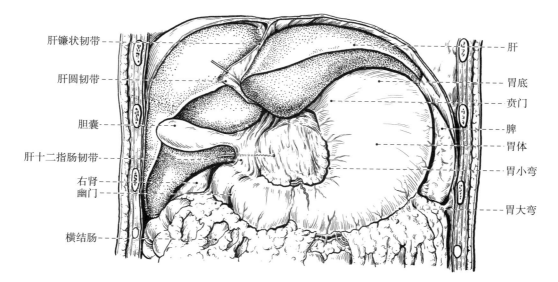

图 4-25　胃（前面观）

肝镰状韧带

肝圆韧带

胆囊

肝十二指肠韧带

右肾

幽门

横结肠

肝

胃底

贲门

脾

胃体

胃小弯

胃大弯

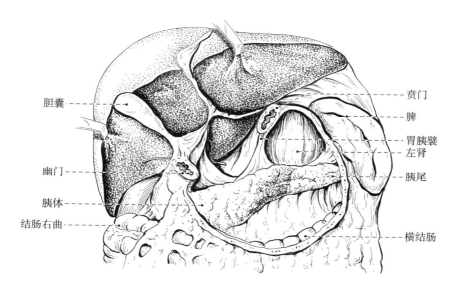

图 4-26　胃床

胆囊

幽门

胰体

结肠右曲

贲门

脾

胃胰襞

左肾

胰尾

横结肠

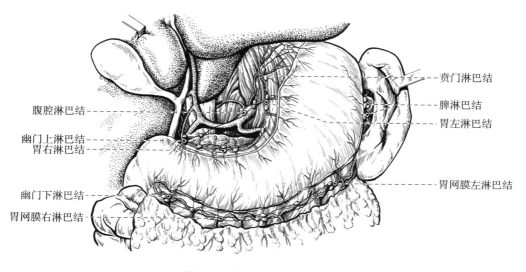

图 4-27　胃的淋巴（前面观）

腹腔淋巴结

幽门上淋巴结

胃右淋巴结

幽门下淋巴结

胃网膜右淋巴结

贲门淋巴结

脾淋巴结

胃左淋巴结

胃网膜左淋巴结

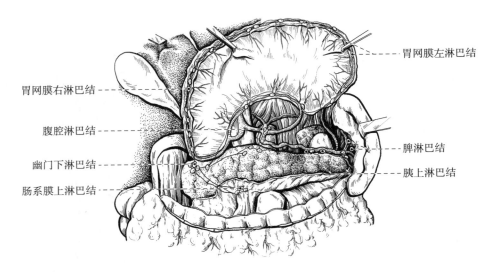

图 4-28 胃的淋巴（后面观）

淋巴，其输出管注入腹腔淋巴结。

（2）**胃网膜左、右淋巴结** left and right gastroomental lymph nodes 沿同名血管排列，收纳同名动脉分布区的淋巴，胃网膜右淋巴结的输出管注入幽门下淋巴结，胃网膜左淋巴结的输出管回流到脾淋巴结。

（3）**幽门上、下淋巴结** superior and inferior pyloric lymph nodes 位于幽门上、下方，主要收纳幽门部的淋巴，输出管汇入腹腔淋巴结。

（4）**脾淋巴结** splenic lymph node 位于脾门附近，收纳胃底部和胃网膜左淋巴结的淋巴，其输出管汇入腹腔淋巴结。

（5）**其他途径** 壁内的淋巴管有广泛吻合，所以几乎胃壁任何一处的癌肿至晚期均可累及其他的淋巴结。胃的淋巴管在贲门和幽门处分别与食管的淋巴管和十二指肠的淋巴管相延续，故胃癌细胞可向邻近器官转移。胃癌晚期，癌细胞还可通过胸导管末段逆流至左锁骨上淋巴结。

3. **神经** 分布于胃的神经有交感神经、副交感神经及内脏感觉神经。

（1）**交感神经** sympathetic nerve 胃的交感神经节前纤维来自脊髓第6~10胸节，经交感干、内脏大神经至腹腔丛内的腹腔神经节换元，节后纤维随腹腔干的分支至胃壁。交感神经抑制胃的蠕动，减少胃液的分泌，增强幽门括约肌的张力，使胃的血管收缩。

（2）**副交感神经** parasympathetic nerve 胃的副交感神经节前纤维来自迷走神经。

1）**左迷走神经** left vagus nerve 在食管下端续

为迷走神经前干，经食管裂孔入腹腔，行于食管腹部的右前方，于贲门处分为肝支与胃前支。肝支有1~2条，经小网膜上部右行加入肝丛。胃前支伴胃左动脉向右行，沿途发出4~6条小支至胃前壁。本干在角切迹附近形成"鸦爪"形分支，分布于幽门窦、幽门管前壁和幽门括约肌。

2）**右迷走神经** right vagus nerve 在食管下端续为迷走神经后干，沿食管腹部的右后方下行至贲门处，分为腹腔支和胃后支。腹腔支循胃左动脉向右行，加入腹腔丛。胃后支沿胃小弯深部右行，沿途发出4~6条小支至胃后壁，最后也以"鸦爪"形分支分布于幽门窦和幽门管后壁，但不分布于幽门括约肌（图4-29，图4-30）。

迷走神经各胃支，在胃壁神经丛内的副交感神经节换元，节后纤维支配胃腺和胃壁平滑肌，促进胃酸和胃蛋白酶的分泌，增强胃的运动。

（3）**内脏感觉神经** visceral sensory nerve 胃的感觉神经纤维分别随交感、副交感神经进入神经中枢。胃的痛觉冲动主要随交感神经通过腹腔丛、交感干传入脊髓第6~10胸节，所以胃手术时，可封闭腹腔丛从而阻滞痛觉的传入。胃的牵拉感冲动则随迷走神经传至延髓，故胃手术时若过度牵拉胃壁，迷走神经受强烈刺激，偶可引起心搏骤停。

三、十二指肠

（一）分部与毗邻

十二指肠 duodenum 为小肠的第一部分，是小肠中最固定、最短且管腔最粗的一段。上端始于幽

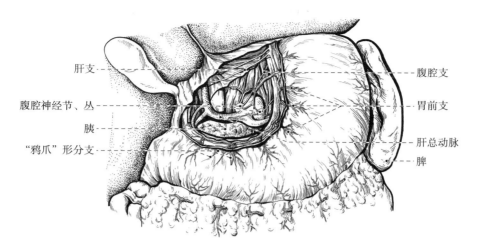

肝支
腹腔神经节、丛
胰
"鸦爪"形分支

腹腔支
胃前支
肝总动脉
脾

肝胰脾
十二指肠

图 4-29 胃的迷走神经（前面观）

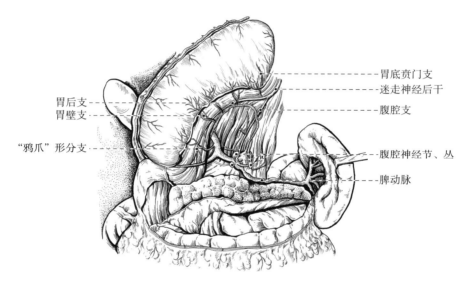

胃后支
胃壁支
"鸦爪"形分支

胃底贲门支
迷走神经后干
腹腔支
腹腔神经节、丛
脾动脉

图 4-30 胃的迷走神经（后面观）

门，下端至十二指肠空肠曲续于空肠。除始、末端外，均在腹膜后方，于第 1~3 腰椎右前方紧贴腹后壁。全长 20~25 cm，呈 "C" 形包绕胰头。根据其走向，可分为 4 部：上部、降部、水平部和升部（图 4-31）。

1. **上部** superior part 长约 5 cm，在第 1 腰椎水平与幽门相接，行向右后上方，至胆囊颈下方转向下移行为降部，转弯处称**十二指肠上曲** superior duodenal flexure。上部近侧段上、下缘分别有小网膜和大网膜附着，属腹膜内位器官，活动度较大。远侧段位于腹膜外，活动性受限。

十二指肠上部的上方为网膜孔，下方为胰头，前方为肝方叶和胆囊，后方有胆总管、胃十二指肠动脉和肝门静脉，与下腔静脉间仅隔一些疏松结缔组织。

2. **降部** descending part 长 8~10 cm，始于十二指肠上曲，沿脊柱右侧下降，至第 3 腰椎下缘水平转向左移行为水平部，转弯处称**十二指肠下曲** inferior duodenal flexure。降部为腹膜外位器官。

十二指肠降部前方有横结肠及其系膜跨过，将其分为上、下两段，上方分别与肝右叶、回肠袢相邻；后方与右肾门、右肾蒂及右输尿管相邻；内侧为胰头及胆总管；外侧有结肠右曲。

十二指肠降部肠腔内的黏膜形成许多环状襞，但在其后内侧壁中份有一条纵行黏膜皱襞，称十二指肠纵襞，纵襞下端的圆形隆起称**十二指肠大乳头** major duodenal papilla，是胆总管和胰管的共同开口处，距中切牙约 75 cm。有时在大乳头上方 1~2 cm 处，可见十二指肠小乳头，为副胰管的开口处（图 4-32）。

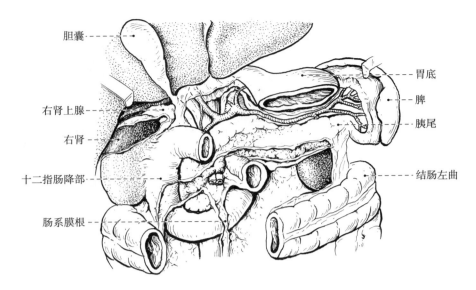

图 4-31 十二指肠和胰（前面观）

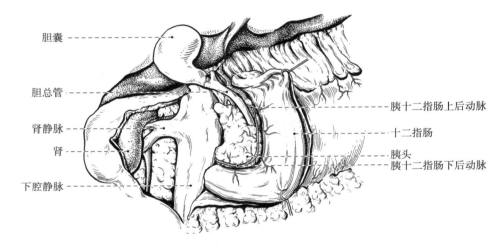

十二指肠
原位

图 4-32 十二指肠和胰头后面的毗邻

3. **水平部** horizontal part 长 10～12 cm，始于十二指肠下曲，横行向左上，跨过下腔静脉和脊柱，至腹主动脉前方续于升部。全部为腹膜外位器官。

此部上方为胰头；下方与空肠袢相邻；后方为右输尿管、下腔静脉和腹主动脉；前方有肠系膜根和肠系膜上动、静脉跨过。

4. **升部** ascending part 最短，长 2～3 cm，自腹主动脉前方上升，至第 2 腰椎左侧转向前下移行为空肠，转弯处称**十二指肠空肠曲** duodenojejunal flexure。十二指肠空肠曲被十二指肠悬肌固定于右膈脚。

十二指肠悬肌 suspensory muscle of duodenum 也称**十二指肠悬韧带** suspensory ligament of duodenum 或 **Treitz 韧带**，由肌纤维和结缔组织构成，自十二指肠空肠曲上面向上连于右膈脚，有悬吊、固定十二

指肠空肠曲的作用，是手术时确认空肠起始部的标志。

升部的右侧邻胰头，左侧为左肾和左输尿管，上方为胰体，前面为横结肠及其系膜，后面有左交感干和左腰大肌。

（二）血管、淋巴和神经

1. **动脉** 主要来自胰十二指肠上、下动脉。**胰十二指肠上动脉** superior pancreaticoduodenal artery 起于胃十二指肠动脉，分为前、后两支，分别沿十二指肠与胰头之间的前、后方下行。**胰十二指肠下动脉** inferior pancreaticoduodenal artery 起于肠系膜上动脉，也分为前、后两支，向上行，分别与胰十二指肠上动脉的前、后支吻合成动脉弓，由弓发分支营养十二指肠与胰头（图 4-33，图 4-34）。

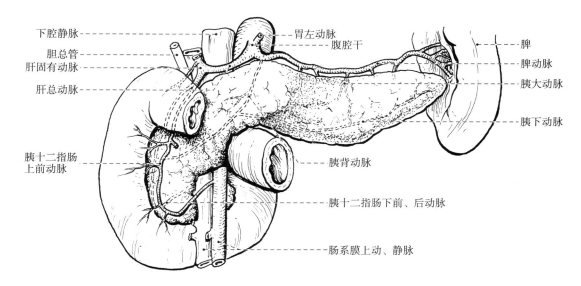

图 4-33　十二指肠、胰和脾的动脉（前面观）

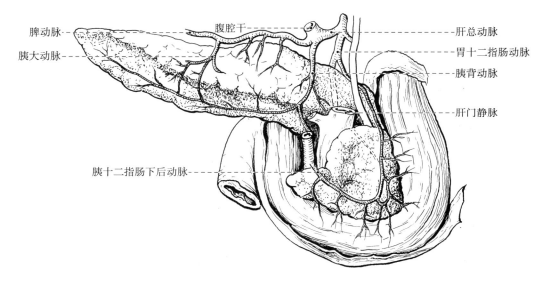

图 4-34　十二指肠、胰和脾的动脉（后面观）

2. **静脉**　多与同名动脉伴行，胰十二指肠上后静脉汇入肝门静脉，其余汇入肠系膜上静脉（图 4-35）。

3. **淋巴**　十二指肠的淋巴主要回流至位于胰头与十二指肠之间的前、后沟内的胰十二指肠前、后淋巴结。胰十二指肠前淋巴结的输出管汇入幽门下淋巴结。胰十二指肠后淋巴结的输出管汇入肠系膜上淋巴结（图 4-36，图 4-37）。

4. **神经**　主要来自肠系膜上丛、肝丛和腹腔丛，随十二指肠各动脉至十二指肠。

四、肝

（一）位置与毗邻

肝 liver 大部分位于右季肋区和腹上区，小部分位于左季肋区，仅在左、右肋弓之间的部分暴露于剑突之下，直接与腹前壁接触。

肝的上面借膈与右侧膈胸膜、右肺底、心包和心，以及左侧膈胸膜和左肺底的小部分相邻，故肝脓肿时，可穿破膈侵入胸膜腔。肝右叶下面的前部与结肠右曲相邻，中部近肝门处邻接十二指肠上部，后部邻接右肾和右肾上腺。肝左叶下面与胃前壁相邻，后上部邻接食管腹部（图 4-38～图 4-40）。

（二）体表投影

肝的上界与膈穹隆一致，在右锁骨中线平第 5 肋，前正中线平剑胸结合，左锁骨中线平第 5 肋间隙。肝的下界在右侧与右肋弓一致，在前正中线为

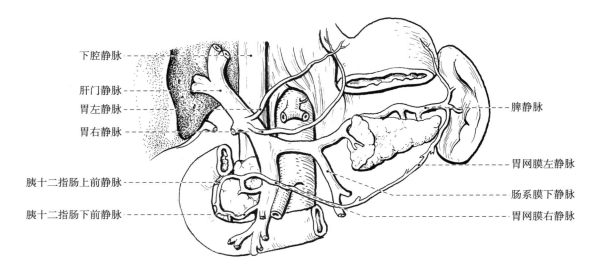

下腔静脉

肝门静脉

胃左静脉

胃右静脉

脾静脉

胰十二指肠上前静脉

胰十二指肠下前静脉

胃网膜左静脉

肠系膜下静脉

胃网膜右静脉

图 4-35 十二指肠、胰和脾的静脉

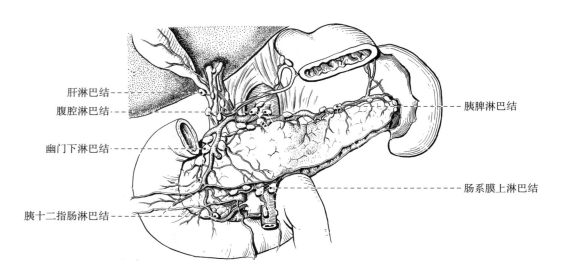

肝淋巴结

腹腔淋巴结

幽门下淋巴结

胰十二指肠淋巴结

胰脾淋巴结

肠系膜上淋巴结

图 4-36 十二指肠、胰、脾的淋巴（前面观）

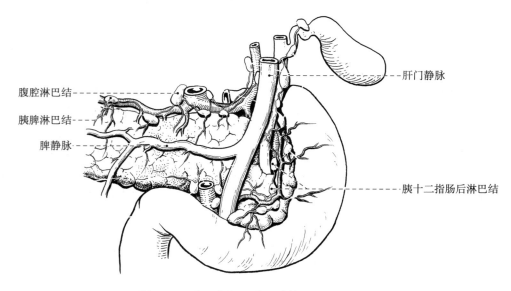

肝门静脉

腹腔淋巴结

胰脾淋巴结

脾静脉

胰十二指肠后淋巴结

图 4-37 十二指肠、胰、脾的淋巴（后面观）

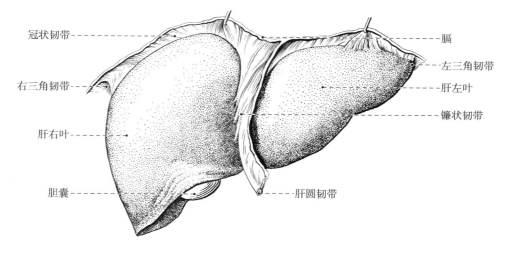

图 4-38　肝（前面观）

肝外形

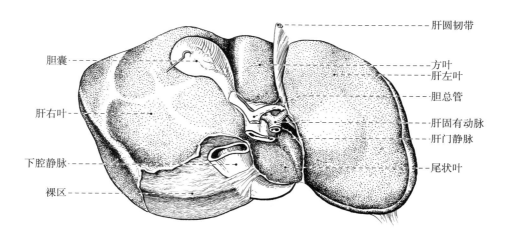

图 4-39　肝（下面观）

剑突下 2～3 cm，在第 7、8 肋软骨结合处移行为上界，故体检时，在右肋弓下方触不到肝。3 岁以下的健康幼儿，由于腹腔容积较小，而肝的体积相对较大，肝的下缘常平右肋弓下 1.5～2.0 cm 处，到 7 岁以后，在右肋弓下则触摸不到肝。

（三）肝门与肝蒂

　　肝的下面与腹腔脏器相邻，又称**脏面** visceral surface，朝向后下方，凹凸不平。其中份有一略呈 "H" 形的沟。左纵沟窄而深，前部为肝圆韧带裂，容纳肝圆韧带，后部为静脉韧带裂，容纳静脉韧带。右纵沟宽而浅，前部为胆囊窝，容纳胆囊，后部为腔静脉沟，有下腔静脉通过。横沟为**肝门** porta hepatis 或第一肝门，是肝左、右管，肝固有动脉左、右支，肝门静脉左、右支和肝的淋巴管及神经进出肝的部位。出入肝门的结构被结缔组织包绕，构成**肝蒂** hepatic pedicle。在肝门处，一般肝

左、右管在前，肝固有动脉左、右支居中，肝门静脉左、右支在后（图 4-40）。肝蒂内主要结构的位置关系是：胆总管居右前，肝固有动脉居左前，肝门静脉居前两者的后方。此外，肝左、右管的汇合点最高，紧贴横沟；肝门静脉的分叉点稍低，距横沟稍远；而肝固有动脉的分叉点最低，一般相当于胆囊管与肝总管汇合部的水平。

　　腔静脉沟向后伸入膈面，在其上部有左、中、右 3 条肝静脉出肝后汇入下腔静脉，此出肝处称第二肝门（图 4-42）。其肝外标志是沿镰状韧带向上后方的延长线，此线正对着肝左静脉或肝左、中静脉合干后注入下腔静脉处。因此，手术暴露第二肝门时可按此标志寻找。在腔静脉沟下部，肝右后下静脉和尾状叶静脉出肝后汇入下腔静脉，此出肝处称第三肝门。

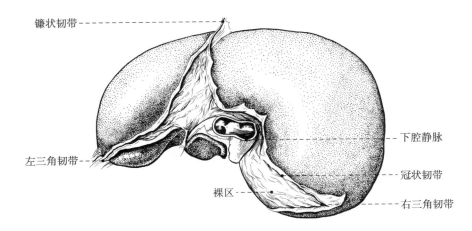

图 4-40　肝（上面观）

镰状韧带

下腔静脉

左三角韧带

冠状韧带

裸区

右三角韧带

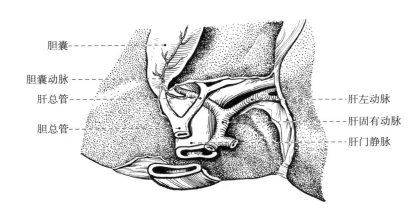

图 4-41　第一肝门及其结构

胆囊

胆囊动脉

肝总管

胆总管

肝左动脉

肝固有动脉

肝门静脉

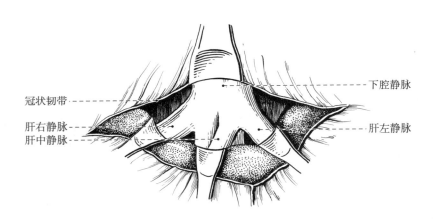

图 4-42　第二肝门

冠状韧带

肝右静脉

肝中静脉

下腔静脉

肝左静脉

（四）肝的分叶与分段

肝按外形分为左叶、右叶、方叶和尾状叶，这种分叶方法与肝内管道系统的分布规律不完全符合，因而不能适应肝内占位性病变定位诊断及肝部分切除手术的需要。肝内有 4 套管道形成 2 个系统，即 Glisson **系统**和**肝静脉系统**，前者由血管周围纤维囊（Glisson **囊**）包绕肝门静脉、肝固有动脉和肝管形成，肝固有动脉、肝门静脉在肝内逐级分支与肝管系统相互伴行（图 4-43，图 4-44）。依据 Glisson **系统**在肝内的分支和分布，首先将肝分为左、右两半肝，再进一步分为 5 叶、8 段（图 4-45）。肝静脉系统的各级属支行于肝段之间，最后汇集成肝左、肝中和肝右静脉，在腔静脉沟的上端注入下腔静脉。临床上以肝的叶、段为依据，可

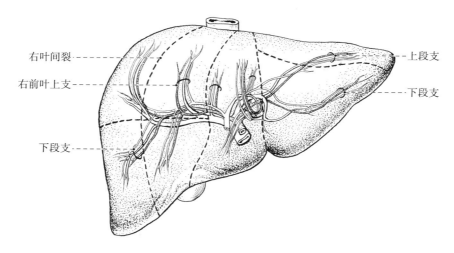

图 4-43　Glisson 系统在肝内的分布（前面观）

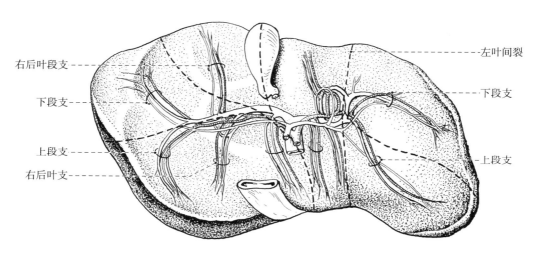

图 4-44　Glisson 系统在肝内的分布（下面观）

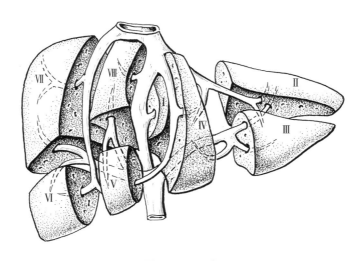

图 4-45　肝段

进行肝的叶、段切除或肝肿瘤的放射介入疗法。

在肝内管道的铸型标本上，可以看到在肝的叶与叶或段与段之间有明显的裂隙存在，这些裂隙称为肝裂，形成各叶、段之间的自然分界线。肝内有 3 个叶间裂和 2 个段间裂。叶间裂为正中裂，左、右叶间裂；段间裂为左外叶段间裂和右后叶段间裂。

1. **正中裂** median fissure 又称**主裂** fissura principalis。在膈面，正中裂相当于下腔静脉左壁至胆囊切迹中点的连线，内有肝中静脉走行。此裂将肝分为左、右半肝。

2. **背裂** dorsal fissure 在尾状叶前方，相当于肝左、中、右静脉出肝处（第二肝门）至第一肝门的弧形线，将尾状叶与左内叶和右前叶分开。

3. **左叶间裂** left interlobar fissure 起自肝下缘的肝圆韧带切迹，向后上方至左肝静脉汇入下腔静脉处，在膈面相当于肝镰状韧带附着线左侧1cm处，在脏面则以左纵沟为标志。裂内有左叶间静脉和肝门静脉左支矢状部走行，并将左半肝分为左内叶和左外叶。

4. **左段间裂** left intersegmental fissure 在膈面相当于下腔静脉左壁至肝左缘上、中1/3交点的连线，转至脏面止于左纵沟中点稍后上方。裂内有肝左静脉走行，并将左外叶分为左外叶上段（段Ⅱ）和左外叶下段（段Ⅲ）。

5. **右叶间裂** right interlobar fissure 在肝膈面相当于肝右下角和胆囊切迹中点之间的中、外1/3交界处与下腔静脉右壁的连线，转至脏面，连于肝门右端。裂内有肝右静脉走行，并将右半肝分为右前叶与右后叶。

6. **右段间裂** right intersegmental fissure 在脏面为肝门右端至肝右缘中点的连线，在膈面，相当于肝右缘中点至正中裂中点的连线。此裂在肝内部相当于肝门静脉右支主干平面，将肝右前叶分为右前叶上段（段Ⅷ）和右前叶下段（段Ⅴ），右后叶分为右后叶上段（段Ⅶ）和右后叶下段（段Ⅵ）。

（五）血管、淋巴和神经

1. **血管** **肝固有动脉** proper hepatic artery 在肝门附近分为左、右两支入肝，为肝提供所需的氧和营养物质，称营养性血管。**肝门静脉** hepatic portal vein 主要把胃肠道吸收的营养物质送到肝内进行代谢，称功能性血管。**肝静脉** hepatic vein 收集肝内含营养物质的静脉血，在腔静脉沟注入下腔静脉。

2. **淋巴** 肝淋巴管分浅、深两组。

（1）浅组 可分为膈面与脏面两部分，在肝表面的浆膜下形成淋巴管网。

膈面的淋巴管分为左、右、后3组。左组淋巴管注入胃左淋巴结；右组淋巴管注入腹腔淋巴结；后组的淋巴管注入膈上淋巴结及纵隔后淋巴结。

脏面的淋巴管走向肝门，多注入肝淋巴结。

（2）深组 在肝内形成升、降两干，升干伴随肝静脉出肝，注入纵隔后淋巴结；降干出肝门后注入肝淋巴结。

由于肝的浅、深组淋巴管均可注入纵隔后淋巴结，因此，肝的炎症或膈下感染常可引起纵隔炎或脓胸。

3. **神经** 肝的神经来自腹腔神经丛、迷走神经前干的肝支和右膈神经的分支。前两者的纤维围绕肝固有动脉和肝门静脉形成肝丛，与肝的血管伴行经肝门入肝。右膈神经参与胆道的神经支配，故临床上胆囊病变可发生右肩部牵涉性痛。

五、肝外胆道

肝外胆道由肝左、右管，肝总管，胆囊和胆总管组成（图4-46）。

（一）胆囊

胆囊 gallbladder 为一梨形的囊状器官，长8～12 cm，宽3～5 cm，容积为30～50mL，主要功能为储存和浓缩胆汁。胆囊下面被腹膜覆盖并固定，附着于肝右叶下面的胆囊窝内，故可与肝随呼吸上下移动。

胆囊可分为底、体、颈、管四部。**胆囊底** fundus of gallbladder 为胆囊膨大而圆钝的盲端，突向右前下方，越过肝下缘，其体表投影相当于右锁骨中线或右腹直肌外侧缘与右肋弓的交点处。胆囊发炎时，压迫此处可引起闭气性疼痛，称**Murphy征阳性**。**胆囊体** body of gallbladder 构成胆囊的主体部分，与底无明显分界，向后逐渐变

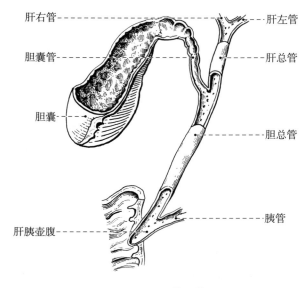

图4-46 肝外胆道

细，在肝门下方弯曲延续为**胆囊颈**。**胆囊颈** neck of gallbladder 细而弯曲，以直角转向左下方，延续为胆囊管。其起始部有囊状膨出，称 **Hartmann 囊**，胆囊结石常滞留于此。**胆囊管** cystic duct 长 3～4 cm，一般以锐角与其左侧的肝总管汇合成为胆总管。其近胆囊颈的一段的黏膜皱襞呈螺旋状突入腔内，形成**螺旋襞** spiral fold（**Heister 瓣**），可调节胆汁的进入与排放，胆结石亦可因螺旋襞阻碍而滞留此处。

胆囊的上方为肝，后下方为十二指肠上部及横结肠，左为幽门，右为结肠右曲，前接腹前壁。

胆囊动脉 cystic artery 多由肝固有动脉右支发出，一般位于胆囊三角，经胆囊颈的左缘至胆囊。**胆囊三角**（**Calot 三角**）是由胆囊管、肝总管和肝的脏面共同围成的一个三角区（图 4-47），是胆囊切除手术中寻找胆囊动脉的标志。胆囊动脉的起源、数目和行程常有变异，少数胆囊动脉（12%）起自肝固有动脉左支、肝固有动脉、胃十二指肠动脉、腹腔干，甚至直接起自腹主动脉，也可出现双胆囊动脉，变异的动脉常行经肝总管或胆总管的前面进入胆囊三角（图 4-48），在胆囊或胆总管手术时应予以注意，结扎胆囊动脉时应尽可能靠近胆囊。

胆囊静脉的支数较多。起自胆囊上面的数条小静脉通常经胆囊窝直接入肝，胆囊下面的小静脉合成 1～2 条胆囊静脉，注入肝内肝门静脉的分支。有的胆囊静脉注入肝门静脉主干或其右支。

胆囊的淋巴管注入肝淋巴结。

胆囊的神经包括交感神经和副交感神经（来自迷走神经），均经腹腔丛伴胆囊动脉至胆囊。

（二）肝管、肝总管及胆总管

1. **肝左管和肝右管** left and right hepatic ducts 分别由左、右半肝内的小胆管汇合而成，出肝门后即合成肝总管。肝左管较细长，为 2.5～4.0 cm，走行较水平，与肝总管之间的角度较小，接近 90°，故肝左管发生结石时不易自行排出。肝右管较粗短，长 0.8～1.0 cm，走行较陡直，与肝总管之间的角度较大，约为 150°，有利于胆汁引流。

2. **肝总管** common hepatic duct 长 3～4 cm，直径为 0.4～0.6 cm，沿小网膜右缘下行，与位于其右侧的胆囊管呈锐角相交，汇合成胆总管。肝总管前方有时有肝固有动脉右支或胆囊动脉越过，在肝和胆道手术中应予以注意。

3. **胆总管** common bile duct 长 7～8 cm，直径为 0.6～0.8 cm，经肝十二指肠韧带、十二指肠上部和胰头后方下行，下端与胰管汇合成肝胰壶腹，开口于十二指肠大乳头。胆总管在腹前壁的体表投影为：从第 1 腰椎水平上方 5 cm 至距前正中线约 2 cm 的交点处，向下做一条长约 7.5 cm 的垂线，即胆总管的投影线。根据胆总管的行程，可将其分为 4 段：十二指肠上段、十二指肠后段、胰腺段和十二指肠壁内段（图 4-49）。

（1）十二指肠上段 supraduodenal segment（第 1 段） 位于网膜孔前方，自胆总管起始部至十二

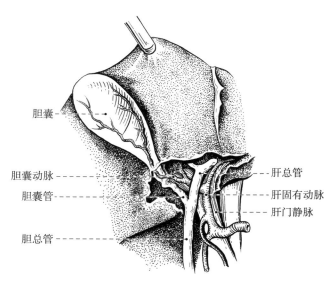

图 4-47 胆囊三角

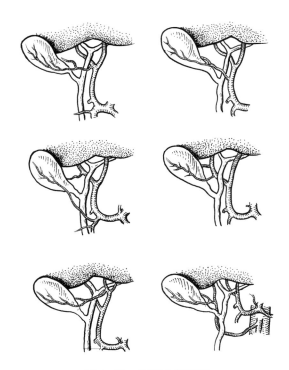

图 4-48 胆囊动脉变异

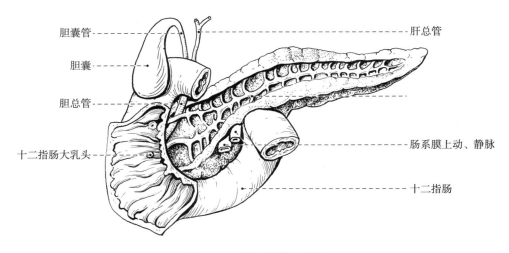

图 4-49　肝外胆道和胰管

指肠上部上缘，在肝十二指肠韧带内下行。其左侧为肝固有动脉，左后方为肝门静脉。此段长 2.5 ~ 5 cm，为胆总管最长的一段，故临床上常于此段进行手术，暴露胆总管或进行胆汁引流。手术时常将左手示指插入网膜孔内，拇指与示指之间即可触及胆总管。

（2）**十二指肠后段** retroduodenal segment（第 2 段）　于十二指肠上部的后方下行。此段的左侧为胃十二指肠动脉，左后方为肝门静脉。

（3）**胰腺段** pancreatic segment（第 3 段）　位于胰头与十二指肠降部之间的后方，上部行经胰头后方的沟内；下部多被一薄层胰腺组织所覆盖，故胰头癌或慢性胰腺炎时，此段胆总管常受累而出现梗阻性黄疸。该段的后方为下腔静脉，其上端的左侧为胃十二指肠动脉，由该动脉发出的胰十二指肠上前、后动脉绕过此段的前方或后方。

（4）**十二指肠壁内段** intraduodenal segment（第 4 段）　长 1.5 ~ 2.0 cm，在横结肠系膜的上方斜穿入十二指肠降部的后内侧壁，在此处与胰管汇合，形成略膨大的**肝胰壶腹** hepatopancreatic

ampulla（或称 Vater **壶腹**）（图 4-50）。壶腹周围及其附近有括约肌并突向肠腔，使十二指肠黏膜隆起形成纵襞，纵襞下端为十二指肠大乳头，肝胰壶腹经乳头开口于十二指肠腔。此开口多数在十二指肠降部中、下 1/3 交界处附近的后内侧壁，距幽门 8 ~ 10 cm。在肝胰壶腹周围的括约肌统称 Oddi 括约肌，由三部分组成：胆总管括约肌，位于胆总管末端周围，收缩时关闭胆总管；胰管括约肌，位于胰管末端周围，常不完整或缺如；肝胰壶腹括约肌，位于肝胰壶腹周围，此肌收缩时，可防止十二指肠内容物反流入胆总管和胰管，同时对胆汁和胰液的排放进行调节。

六、胰

（一）位置与体表投影

胰 pancreas 为腹膜后隙的一个狭长腺体，居腹上区和左季肋区，于第 1、2 腰椎平面横贴于腹后壁，除胰尾外均属腹膜外位。前方为胃及网膜囊；后方有下腔静脉、胆总管、肝门静脉和腹主动脉；右端较低，被十二指肠环绕；左端较高，靠近

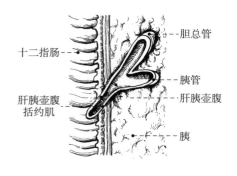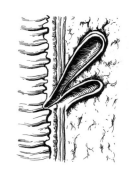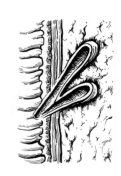

图 4-50　胆总管和胰管结合处的变异

脾门。其在腹前壁的体表投影为：下缘相当于脐上5 cm，上缘相当于脐上10 cm 处。

（二）分部与毗邻

根据形态，胰可分为头、颈、体、尾4部分，各部分之间无明显界线（图4-51）。

1. **胰头** head of pancreas 为胰的右端，是胰最宽大的部分，位于第2腰椎的右前方，其上、下方和右侧被十二指肠所环绕。由于胰头与十二指肠壁相贴，胰头肿瘤有时可压迫十二指肠而引起梗阻。胰头前面被横结肠系膜根分为上、下两部。胰头后面有下腔静脉、右肾血管、胆总管，胆总管位于胰头后面的沟内或胰头与十二指肠降部之间，且常埋于腺组织内，因此，胰头肿瘤可压迫胆总管导致阻塞性黄疸。胰头后下部向左后方突出的**钩突** uncinate process，绕至肠系膜上血管的后方，将肠系膜上血管和肝门静脉的起始部夹在腺实质中，胰头肿大时，可压迫肝门静脉的起始部，影响其血液回流，出现脾大和腹水等症状。

2. **胰颈** neck of pancreas 为胰头和胰体之间的狭窄部分，长约2 cm。前面与幽门相邻，后面由肠系膜上静脉和脾静脉合成肝门静脉。

3. **胰体** body of pancreas 位于胰颈与胰尾之间，较长，占胰的大部分，横于第1腰椎前方，切面呈三棱柱形。前面隔网膜囊与胃后壁相邻；后面与腹主动脉、左肾上腺、左肾及左肾血管相贴，脾静脉从左向右行于肾静脉的上方；上缘与腹腔干、腹腔丛相邻，脾动脉沿上缘向左走行，胰腺癌患者常因病灶侵及腹腔丛而引起不易缓解的腹痛和背痛。下缘邻十二指肠空肠曲和空肠。

4. **胰尾** tail of pancreas 为胰左端的狭细部分，向左上方行于脾肾韧带内，与脾动、静脉伴行，抵达脾门，因此脾切除手术中结扎脾血管时，应防止损伤胰尾。其下方邻结肠左曲，后面有左肾和左肾上腺。

（三）胰管与副胰管

胰管 pancreatic duct 在胰实质内靠近胰的后面，自胰尾沿胰的长轴向右行，经胰体至胰头，沿途收集小叶间导管，最后在十二指肠降部的后内侧壁内与胆总管汇合成肝胰壶腹，开口于十二指肠大乳头。在胰头上部和胰管的上方，常可见一**副胰管** accessory pancreatic duct 与胰管相连，主要引流胰头前上部的胰液，开口于十二指肠小乳头（图4-49），胰管末端发生梗阻时，胰液可经副胰管进入十二指肠。

（四）血管、淋巴和神经

1. **血管** 胰的动脉来自脾动脉和胰十二指肠上、下动脉的分支。

胰头的血液供应丰富，胰十二指肠上前、后动脉和胰十二指肠下前、后动脉在胰头的前、后面相互吻合形成动脉弓，由动脉弓发出分支供应胰头及十二指肠。胰颈、胰体及胰尾的动脉主要来自脾动脉，脾动脉根部发出胰背动脉，向下达胰颈或胰体背面，分为左、右2支，右支与十二指肠上动脉的分支吻合，分布于胰头和钩突；左支沿胰下缘背面左行，称胰下动脉，与脾动脉的分支吻合。脾动脉还发出4~6支胰支，分布于胰体和胰尾，其中最大一支称胰大动脉，分布于胰尾的称胰尾动脉。

胰的静脉多与同名动脉伴行。胰头和胰颈的静脉多汇入胰十二指肠上、下静脉及肠系膜上静脉，胰体和胰尾的静脉汇入脾静脉。

2. **淋巴** 胰的淋巴管极为丰富，与血管伴行，主要汇入胰、脾淋巴结，然后汇入腹腔淋巴结。

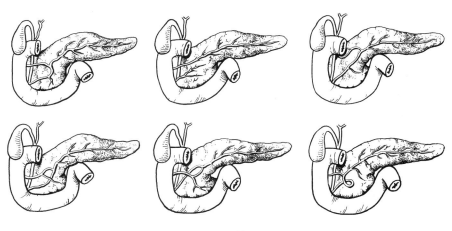

图 4-51 胰管的变异

3. **神经** 胰的神经来自腹腔神经节发出的交感神经节后纤维和来自右迷走神经的副交感神经节前纤维，这些神经纤维交织形成腹腔神经丛，随血管分布于胰。

七、脾

（一）位置与体表投影

脾 spleen 位于左季肋区，胃底与膈之间，相当于左侧第9~11肋的深面，其长轴与左第10肋平行。脾的后端（极）在左腋中线平左第9肋的上缘，距后正中线4~5 cm；脾的前端（极）达左腋前线，平左侧第11肋，正常人在左侧肋弓下触摸不到脾。

（二）形态与毗邻

活体脾为暗红色，略呈椭圆形，质软而脆，故左季肋区受暴力打击时易至脾破裂。脾可分为上、下两缘，前、后两端和膈、脏两面。脾的上缘锐利，朝向前上方，前部有2~3个**脾切迹** splenic notch，脾大时，它是触诊确认脾的重要标志。脾的下缘钝圆，其位置与第11肋的下缘相当。脾的前端较宽，朝向前外；后端圆钝，朝向后内。脾的膈面平滑隆凸，与膈、膈结肠韧带接触；脾的脏面凹陷，近中央处有一狭长的裂隙称**脾门** hilum of spleen，脾的血管、淋巴管和神经由此出入。出入脾门的结构被结缔组织包裹在一起称**脾蒂** splenic pedicle。在脾的脏面，脾门以前的部分与胃底相贴，脾门以后邻接左肾，在肾上腺，脾门处邻接胰尾，脾门下方与结肠左曲相邻。

（三）血管、淋巴和神经

1. **血管**

（1）**脾动脉** splenic artery 起自腹腔干，沿胰的上缘左行，越过左肾前方入脾肾韧带，在近脾门处分为2~3个终支，从这些终支再分出4~5支或更多的脾段支，进入脾门，每一支供应脾的一个区即脾段。

（2）**脾静脉** splenic vein 在脾门处由2~6条属支汇集而成，在脾动脉下方沿胰后面右行，至胰颈处与肠系膜上静脉汇合成肝门静脉。脾静脉沿途收纳胃短静脉、胃网膜左静脉、胃后静脉、肠系膜下静脉及来自胰的一些小静脉。

2. **淋巴** 脾的淋巴管在近脾门处汇集成较大的淋巴管，与脾动、静脉伴行离开脾门，汇入胰脾淋巴结和腹腔淋巴结。

3. **神经** 脾的神经来自脾丛，与脾动脉及其分支伴行。脾丛由来自腹腔丛、左腹腔神经节和右迷走神经的纤维组成，这些神经纤维主要是去甲肾上腺素能血管舒缩纤维，与脾内血流量调节有关。

（四）副脾

副脾 accessory spleen 的色泽、硬度与脾一致，功能与脾相同。其出现率为10%~40%，但出现的位置、数目、大小等均不恒定，多位于脾门、脾蒂、胃脾韧带、大网膜的左侧部、脾肾韧带、胰尾等处。在一些疾病因脾功能亢进而行脾切除术时，应仔细寻找，如果有副脾的存在，应同时切除副脾，以免疾病复发。

第六节 结肠下区

结肠下区是指位于横结肠及横结肠系膜与小骨盆上口之间的区域。此区内主要有空肠、回肠、盲肠、阑尾及结肠等。

一、空肠及回肠

（一）位置与形态

空肠 jejunum 和**回肠** ileum 借肠系膜悬附于腹后壁，均属腹膜内位器官，因此，总称为系膜小肠，其总长度为5~7m。结肠下区大部分被空肠及回肠占据，空肠始于十二指肠空肠曲，一般上段的2/5为空肠，主要位于结肠下区的左上部，下段的3/5为回肠，位于结肠下区的中部及右下部，部分垂入盆腔，末端接续盲肠。

（二）血管、淋巴及神经

1. **血管** 空、回肠的动脉血供来自于肠系膜上动脉。**肠系膜上动脉** superior mesenteric artery 一般平第1腰椎起于腹主动脉前壁，向下先走行在胰颈后面，然后在其下缘穿出，继而跨十二指肠水平部前方，进入肠系膜后向右下走行。此动脉向左发出12~18条空、回肠动脉，这些动脉在肠系膜中发出分支，并相互吻合形成动脉弓。空肠部分一般多为1~2级动脉弓，回肠部分弓数可达3~4级。向右发出胰十二指肠下动脉、中结肠动脉、右结肠动脉和回结肠动脉等（图4-52）。

空、回肠静脉与同名动脉伴行，最后汇合成肠系膜上静脉，后者在胰颈后方与脾静脉汇合，组成肝门静脉进入肝内。

2. **淋巴** 空、回肠的淋巴管伴血管走行，主要分布于空、回肠的系膜内，形成系膜淋巴结。

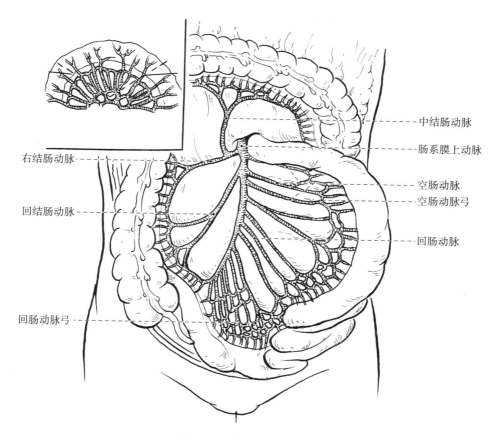

图 4-52　空、回肠的动脉

空、回肠毛细淋巴管起始于肠壁上绒毛的乳糜管，这些乳糜管汇入黏膜层毛细淋巴管网。黏膜层毛细淋巴管网进一步与黏膜下层毛细淋巴管网吻合成丛，由淋巴管丛发出淋巴管，穿出肌层至肠系膜内，沿途与肌层及浆膜层的集合淋巴管相互吻合，注入系膜淋巴结，其数目可多达百余个。这些淋巴结的输出管注入肠系膜上动脉根部的肠系膜上淋巴结，而后形成的输出淋巴管又注入腹腔干周围的腹腔淋巴结，最后多条淋巴管汇合成肠干注入乳糜池。所以在肠道细菌感染时，病变即可累及肠壁内的淋巴结，引起肠黏膜溃疡，使肠管挛缩变形，也可进一步累及肠系膜淋巴结，形成寒性脓肿。

3. **神经**　空、回肠的神经支配主要自腹腔丛和肠系膜上丛，接受交感和副交感神经双重支配，同时也有内脏感觉神经分布。

二、盲肠和阑尾

（一）盲肠的位置和形态

盲肠 cecum 粗而短，一般长 6 ~ 8 cm，其长短因人而异。为大肠的起始部，位于右髂窝内。盲肠上方延续为升结肠，右侧为右结肠旁沟，左侧接回肠末端，前面邻腹前壁，并常被大网膜覆盖，后内侧壁有阑尾附着，后面为髂腰肌。通常盲肠为腹膜内位器官，大多数没有系膜，偶尔也可见到有系膜的盲肠，活动度较大，称为移动性盲肠。盲肠的表面有 3 条结肠带，3 条结肠带下端会聚于阑尾根部，是手术时寻找阑尾根部的重要标志。回肠末端由左向右连通盲肠，开口处黏膜有上、下两襞，称为**回盲瓣** ileocecal valve，有防止回肠内容物过快地流入结肠的作用。

（二）阑尾的位置、形态和体表投影

阑尾 vermiform appendix 大多位于右髂窝内，为一蚓状盲突。阑尾根部附于盲肠后内侧壁三条结肠带的会合处。阑尾属腹膜内位器官，三角形的阑尾系相对较长，因此阑尾位置可变，故其发炎时由于阑尾的位置不同，产生的症状、体征也不一样。阑尾根部的体表投影一般有两种确定方法。第 1 个是在脐与右髂前上棘连线的中、外 1/3 交界处，称**McBurney 点**；第 2 个是左、右髂前上棘连线的中、右 1/3 交界处的 Lanz 点，阑尾发炎时按压此点常有明显压痛（图 4-53）。

阑尾长短差异较大，一般为 6 ~ 8 cm，直径为

图中标注：
- 右结肠动脉
- 回结肠动脉
- 回肠动脉弓
- 中结肠动脉
- 肠系膜上动脉
- 空肠动脉
- 空肠动脉弓
- 回肠动脉

0.5~0.6 cm。在回盲瓣下2~3 cm处阑尾腔开口于盲肠内面。成年后阑尾内腔逐渐变窄，中年后阑尾腔往往闭合消失，所以成年后阑尾易为粪石、蛔虫等梗阻，引起炎症；而中老年后反而不易发炎。阑尾壁有浆膜层、肌层、黏膜下层和黏膜层。其中阑尾壁的环行肌在阑尾根部增厚，但在阑尾的其他部分肌层薄，因此，阑尾发炎时，易穿孔。

虽然阑尾的根部比较固定，但是阑尾的末端变化比较大，常见的位置有如下变化（图4-54）：①回肠前位，约占28%，阑尾在回肠末部前方。②盆位，约占26%，阑尾伸入盆腔，其尖端可触及盆腔内肌或某个盆腔脏器。③盲肠后位，约占

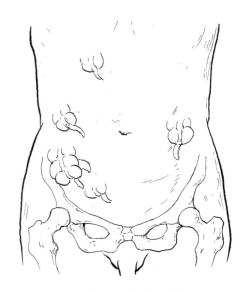

图4-53　阑尾常见位置

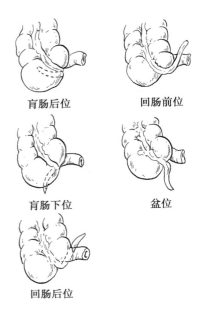

图4-54　阑尾位置的变异

24%，阑尾在盲肠或者升结肠的后方，髂肌前面。④回肠后位，约占8%，阑尾在回肠末段后方。⑤盲肠下位，约占6%，阑尾在盲肠后下方。此外，还有少数异位阑尾，如右肝下方、左下腹位等。

（三）结肠的分部、位置和毗邻

结肠分升结肠、横结肠、降结肠和乙状结肠4部分。

1. **升结肠** ascending colon　长15 cm，是盲肠向上的延续，沿腹腔右侧腰方肌和右肾的前方上行，至肝右叶下方，转向左前移行为横结肠，移行部所形成的弯曲称结肠右曲或肝曲。升结肠一般为腹膜间位器官，少数人升结肠为腹膜内位器官。结肠右曲后面贴邻右肾前面，内侧稍上方与十二指肠相邻，前上方有肝右叶与胆囊相毗邻。故右肾周围脓肿或肝脓肿偶可溃入结肠。升结肠的左侧为右肠系膜窦及回肠袢，所以，当其内有脓液时不易引流，右侧与腹壁间形成右结肠旁沟。

升结肠的前内侧为小肠，前外侧邻近腹壁，后方下部为腰大肌，后方上部是右肾，下方续于盲肠，上方与肝右叶毗邻。

2. **横结肠** transverse colon　长40~50 cm，始于结肠右曲，弓形横过腹腔中部，向左至脾前端下极处转折下行，续于降结肠，弯曲处称结肠左曲。横结肠属于腹膜内位器官，其系膜中间部比较长，活动度大，左右两端系膜短，较固定。横结肠系膜根附着于十二指肠降部、胰与左肾的前面。

横结肠上方与肝、胃的大部相邻，下方与空、回肠相邻。

3. **降结肠** descending colon　长25~30 cm，续于结肠左曲，沿腹腔左侧区，左肾及左侧腰大肌前面下降，至左髂嵴水平延续为乙状结肠。降结肠与升结肠类似，也属腹膜间位器官。其右侧为左肠系膜窦及空肠袢，左侧为左结肠旁沟。

4. **乙状结肠** sigmoid colon　长40~45 cm，在左髂嵴处起自降结肠至第3骶椎椎体高度移行为直肠，呈乙状弯曲，沿途经过左侧髂腰肌、髂外血管、睾丸（卵巢）血管及输尿管前方进入盆腔。乙状结肠属腹膜内位器官，系膜较长，活动性很大，甚至可移至右下腹。故当系膜过长时可发生乙状结肠扭转、套叠等情况。

（四）血管

1. **动脉**　盲肠、阑尾和结肠的血供主要来自肠系膜上动脉和肠系膜下动脉。

（1）盲肠前后、动脉　起自回结肠动脉，分布

于盲肠的前面和后面（图 4-55）。

（2）**阑尾动脉** appendicular artery 起于回结肠动脉，多数为 1 支，在回肠末段后方进入阑尾系膜，沿其游离缘走行发出分支分布于阑尾。阑尾静脉与动脉伴行，经回结肠静脉、肠系膜上静脉回流。阑尾化脓性时细菌栓子可随静脉血进入肝内，引起肝脓肿。行阑尾切除手术时，需将阑尾动脉、静脉游离结扎后切断（图 4-56）。

（3）**结肠动脉** 结肠的血供主要来自肠系膜上动脉发出的回结肠动脉、右结肠动脉和中结肠动脉，以及肠系膜下动脉发出的左结肠动脉和乙状结肠动脉（详见前面肠系膜动脉的描述）。

边缘动脉 colic marginal artery：肠系膜上、下动脉发出的各结肠支在结肠内缘相互吻合。从回盲部至乙状结肠处，在近结肠边缘形成一个动脉弓，称为边缘动脉。边缘动脉发出许多终末支称直动脉，在系膜三角处穿入肠壁（图 4-56）。

2. **静脉** 盲肠、阑尾和结肠静脉基本与动脉伴行。盲肠、阑尾和结肠左曲以上的静脉血分别经回结肠静脉、右结肠静脉和中结肠静脉汇入肠系膜上静脉。左曲以下的静脉则经左结肠静脉、乙状结肠静脉汇入肠系膜下静脉。

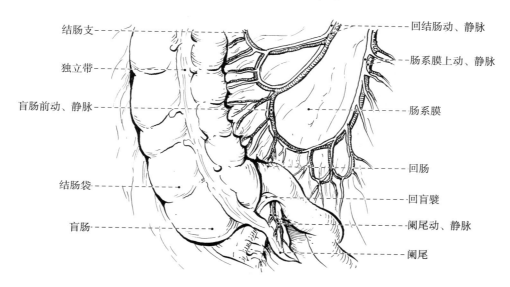

图 4-55 回肠末端、阑尾和盲肠的血管

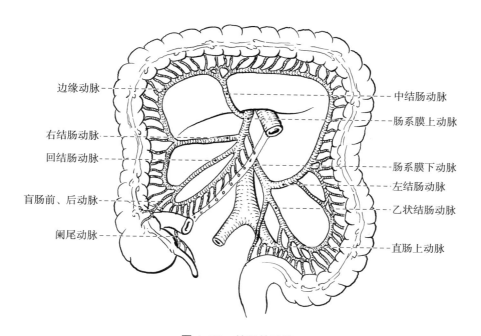

图 4-56 结肠的动脉

3. **淋巴** 结肠的淋巴管穿出肠壁后沿血管走行，行程中收纳 4 组淋巴结。

（1）结肠壁上淋巴结 位于肠壁浆膜深面，数量比较少，分布于网膜带和独立带附近。

（2）结肠旁淋巴结 分布于结肠系膜缘附近，沿边缘动脉排列。

（3）中间淋巴结 数量较多，沿各结肠动脉排列。

（4）肠系膜上、下淋巴结 分别位于肠系膜上、下动脉的根部。

第七节 腹膜后隙

一、概述

腹膜后隙 retroperitoneal space 上起自膈肌，下至骶骨岬，两侧向外连于腹膜下筋膜，介于腹后壁腹膜与腹内筋膜之间的间隙。此间隙上经腰肋三角与后纵隔相通，下与盆腔腹膜后间隙相延续，因此，腹膜后隙的感染可向上或向下扩散。

腹膜后隙内有肾、肾上腺、输尿管、腹主动脉、下腔静脉、神经和淋巴结等（图 4-57）。

二、肾

（一）位置、毗邻及被膜

1. **位置**

（1）**肾** kidney 位于脊柱的两侧，左、右各一，贴附于腹后壁。以椎骨为标志，右肾上端平第 12 胸椎椎体上缘，下端平第 3 腰椎椎体上缘；左肾上端平第 11 胸椎椎体下缘，下端平第 2 腰椎椎体下缘。由于肝右叶的影响，右肾低于左 1~2 cm。左侧第 12 肋斜过左肾后面的中部，右侧第 12 肋斜过右肾后面的上部。两肾肾门相对，上极相距稍近，下极相距较远。

（2）**肾门的体表投影** 在腹后壁位于第 12 肋

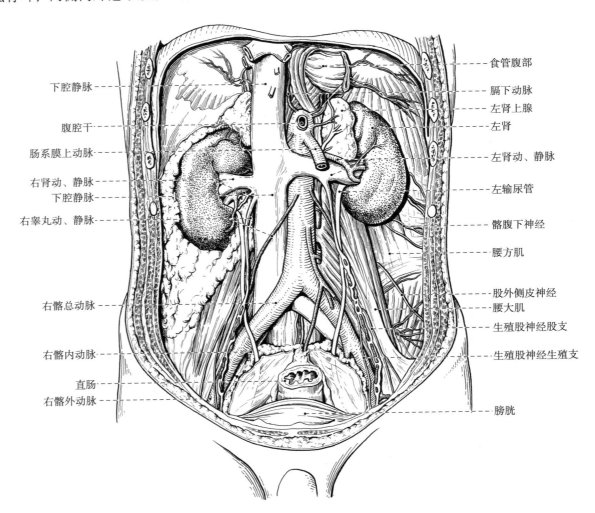

图 4-57 腹膜后隙内的结构

下缘与竖脊肌外缘的交角处，此区域称脊肋角。肾病变时，此处常有压痛或叩击痛。

（3）肾的体表投影　通过第 11 胸椎和第 3 腰椎棘突各做一水平线，在后正中线两侧 2.5 cm 和 8 cm 处各做两条垂线，两肾位于这些标志线所组成的两个四边形内（图 4-58）。

2. **毗邻**　肾的上方与肾上腺相邻，两者之间有脂肪组织，故肾下垂时肾上腺不会随之下降。

左肾的上前方为胃的后壁，中部前方有胰横过，下前方为空肠袢及结肠左曲，当行左肾切除术时，应注意勿伤及胰体和胰尾；右肾的上前方为肝右叶，下前方为结肠右曲，内侧为十二指肠降部，右肾手术时要注意防止损伤十二指肠降部。内下方为肾盂和输尿管。左肾的内侧与腹主动脉毗邻，右肾的内侧与下腔静脉毗邻。内后方分别有左、右腰

交感干，肾后面第 12 肋以上部分紧邻膈肌。故当肾手术时需要切除第 12 肋，要加强对胸膜的保护，如胸膜损伤会导致气胸（图 4-59，图 4-60）。

3. **被膜**　肾由外向内依次为肾筋膜、脂肪囊和纤维囊 3 层被膜。

（1）**肾筋膜** renal fascia　较坚韧，分为前、后两层，前层为肾前筋膜，后层为肾后筋膜。两层筋膜分别从前、后、上、外等方向包绕肾及肾上腺。肾前筋膜在腹主动脉和下腔静脉的前方两侧相互延续。肾后筋膜在腰方肌、腰大肌的前面与其筋膜融合后，继续向内侧附于腰椎的椎体和椎间盘上，移行为椎前筋膜。两层筋膜在肾和肾上腺的上方相融合，并且向上与膈下筋膜相延续。在肾的外侧前后两层筋膜相互融合在一起，而且向前延续为腹横筋膜。肾前筋膜向下逐渐融于腹膜外筋膜中，肾后筋

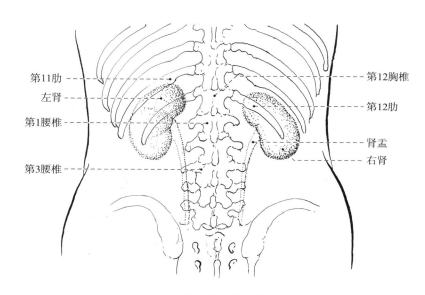

肾外形

肾窦

图 4-58　肾和输尿管的体表投影

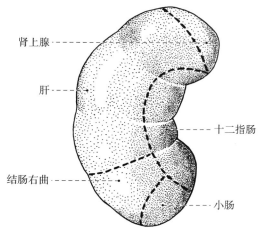

图 4-59　右肾的毗邻

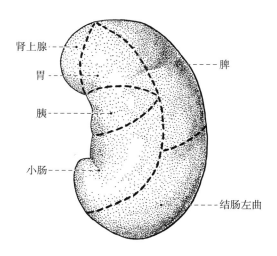

图 4-60　左肾的毗邻

膜向下与髂筋膜融合。所以两层筋膜形成向下的开口，并与直肠后隙相通，临床上可经此通路做腹膜后注气造影。

（2）**脂肪囊** adipose capsule 为脂肪组织层，厚度可达 2 cm，在肾的后面和边缘，较为发达。由于该层为脂肪组织较厚，在 X 线片上可见肾的轮廓，对肾疾病的诊断有帮助。经腹膜外做肾的手术时，肾囊封闭药液即注入此脂肪囊内，且在此处易于游离肾。肾筋膜发出的许多结缔组织纤维束，穿过脂肪囊与纤维囊相连，对肾有固定作用。

（3）**纤维囊** fibrous capsule 为肾的固有膜，质薄而坚韧，包裹在肾表面，有保护肾的作用。在肾部分切除或肾外伤时，应仔细缝合纤维囊，防止肾实质撕裂。

（二）肾门、肾窦和肾蒂

1. **肾窦** renal sinus 由肾实质所围成的腔隙，其内容纳肾血管、肾盏、肾盂、神经、淋巴管和脂肪等。

2. **肾门** renal hilum 为肾内侧缘中部凹陷，有肾动脉、肾静脉、肾盂、神经和淋巴管等出入。肾门的边缘肾实质增厚，称为肾唇，具有一定的弹性，分为前唇和后唇，肾手术分离肾门时，牵开前唇或后唇可扩大肾门，能更好地显露肾窦。

3. **肾蒂** renal pedicle 由肾动脉、肾静脉、肾盂、神经和淋巴管等出入肾门的结构组成。肾蒂内主要结构的排列规律为：自上而下为肾动脉、肾静脉和肾盂，自前向后为肾静脉、肾动脉和肾盂。

（三）肾血管与肾段

1. **肾动脉和肾段**

（1）**肾动脉** renal artery 平第 1~2 腰椎间盘高度起自腹主动脉侧壁，横行向外，经肾门入肾，入肾前分为粗大的前支和较细的后支。由于腹主动脉位置偏左、下腔静脉偏右，右肾动脉较左肾动脉长。

（2）**肾段** 肾动脉入肾后由前、后支再分出肾的段动脉。前支横过肾盂的前方，继而发出上段动脉、上前段动脉、下前段动脉和下段动脉 4 个分支。后支横过在肾盂的后方，入肾后形成后段动脉。每条段动脉均有独立供血区域，这些段动脉所供给的肾实质区域称为**肾段** renal segment。肾段共有 5 个，即上段、上前段、下前段、下段和后段。上段动脉负责肾上部的供血；上前段动脉负责肾前面中、上部及肾后面上外侧份的供血；下前段动脉负责肾前面中、下部及肾后面下外侧份的供血；下段动脉负责肾下部的供血；后段动脉负责肾后面中间部分的供血（图 4-61）。

肾各段动脉之间无侧支吻合，如某一段动脉阻塞，血流就会中断，相应供血区域的肾实质便会发生坏死。

2. **肾静脉** renal vein 肾内的静脉有广泛吻合，无节段性，静脉在肾窦内汇成 2~3 支，出肾门后多合为一干，走行于肾动脉的前方，横行向左、右两侧汇入下腔静脉。两侧肾静脉在肾外的属支有差异。左肾静脉除收纳左肾上腺静脉，还接受左睾丸或卵巢静脉的血液，而右肾静脉通常没有肾外属支。

（四）淋巴及神经

1. **淋巴** 肾内淋巴管分浅、深两组。浅、深两组淋巴管相互吻合，在肾蒂处汇合成较粗的淋巴管，最后汇入腰淋巴结。

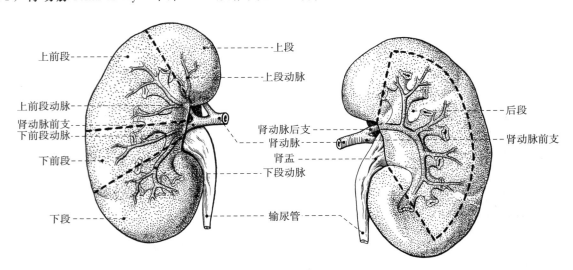

图 4-61 肾段动脉与肾段

2. **神经**　肾主要有交感神经、副交感神经和内脏感觉神经分布。肾的交感神经和副交感神经皆来自于肾丛，感觉神经随交感神经和迷走神经的分支走行。

三、输尿管腹部

输尿管 ureters 左、右各一，上端起自肾盂，下端终于膀胱，全长为 25～30 cm，位于腹膜后隙和脊柱两侧，是细长富有弹性的管状器官。根据部位输尿管可分为 3 部：腹部、盆部、壁内部（这里主要描述腹部，后两部在第五章详述）。

（一）行程

输尿管腹部从肾盂与输尿管交界处至跨越髂血管处，长 13～14 cm，紧贴腰大肌前面下行，在腰大肌中点的稍下方有睾丸或者卵巢血管斜过其前方。

（二）体表投影

输尿管腹部的体表投影在腹前壁相当于腹直肌外缘形成的半月线，在腰部约在腰椎横突末端的连线上。

（三）狭窄

输尿管腹部的上、下端是输尿管的狭窄部。第 1 狭窄位于肾盂与输尿管连接处，直径为 0.2～0.3 cm；第 2 狭窄位于跨越髂血管处，直径为 0.3 cm 左右；第 3 狭窄在盆腔叙述。肾内的结石进入输尿管后易嵌顿在输尿管的狭窄部。

（四）毗邻

十二指肠空肠曲、降结肠血管、左侧的睾丸或者卵巢血管跨过左输尿管腹部的前面。十二指肠降部、升结肠血管、回结肠血管、右侧的睾丸或者卵巢血管、回肠末段跨过右输尿管腹部的前面。故施行升、降结肠切除术处理相关血管时，一定要小心避免损伤输尿管。

（五）血供

输尿管腹部的血液供应是多源性的，主要由肾动脉、肾下极动脉、腹主动脉、第 1 腰动脉、髂总动脉、髂内动脉等的分支供应。

输尿管腹部的静脉与动脉伴行，分别经肾静脉、髂总静脉等回流入下腔静脉。

四、肾上腺

（一）位置与毗邻

肾上腺 suprarenal gland 为成对的内分泌器官，左、右各一，高约 5 cm，宽约 3 cm，厚 1 cm，质量约为 6 g。位于脊柱的两侧，平第 11 胸椎高度，两肾的上端，属腹膜外位器官。左侧肾上腺为半月形，右侧为三角形。左、右肾上腺的后面为膈肌。左、右肾上腺的其他部分毗邻略有不同。右肾上腺的前面为肝，内侧缘紧邻下腔静脉。左肾上腺前面的上部与胃后壁相邻，下部与胰尾和脾血管相邻，内侧缘紧邻腹主动脉。

（二）血管与淋巴

肾上腺动脉主要包括上、中、下 3 条动脉（图 4-62）。肾上腺上动脉起自膈下动脉，肾上腺中动脉来源于腹主动脉，肾上腺下动脉由肾动脉发出。

肾上腺的静脉分布略不同于动脉，左肾上腺静脉汇入左肾静脉，右肾上腺静脉汇入下腔静脉。

肾上腺的集合淋巴管多注入主动脉外侧淋巴结、腔静脉外侧淋巴结及中间腰淋巴结。

五、腹主动脉

腹主动脉的分支为脏支和壁支，脏支又分为不成对和成对的两种。

（一）脏支

1. **不成对的脏支**　具体内容见本章第四节。

2. **成对的脏支**

（1）**肾上腺中动脉** middle suprarenal artery　在肾动脉上方平第 1 腰椎高度起自腹主动脉，左、右各 1 支。

（2）**肾动脉** renal artery　在肠系膜上动脉起点平面的稍下方，多在第 2 腰椎平面发自腹主动脉的侧壁。

（3）**睾丸或卵巢动脉** testicular or ovarian artery　细而长，在肾动脉起点平面稍下方，由腹主动脉的前外侧壁发出，在腹膜后隙斜向外下方，越过输尿管前面。睾丸动脉经腹股沟管深环进入腹股沟管，参与精索的构成，最后分布至睾丸；卵巢动脉在小骨盆上缘处并入卵巢悬韧带，分布于卵巢和输卵管的壶腹部（图 4-63）。

（二）壁支

1. **膈下动脉** inferior phrenic artery　左、右各一，在膈的主动脉裂孔处，由腹主动脉的起始部侧壁发出，斜外向上走行，分布于膈。

2. **腰动脉** lumbar artery　一般为 4 对，由腹主动脉后外侧壁发出，之后垂直向外横行，并在腰大肌的内侧缘分出背侧支和腹侧支。前者分布到背部的肌肉、皮肤及脊柱；后者分布至腹前外侧壁，与腹前外侧壁的其他血管形成吻合。

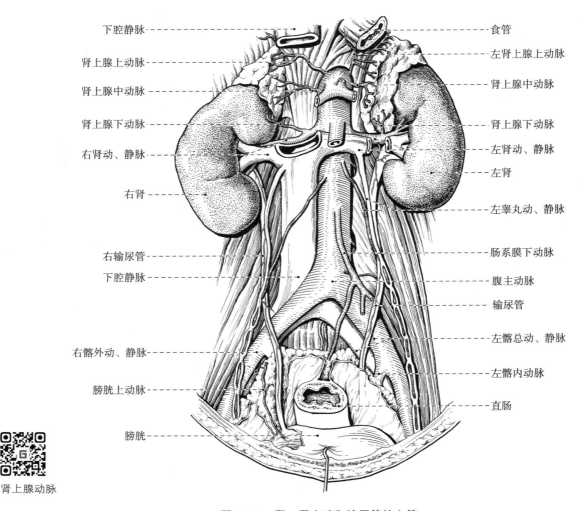

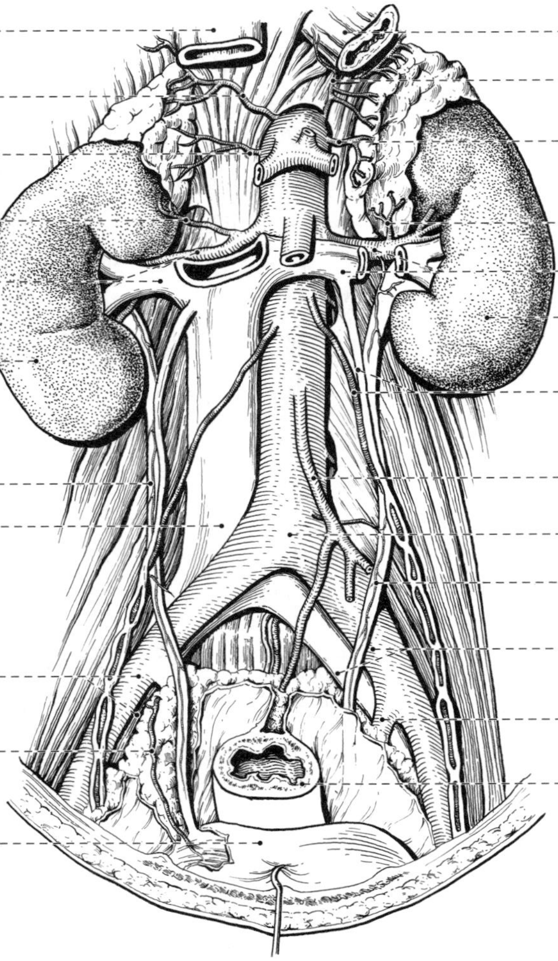
下腔静脉
肾上腺上动脉
肾上腺中动脉
肾上腺下动脉
右肾动、静脉
右肾
右输尿管
下腔静脉
右髂外动、静脉
膀胱上动脉
膀胱
食管
左肾上腺上动脉
肾上腺中动脉
肾上腺下动脉
左肾动、静脉
左肾
左睾丸动、静脉
肠系膜下动脉
腹主动脉
输尿管
左髂总动、静脉
左髂内动脉
直肠

肾上腺动脉

图 4–62 肾、肾上腺和输尿管的血管

3. **骶正中动脉** median sacral artery 多为 1 支，多起自腹主动脉分为髂总动脉前的分叉处后上方，经第 4 ~ 5 腰椎、骶尾骨的前面下行。

六、下腔静脉

1. **下腔静脉** inferior vena cava 由左、右髂总静脉汇合而成。下腔静脉收集膈肌平面以下的腹部、盆部和下肢的静脉血。下腔静脉在脊柱的右前方，沿腹主动脉的右侧上行，在第 10 胸椎高度穿膈的腔静脉裂孔，最后开口于右心房。

下腔静脉的属支有髂总静脉、右睾丸或卵巢静脉、右肾上腺静脉、肾静脉、肝静脉、膈下静脉和腰静脉。

2. **膈下静脉** inferior phrenic vein 收集膈和肾上腺的静脉血液，并与同名动脉伴行。

3. **睾丸（卵巢）静脉** testicular（ovarian）vein 起自蔓状静脉丛，穿腹股沟管深环，进入腹后壁的壁腹膜深面上行。右侧睾丸或卵巢静脉汇入下腔静脉，而左侧者垂直上升汇入左肾静脉。

4. **腰静脉** lumbar vein 4 对，收集腰部组织的静脉血，汇入下腔静脉。各腰静脉之间纵行的交通支称为**腰升静脉** ascending lumbar vein。两侧的腰升静脉向下与髂腰静脉、髂总静脉及髂内静脉相连，向上与肾静脉和肋下静脉相通。两侧的腰升静脉分别经左、右膈脚入后纵隔后，右侧移行于奇静脉，左侧移行于半奇静脉，最后汇入上腔静脉。因此，腰升静脉也是沟通上、下腔静脉系统的侧支循环途径之一。

七、腰交感干

腰交感干 lumbar sympathetic trunk 由 3 个或 4 个神经节和节间支构成，位于脊柱与腰大肌之间，上方连于胸交感干，下方延续为骶交感干。

八、乳糜池

乳糜池 cisterna chyli 位于第 1 腰椎椎体前方，

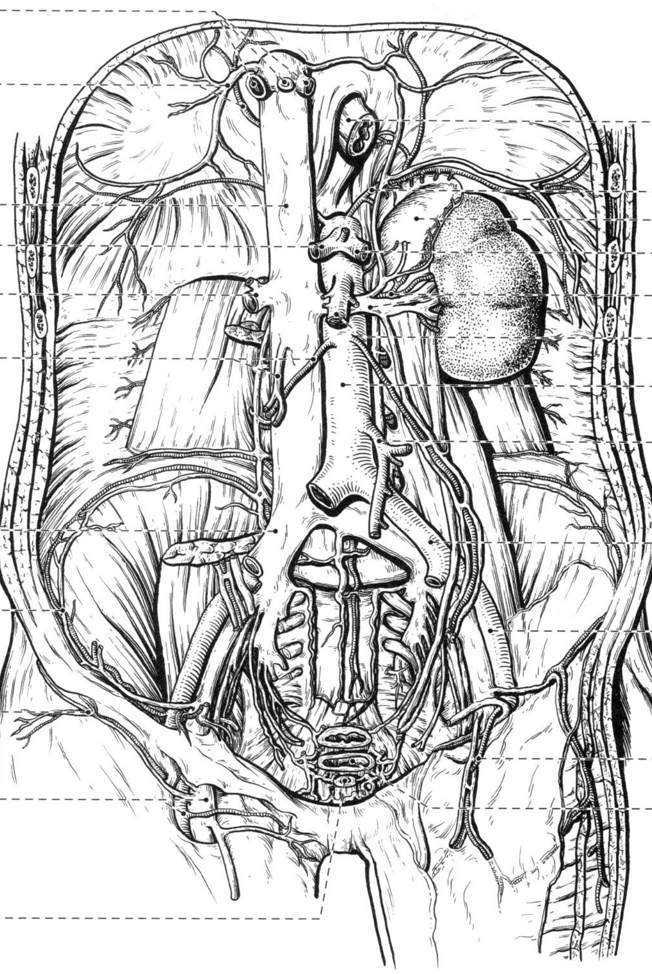

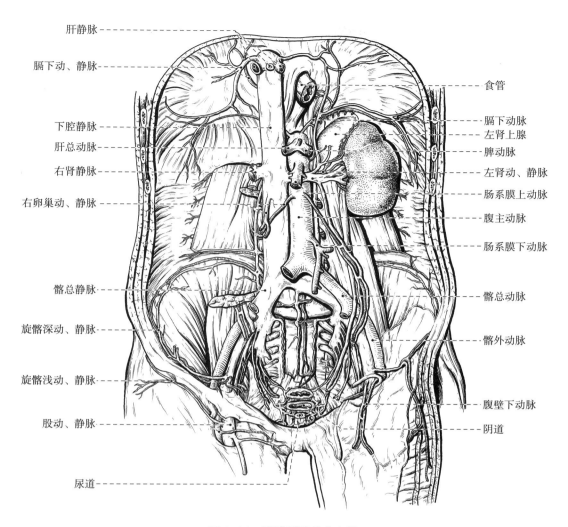

肝静脉
膈下动、静脉
下腔静脉
肝总动脉
右肾静脉
右卵巢动、静脉
髂总静脉
旋髂深动、静脉
旋髂浅动、静脉
股动、静脉
尿道
食管
膈下动脉
左肾上腺
脾动脉
左肾动、静脉
肠系膜上动脉
腹主动脉
肠系膜下动脉
髂总动脉
髂外动脉
腹壁下动脉
阴道

图 4-63 腹膜后隙的大血管

腹主动脉的右后方，肠干和左、右腰干汇入乳糜池，向上延续为胸导管，经膈的主动脉裂孔进入胸腔。

【局部解剖操作】

一、腹前外侧壁的解剖

1. 尸体仰卧做如下皮肤切口 ①自剑突下沿前正中线向下并环绕脐切至耻骨联合上缘。②从剑突向两侧外下沿肋弓切至腋中线。③从耻骨联合上缘沿腹股沟向外切至髂前上棘。将皮肤从前正中线向外侧翻开。

2. 浅筋膜 平对髂前上棘横行切开浅筋膜全层，在切口的下方区分浅筋膜的浅层 Camper 筋膜和深层 Scarpa 筋膜，然后分层剥离，观察并比较浅深两层的质地差别。

3. 用手指在浅筋膜深层的深方探查，证实深方与深筋膜之间为疏松结缔组织，因而易于分离，向内侧可分离至腹白线，向下方可分离至腹股沟韧带下方一横指处。

4. 在耻骨联合与耻骨结节之间，用一手指在浅筋膜深层的深方向下探查 1～2 cm，可证实浅筋膜深层由此向下移行为阴囊肉膜和浅会阴筋膜。

5. 腹前壁皮下动脉、静脉和神经，往往一起穿深筋膜浅出而分布，皮下静脉多呈蓝色条纹，故可以静脉为标志，寻认皮下血管和皮神经。在离前正中线 2～3 cm 处，寻认 2～3 支胸神经前皮支及伴行的动脉和静脉。

6. 在腋中线处沿第 7～10 肋骨的方向切开肋间隙的浅筋膜，寻认 2～3 支胸神经的外侧皮支及其伴行的动脉和静脉，分离皮神经至其末梢，追查其走向和分布。在耻骨结节上方 3～4 cm 处，试寻认髂腹下神经的前皮支。

7. 在腹股沟韧带中部上方，试寻认腹壁浅动脉和静脉，向下分离至股部。

8. 观察腹外斜肌的起止、纤维方向和腱膜位置，自腹直肌外侧缘，沿肋弓最低点下方一横指水平切断腹外斜肌，向外下方达腋中线，继沿腋中线向下切至髂嵴，再沿髂嵴切至髂前上棘，然后斜向内下方，切至腹股沟管浅环上方 1 cm 处，为避免损伤其深面的神经，在做切口时，应沿切口方向先做一小切口，将肌纤维与其深面的筋膜和神经分离后，再逐步扩大切口。将腹外斜肌及其腱膜与深层的筋膜分离后，翻向内侧，显露腹内斜肌，观察其纤维走行及移行为腱膜的位置。

9. 距腹外斜肌切口约 1 cm 处，由髂前上棘至腹直肌外侧缘做一水平切口，切开腹内斜肌，腹内斜肌与腹横肌之间有第 7～11 肋间神经走行，它们可作为分离的标志，将神经推向腹横肌表面，分离腹内斜肌，翻向内侧，腹内斜肌与腹横肌下部的肌纤维逐渐愈合在一起而不易分离。清理和观察腹内斜肌与腹横肌之间的肋间神经、肋下神经及伴行血管。

10. 观察腹横肌纤维走行及移行为腱膜的位置。

11. 在腹白线左侧（或右侧）一横指处纵向切开腹直肌鞘前层并翻向两侧，因鞘前层与腱划结合紧密，需用刀尖仔细剥离。

12. 将腹直肌与其深面的腹直肌鞘后层分离，观察第 7～11 间神经、肋下神经及伴行血管进入腹直肌的情况。在脐下方高度切断腹直肌，翻向两端，观察腹直肌鞘后层下缘形成的弓状线。用无齿镊提起鞘后层的下缘，并将它与其深面腹横筋膜分离，可见弓状线以下腹直肌直接贴附于腹横筋膜。在腹直肌鞘内清理腹壁上、下动脉及其伴行的同名静脉，观察它们的行程和吻合。

13. 观察三层阔肌腱膜相愈着而形成的半月线。

二、腹股沟区的解剖

1. 腹股沟三角 沿腹白线及腹直肌的横切口做十字切口，打开腹膜腔，从腹膜内表面，观察腹前壁下部的皱襞和凹窝。在深的内侧缘观察凹间韧带，注意有无肌纤维增强。顺凹间韧带纤维的方向，分离腹壁下动脉，在该动脉的内侧观察腹股沟三角的围成，此三角区的浅层结构为腹外斜肌腱膜，深层结构为腹股沟镰和腹横筋膜。

2. 观察腹股沟韧带形态和两端的附着，在腹股沟韧带内侧端的上方，清理并观察腹股沟管浅环，注意腹外斜肌腱膜和筋膜此处已愈着为一层，并延续为精索外筋膜。用刀柄钝性分离精索（男尸）的内侧和外侧，显露浅环的内侧脚和外侧脚，提起精索，观察在精索的后方，由耻骨结节向内上方走行的反转韧带。在腹股沟韧带内侧端的深面，由股三角的内上方仔细清理，显露腔隙韧带，观察它与股环的关系。在浅环上方 2～3 cm 处，清理髂腹下神经的前皮支，证实其穿腹外斜肌腱膜浅出。

3. 由髂前上棘至腹直肌外侧缘做一水平切口，再沿腹直肌鞘外侧缘向下至浅环内侧脚内侧切开腹外斜肌腱膜，注意不要破坏浅环，然后将三角形的腱膜片向外下翻开，打开腹股沟管前壁，显露管内的精索（或子宫圆韧带）。翻起腱膜后，在其深面清理髂腹下神经本干至髂前上棘附近，注意观察其在腹内、外斜肌之间的行程。在髂腹下神经的下方，寻认并清理与其平行的髂腹股沟神经，注意其伴随精索由浅环浅出。

4. 将精索拉向外侧，在精索的上方可见腹内斜肌和腹横肌纤维，呈弓形绕向内侧和后方并呈腱性融合，此即腹股沟镰。少量肌纤维，由精索的前方和外侧下降，呈祥状绕行，此即提睾肌。

5. 观察腹横筋膜及其围绕精索形成的环口即腹股沟管深环，继而包裹精索表面延为精索内筋膜。

6. 观察并总结腹股沟管的位置、两口、四壁及通行结构。

三、腹膜和腹膜腔的解剖

1. 将腹前壁肌层和壁腹膜翻向四周，打开腹膜腔，在剑突下方可见肝左叶，其下缘斜过腹上区，肝左下方可见胃前壁，胃前壁的下缘有大网膜附着，并由此下垂，盖于肠袢表面，将大网膜游离缘提起并翻向上方，轻轻拨动肠袢，可见肠袢之间与其他脏器之间均有间隙，彼此连通，此即腹膜腔。

2. 将肋弓提起，伸手于肝与膈之间，向上可达膈穹隆，为腹膜腔的上界，将小肠袢轻轻翻向上方，可见腹膜腔下部，经小骨盆上口续为骨盆腔。观察完毕后，将各脏器整复原位。观察腹腔的范围和境界。

3. 将腹前壁右上 1/4 腹壁提起，从左侧观察矢状位的镰状韧带。再将右侧肋弓上提，将肝推向下方，更能观其全貌。

4. 用拇指和示指搓捻其游离下缘，探知其内的结缔组织索，即为肝圆韧带。将手指插入肝与膈之间，向后上方探查，指尖可触及左、右冠状韧带的前层。将手移向两侧，探查三角韧带，左侧三角韧带较明显，在肝左叶的外上方，可用示指与拇指捏住左三角韧带。用游离肝标本对照观察，以证实探查结果。

5. 将肝的前下缘提向右上方，观察肝胃韧带和肝十二指肠韧带，在胃大弯下方观察胃结肠韧带，注意其跨越横结肠前方，大网膜继续向下延续，下伸至脐平面或稍下方，然后反折向上附于横结肠。

6. 将胃底推向右侧，尽可能地显露胃脾韧带。将右手由脾与膈之间向上伸入，手掌向脾，绕脾的后内侧，可伸达脾与左肾之间，指尖触及的结构即为脾肾韧带。在脾的下端检查膈结肠韧带。

7. 将大网膜，横结肠及其系膜翻向上方。将小肠推向一侧，将肠系膜根舒展平整，观察肠系膜的形态，扪认肠系膜根的附着。将回肠末段推向左侧，在盲肠下端寻找阑尾，将阑尾游离端提起，观察阑尾系膜的形态、位置。

8. 将横结肠提起，由下方观察横结肠系膜，扪认其系膜根的附着。提起乙状结肠，观察乙状结肠系膜。

9. 小网膜的形态和分布，前已观察。在胃大弯下方观察大网膜。沿大网膜向左上方追查其与胃脾韧带和膈结肠韧带的关系。

10. 沿胃大弯下方1~2 cm处将胃结肠韧带切开一小口，注意勿损伤沿胃大弯走行的胃网膜左、右动脉。将右手由切口伸入网膜囊内，向上可达胃和小网膜的后方。

11. 再将左手示指伸入肝十二指肠韧带后方的网膜孔内，使左右手指会合，证实网膜囊借网膜孔通向腹膜腔。再扩大胃结肠韧带的切口，将胃大弯提起，仔细观察和触摸网膜囊各壁的结构，理解其位置和范围。最后用手指探查网膜孔周围的结构。

12. 将手伸入肝右叶与膈之间，探查肝右上间隙的范围，其左侧为镰状韧带，其后方可达右冠状韧带的前层，其右侧随肝右叶上面向下移行至升结肠旁沟。将手伸入肝左叶与膈之间，探查左肝上间隙的范围，其右侧为镰状韧带，其后方为左冠状韧带。

13. 将肝下缘和肋弓一并上提，从肝右叶的下方伸手探入肝肾隐窝，向上可通往右肝上间隙，向下可通往升结肠旁沟。观察左肝下前间隙的范围。将手由胃大弯下方的切口伸入网膜囊内，探查左肝下后间隙的范围。

14. 翻动小肠袢和小肠系膜根，观察左、右肠系膜窦。在升、降结肠的外侧，观察升、降结肠旁沟，检查其向下和向上的交通。为进一步理解腹膜的连续性和完整性，可在上腹部和下腹部水平切面上分别做两次环行检查，然后在正中面上做一次纵行检查，着重检查腹膜的移行和转折情况，进一步理解网膜囊与腹膜腔的关系。

四、腹腔血管的解剖

1. 自胃左动脉沿胃小弯向右切开小网膜追查，动脉逐渐增粗，即为胃右动脉，继续追查至其起始于大干处，此大干即肝固有动脉。然后自肝固有动脉向左剥开腹膜，即可见到肝总动脉另一分支胃十二指肠动脉。再沿肝总动脉向左追至胃左动脉起始处，即到达肝总动脉的根部。

2. 在肝十二指肠韧带游离缘处，切开该韧带前层，切口向上延至肝的下方，向下至十二指肠上缘。从肝固有动脉起始处向上清理至肝门，可见肝固有动脉分为左支和右支，从肝门入肝，再沿右支清理其向右发出的胆囊动脉。如见淋巴结，保留之，待后观察。

3. 自胃十二指肠动脉起始处向下清理至十二指肠上部后方，胃十二指肠动脉即分为胃网膜右动脉和胰十二指肠上前、后动脉，沿胃大弯剥开大网膜第一层，向左清理胃网膜右动脉，直至胃大弯中部，该动脉与胃网膜左动脉吻合，吻合可能很细小，不易解剖时可不予追查，一并清理胃网膜右动脉向上发出的胃支及向下发出的网膜支，解剖1~2支即可。

4. 于幽门下缘从胰十二指肠上前动脉发出处切开腹膜，沿十二指肠降部与胰头间向下追查胰十二指肠上前、后动脉，沿途清理其发出至十二指肠和胰头的分支，如分支过于细小，则不清理。

5. 在胃大弯中部将已解剖的胃网膜右动脉提起，沿胃大弯向左拨开大网膜第一层追查，至胃网膜右动脉末端细处，即表示胃网膜左、右动脉吻合部位。

6. 沿胃网膜左动脉本干切开胃脾韧带，层追至其起点处。提起胃大弯，在胃网膜左、右动脉下方1~2 cm处切断大网膜，将胃翻向右上方，胃后方的空腔即网膜囊，透过网膜囊后壁，可见突向网膜囊的胰。

7. 在胰上缘切开网膜囊后壁，寻找脾动脉。先沿脾动脉本干向右追查至脾动脉发出处。脾静脉需保留，勿切断。如动脉位置过深不易操作时，可将胰上缘稍翻向前下，再行清理。同时清理脾动脉向下发出之胰支。胰支有数条，清理1~2支即可。然后转向左追查至脾门附近，可见脾动脉发出2~3条终末支，即脾支，沿此清理至脾门入脾处。

8. 沿脾门至胃底方向，切开胃脾韧带，寻找分布至胃底的3~4条胃短动脉。试寻找脾动脉本干上或其脾支上发出的、贴腹后壁向上至胃底后面的胃后动脉。

9. 将大网膜及横结肠向上方翻起，把空、回肠推向左下方，使小肠系膜平张于脊柱前方，切开肠系膜根部的右侧腹膜，寻找肠系膜上动脉和静脉，首先露出者为静脉，清理静脉本干及其属支根部，然后再在其左侧寻找并清理与之伴行的肠系膜上动脉。

10. 向下清理至回肠末段，向上至胰下方。然后在该血管上端沿胰下缘横行切开腹膜4~5 cm，将胰体略提起，清理肠系膜上动脉的根部。肠系膜上动脉根部因周围有腹腔神经丛和肠系膜上淋巴结缠绕而被覆盖，清理时应特别小心，最好是只用刀尖背拨寻，不要轻易切断。如胰翻至相当程度尚不能见其根部时，则自胰上缘将胰稍向下推翻，再寻找之。

11. 在肠系膜上动脉左侧撕去肠系膜右层的部分腹膜，清理1~2条向左发出的肠动脉和胰十二指肠下动脉，并沿其分支追至肠壁处。将横结肠向上翻起，撕去横结肠系膜后层中部及肠系膜上动脉右侧的腹膜，清理肠系膜上动脉右侧壁发出的分支。

12. 沿中结肠动脉追至结肠左、右曲附近；沿右结肠动脉追查至升结肠始端和结肠右曲；并沿回结肠动脉追至回肠末端、升结肠起始部、盲肠和阑尾。中结肠动脉、右结肠动脉和回结肠动脉均有伴行静脉，解剖各动脉时一并清理之。此外，在解剖过程中，注意观察各分支间的相互吻合情况。对动脉干上的神经丛，只需稍事清理，不可清除。

13. 将全部小肠袢推向右侧，在腹后壁左下方，腹主动脉下段的左前方，透过腹膜可见一条圆形隆起，沿隆起将其表面的腹膜切开，即可露出肠系膜下动脉本干。肠系膜下动脉上段无静脉伴行，

根部周围有肠系膜下淋巴结，可稍清理留待以后观察。在其左侧壁自上而下可见其发出的左结肠动脉，乙状结肠动脉和直肠上动脉。

14. 自左结肠动脉根部向左追查，沿本干及其分支追至结肠左曲和髂嵴水平为止。左结肠动脉大部有伴行静脉，周围排列有左结肠淋巴结。左结肠动脉深面有睾丸动脉和输尿管经过，故不能剥离过深，以免损伤。

15. 在左结肠动脉发出处下方，寻找乙状结肠动脉，并观察其与左结肠动脉的吻合情况。乙状结肠动脉有伴行静脉，注意保留，其周围有乙状结肠淋巴结，清理时亦保留。沿肠系膜下动脉向下追查直肠上动脉至小骨盆上口处为止。入小骨盆后留待盆部解剖时观察。

16. 将小肠袢推向左下方，进行肝门静脉及其属支的解剖。在肝十二指肠韧带内，先将已解剖的肝固有动脉、胆总管和肝总管找出，分别将肝固有动脉推向左侧，胆总管和肝总管推向右侧，在两者之间的后方，即可找到粗大的肝门静脉。

17. 然后沿主干向上、向下追查。向上追至肝门附近分为左、右两支入肝为止，并自右支向右寻找其属支胆囊静脉，向下追查至胰，并注意清理与胃左、右动脉伴行的胃左、右静脉。如胆囊静脉、胃左静脉和胃右静脉太细小，不易剥认时，可不解剖，配合有关模型进行观察。

18. 将胰略推向上方，沿肠系膜上静脉向上追查，即见其与脾静脉汇合成肝门静脉的情况，此两静脉在解剖动脉时均已显露，稍事清理即可，但应注意观察脾静脉的重要属支肠系膜下静脉的行程和注入部位。肠系膜下静脉是脾静脉的较大属支，可在脾静脉中部向下寻找，不难找出，亦可沿左结肠静脉向上寻找直至其注入部位。

五、结肠上区的解剖

1. 肝外胆道　将示指伸入网膜孔，此时示指的前方为肝十二指肠韧带的游离右缘及其内容物：胆总管、肝固有动脉、肝门静脉、神经和淋巴管。纵行切开肝十二指肠韧带，暴露胆总管，仔细清理之，确认其通过胆囊管与胆囊相连。向上追踪肝总管及其非常短的肝右管和肝左管。在胆总管和肝门静脉周围可见肝淋巴结。来自腹腔神经节的内脏神经纤维缠绕于肝十二指肠韧带内诸结构的周围，并与之伴行，为了使解剖视野清楚，可将其去除。

2. 腹腔干及其分支

（1）寻找腹腔干。在肝总管的左侧解剖肝固有动脉，沿该动脉向下追踪肝总动脉和腹腔干。腹腔干为一短干，于膈的下方由腹主动脉发出，很快分为胃左动脉、肝总动脉和脾动脉。在腹腔干周围有腹腔淋巴结环绕。肝总动脉在十二指肠上部的上缘分为肝固有动脉和胃十二指肠动脉。

（2）清理肝固有动脉及其分支

1）胃右动脉　至胃小弯，与胃左动脉吻合。

2）左支　至肝左叶。

3）右支　至肝右叶。

4）胆囊动脉　为一细支，通常起自肝固有动脉右支，经胆囊三角至胆囊。验证由胆囊管、肝总管和肝脏面围成的胆囊三角。

（3）清理脾动脉。脾动脉沿胰上缘由右向左行，修洁2~3 cm即可，其余部分以后追踪。

（4）沿胃小弯向左上方清理胃左动脉及伴行的胃左静脉至贲门处，解剖出胃左动脉的食管支，注意沿胃左动脉排列的淋巴结；在贲门前方，仔细分离迷走神经前干及其分支即胃前支和肝支。胃前支伴胃左动脉沿胃小弯走行，分支分布于胃前壁，最后于角切迹附近分成"鸦爪"样分支，分布于幽门部的前壁；肝支经小网膜向右行，参加肝丛。在贲门后方找出迷走神经后干及其分支即胃后支和腹腔支，沿胃小弯深部解剖胃后支。

（5）在胃大弯中部下方1 cm处横行切开大网膜前层，找出胃网膜左、右动脉，两者常吻合成动脉弓，在解剖过程中注意观察沿胃网膜左、右血管排列的淋巴结；向右清理胃网膜右动脉至幽门后方，可见此动脉是胃十二指肠动脉的分支，在幽门下方辨认幽门下淋巴结。向左清理胃网膜左动脉至脾门处。

（6）保留胃网膜左、右动脉，在动脉的下方横行切开大网膜（胃结肠韧带），将胃翻向上，大网膜仍与横结肠相连。触摸胃后壁的毗邻（胰、左肾上腺、左肾、脾、横结肠及其系膜等，它们共同构成胃床）。助手将脾牵拉向前，继续清理胃网膜左动脉至脾门。在脾门处，解剖出由脾动脉发出的胃短动脉，该动脉经胃脾韧带至胃底，注意观察胰尾及脾门附近的脾淋巴结。

（7）小心翻动胰体和胰尾，在胰的后面解剖出脾静脉。沿脾静脉向左追踪至其与肠系膜上静脉在胰头和胰体交界处后方汇合成肝门静脉处。在此处，确认肠系膜上静脉，它是肝门静脉的最粗大属支。修洁肝门静脉。寻找肠系膜下静脉的注入部位。肠系膜下静脉通常注入脾静脉或肠系膜上静脉，少数注入上述两静脉汇合处的夹角内。追踪胃左静脉和胃右静脉，它们收集食管和胃小弯的静脉血，注入肝门静脉。观察胃网膜左静脉注入脾静脉，胃网膜右静脉注入肠系膜上静脉。

3. 十二指肠和胰

（1）沿十二指肠降部右侧切开腹膜，将十二指肠降部翻向左侧，检查十二指肠水平部后方的结构（肝门静脉、胆总管、胃十二指肠动脉等）和胰后方的结构；沿十二指肠降部左侧面，追踪胆总管和胰管在十二指肠降部后内侧壁的汇合处，并观察其开口的情况；检查在胰管的上方有无副胰管的存在。

（2）纵行切开十二指肠降部的外侧壁，观察十二指肠黏膜的结构特点和十二指肠纵襞。辨认十二指肠大乳头（可能还有小乳头）的位置及其与胰头的关系。

4. 脾　探查确认脾的前、后两端，上、下两缘及膈、脏两面。可见上缘有2~3个切迹；脏面与胃、左肾、左肾上腺、胰尾、结肠左曲相邻，中央部为脾门。修洁出入脾门的脾动、静脉和神经等。

六、结肠下区的解剖

1. 首先提起大网膜并将其与横结肠向上翻起，再将小肠推向右侧，在横结肠系膜根部下方，脊柱左侧，找到十二指肠空肠曲，此即空肠起点处。

2. 由此向下直达回肠末端，依次观察空、回肠的位置和形态。然后将空、回肠翻向左下方，平展肠系膜，可见肠系膜根自十二指肠空肠曲斜向右下，直到右髂窝。

3. 从上向下依次提起空、回肠，仔细观察走行于肠系膜两层之间的血管分支吻合成的一系列血管弓，以及从血管弓发出的直小血管分布于肠壁的情况。

七、腹膜后隙的解剖

1. 将腹腔内的肠管推向内侧，暴露腹膜，找到肾的位置，自上而下切开肾前筋膜，切口上方略高于肾上腺稍上端，注意勿损伤其深面的结构。手伸入肾前筋膜深面，使之与其深面的结构分离，再插入刀柄向上、下、外侧探查，了解肾前、后筋膜的愈着关系。观察肾筋膜深面的肾脂肪囊。

2. 清理肾蒂，观察肾动脉、肾静脉与肾盂三者的排列关系。肾盂向下延续为输尿管，自上而下剥离输尿管，至小骨盆上口为止，观察其前、后毗邻。

3. 平肾下端切断输尿管和肾蒂各结构，取出肾。在肾表面切一小口，剥开一小块肾纤维囊，观察其与肾实质的愈着情况。

4. 用刀经肾门将肾沿额状面切成前大后小的两半，观察肾窦内结构及肾的内部结构。

5. 翻起肾前筋膜及其深面的脂肪组织，暴露肾上腺。注意观察左、右肾上腺在形态及毗邻方面的不同。清理发自腹主动脉的肾上腺中动脉，于肾上腺前面找出肾上腺静脉，沿此追踪至其注入下腔静脉和左肾静脉。

6. 腹主动脉和下腔静脉为肾前筋膜所遮盖。剥去中线附近的肾前筋膜，显露腹主动脉和下腔静脉。此两条血管周围结构较多，故稍剥出其轮廓即可，不必过细清理。先观察腹主动脉发出的单一脏支，再解剖其成对的脏支和壁支。将肠系膜翻向右上方，在肠系膜上动脉根部下方，平第 2 腰椎高度寻找肾动脉，追至肾门处。注意观察其发出的肾上腺下动脉和肾动、静脉的位置关系。在腰大肌前面寻找睾丸静脉。沿其走向纵行切开肾前筋膜，分离出与之伴行的睾丸动脉。向上追查动脉的发出处及静脉的注入处，向下追至腹股沟管深环，如为女性的卵巢动脉则追至小骨盆上口为止。在膈的后部，食管和腔静脉孔两旁，寻找膈下静脉及与之伴行的膈下动脉，追查至其起点处，并清理其至膈和肾上腺的分支。

（李建华，代冬芳，刘慧东编写；
徐国成，荆永显绘图）

第五章

盆部与会阴

第一节 概 述

盆部 pelvis 与**会阴** perineum 位于躯干下部。盆部由盆壁、盆腔和盆腔器官组成。盆壁是以骨盆为支架，盆壁肌、盆底肌及其筋膜覆盖其上构成。盆壁围成盆腔，盆腔上口由界线围成，下口封以盆膈。盆腔内脏器官包括泌尿、生殖和消化器官的盆内部分。盆膈以下封闭小骨盆下口的全部软组织称为会阴。

一、境界与分区

盆部为小骨盆所在的范围，其上界以骨盆的**界线** terminal line 即小骨盆上口与腹腔分界；下界为骨盆下口，由盆膈封闭。

会阴有广义和狭义之分。广义的会阴是指盆膈以下的全部软组织，为耻骨联合下缘、两侧的坐骨支、耻骨下支、坐骨结节、骶结节韧带和尾骨尖组成的菱形区域。会阴借两侧坐骨结节间的连线分为前后两个三角形区域，前方为**尿生殖区** urogenital region（又称尿生殖三角），后方为**肛区** anal region（又称肛门三角）。狭义的会阴仅指肛门和外生殖器之间的软组织。

二、表面解剖

（一）体表标志

盆部上界的外侧可摸到**髂嵴** iliac crest，沿髂嵴向前可触及**髂前上棘** anterior superior iliac spine，向后可触及**髂后上棘** posterior superior iliac spine，两侧髂后上棘的连线平第 2 骶椎中部高度，两侧髂嵴最高点的连线平第 4 腰椎棘突高度。在腹前正中线下端可触及**耻骨联合** pubic symphysis 上缘，其两侧的锐缘为**耻骨嵴** pubic crest。在耻骨嵴的外侧端可触及**耻骨结节** pubic tubercle。耻骨结节与髂前上棘之间为**腹股沟韧带** inguinal ligament。在会阴部可触及**耻骨弓** pubic arch、**坐骨结节** ischial tuberosity 和**尾骨尖** apex of coccyx，它们是产科的常用骨性标志。

（二）体表投影

髂总动脉、髂外动脉的体表投影：从髂前上棘与耻骨联合连线的中点至脐下 2 cm 处，此线上 1/3 段为髂总动脉的投影；下 2/3 段为髂外动脉的投影；中、上 1/3 交点为髂内动脉的起点。

第二节 盆 部

一、骨盆整体观

骨盆 pelvis 由两侧的髋骨、后方的骶骨和尾骨借助骨连结构成。骨盆借界线将其分为大骨盆和小骨盆。**界线** terminal line 由骶岬、两侧的弓状线、髂耻隆起、耻骨梳、耻骨结节、耻骨嵴和耻骨联合上缘共同连成的一环状线。大骨盆位于界线的上方，又称假骨盆 false pelvis 或**大骨盆** pelvis major，属腹腔的一部分。小骨盆位于界线下方，又称真骨盆 true pelvis 或**小骨盆** pelvis minor（图 5-1）。

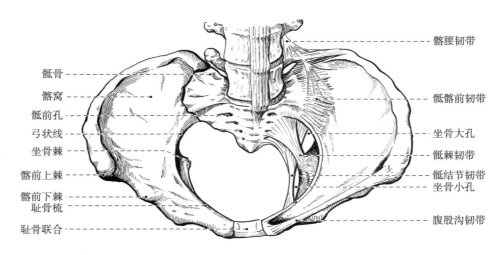

图 5-1　女性骨盆（上面观）

左侧标注（从上到下）：骶骨、髂窝、骶前孔、弓状线、坐骨棘、髂前上棘、髂前下棘、耻骨梳、耻骨联合

右侧标注（从上到下）：髂腰韧带、骶髂前韧带、坐骨大孔、骶棘韧带、骶结节韧带、坐骨小孔、腹股沟韧带

男性骨盆

小骨盆有上、下两口，**骨盆上口** superior pelvic aperture 又称骨盆入口，由界线围成。**骨盆下口** inferior pelvic aperture 又称骨盆出口，即会阴的菱形周界，自后向前由尾骨尖、骶结节韧带、坐骨结节、坐骨下支、耻骨下支、耻骨联合下缘构成。两侧耻骨下支在耻骨联合下缘所形成的夹角称为**耻骨下角** subpubic angle，男性为 70°～75°，女性角度较大，为 90°～100°。

骨盆的前壁为耻骨体、耻骨支和耻骨联合，后壁为骶、尾骨前面，两侧壁为髂骨、坐骨、骶结节韧带及骶棘韧带。骶结节韧带及骶棘韧带与坐骨大切迹、坐骨小切迹围成坐骨大、小孔。骨盆的前外侧有**闭孔** obturator foramen，被一层结缔组织膜封闭（闭孔膜），仅其前上方留有一管状裂隙，称**闭膜管** obturator canal。

女性骨盆是胎儿经阴道娩出的必经之路，因此，男女骨盆有着显著的差异。女性骨盆宽而短，上口近似圆形，下口较宽大。而男性骨盆窄而长，上口为心形，下口窄小。加之女性尾骨的活动性较大，坐骨结节外翻，从而使女性骨盆各径在分娩时可有一定程度的增加。

二、盆壁肌

盆壁肌附于盆壁内面，包括闭孔内肌和梨状肌。

（一）闭孔内肌

闭孔内肌位于盆侧壁的前份，起自闭孔膜内面及其周围骨面，肌腱经坐骨小孔出盆腔，止于股骨转子窝；由第 5 腰神经和第 1 骶神经分支支配。

（二）梨状肌

梨状肌位于盆后壁，起自骶骨前面、骶前孔外

侧，向外经坐骨大孔出骨盆，止于股骨大转子，将坐骨大孔分为上、下两个间隙，分别称为梨状肌上孔和梨状肌下孔，两孔中都有血管、神经通过；梨状肌由第 5 腰神经和第 1、2 骶神经分支支配。

三、盆底肌与盆膈

（一）盆底肌

盆底肌包括肛提肌和尾骨肌（图 5-2）。

1. **肛提肌** levator ani　为一对四边形扁肌，起于耻骨联合的盆面、耻骨后面与坐骨棘之间的肛提肌腱弓（盆筋膜腱弓）和坐骨棘。肌纤维向后内方走行，在中线处与对侧肌纤维会合止于会阴中心腱、肛尾韧带和尾骨尖，左右连成漏斗状。在会阴中心腱前方，两侧前份的肌纤维围成盆膈裂孔，在男性有尿道通过，在女性有尿道和阴道通过。

根据肌纤维的起止和排列，肛提肌自前向后又可分为以下 4 部分：

（1）**前列腺提肌** levator prostatae（男性）和**耻骨阴道肌** pubovaginalis（女性）　均起自耻骨联合及肛提肌腱弓前份，前列腺提肌纤维经前列腺尖两侧，向后止于会阴中心腱，有支持前列腺的作用。耻骨阴道肌纤维沿尿道、阴道两侧后行，并与尿道、阴道壁的肌纤维交织，有协助缩小阴道口的作用。

（2）**耻骨直肠肌** puborectalis　起于耻骨盆面和肛提肌腱弓前份，肌纤维行向后内，止于直肠和肛管侧壁、后壁及会阴中心腱，或与对侧纤维交织构成"U"形襻，围绕于直肠和肛管交界处的侧方和后方，是肛直肠环的组成部分，有肛门括约肌的作用。另外，耻骨直肠肌可将直肠肛管交界处向前

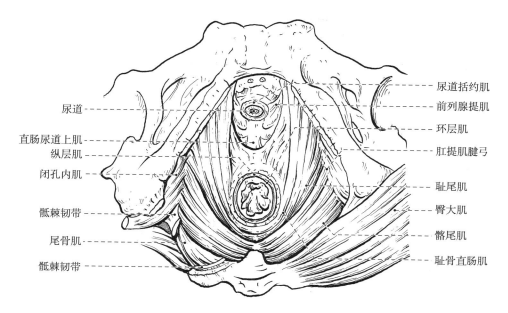

图 5-2 盆底肌（男性）

尿道括约肌
前列腺提肌
环层肌
肛提肌腱弓
耻尾肌
臀大肌
髂尾肌
耻骨直肠肌

尿道
直肠尿道上肌
纵层肌
闭孔内肌
骶棘韧带
尾骨肌
骶棘韧带

上方牵引，形成 90° 的肛管直肠角。

（3）**耻尾肌** pubococcygeus 起于肛提肌腱弓中份，止于骶、尾骨侧缘和肛尾韧带（尾骨尖与肛门之间）。

（4）**髂尾肌** iliococcygeus 起于肛提肌腱弓后份和坐骨棘盆面，止于肛尾韧带及尾骨侧缘。肛提肌由阴部神经的肛神经（S_4）和会阴神经（$S_2 \sim S_4$）支配。

2. **尾骨肌** coccygeus 位于肛提肌后外方，骶棘韧带的前方，紧贴骶棘韧带的上面，起自坐骨棘盆面，止于尾骨和骶骨下部的外侧缘，由第 3 ~ 4 骶神经（$S_3 \sim S_4$）分支支配。

（二）盆膈

盆膈 pelvic diaphragm 又称盆底，由肛提肌、尾骨肌及覆盖两者上、下面的盆膈上、下筋膜组成（图 5-3）。盆膈封闭骨盆下口的大部分，后部有肛管通过，仅在其前方两侧肛提肌的前内侧缘之间留有一狭窄裂隙，称盆膈裂孔（又称尿生殖裂孔），盆膈裂孔下方由会阴深横肌和尿道膜部括约肌及其筋膜构成的尿生殖膈封闭加固，男性有尿道通过，女性有尿道和阴道通过。

盆膈有支持和承托盆内脏器的作用，并可与腹肌、膈肌协同增加腹内压。

四、盆筋膜

盆筋膜 pelvic fascia 分为盆壁筋膜、盆脏筋膜和盆膈筋膜 3 部分（图 5-3）。

（一）盆壁筋膜

盆壁筋膜 parietal pelvic fascia 也称盆筋膜壁层，覆盖盆壁和盆壁肌的内面，向上与腹内筋膜相

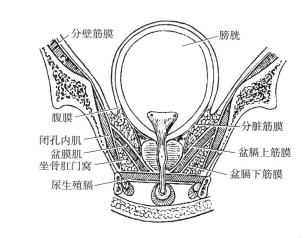

分壁筋膜
膀胱
腹膜
分脏筋膜
闭孔内肌
盆膈肌
盆膈上筋膜
坐骨肛门窝
盆膈下筋膜
尿生殖膈

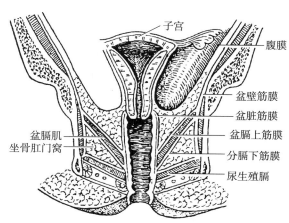

子宫
腹膜
盆壁筋膜
盆脏筋膜
盆膈上筋膜
盆膈肌
坐骨肛门窝
分膈下筋膜
尿生殖膈

图 5-3 盆筋膜（冠状切面）

延续，向下至盆底与盆膈上筋膜相续。覆于骶骨前方的部分为骶前筋膜，其与骶骨之间有丰富的静脉丛。覆于梨状肌和闭孔内肌内面的分别为梨状肌筋膜及闭孔筋膜。闭孔筋膜自耻骨体盆面至坐骨棘呈线形增厚，称**肛提肌腱弓** tendinous arch of levator ani（盆筋膜腱弓），为肛提肌和盆膈上、下筋膜提供起点和附着处。男性耻骨体后面有耻骨前列腺韧带张于耻骨体与前列腺鞘和膀胱颈之间，而女性耻骨体后面有耻骨膀胱韧带张于耻骨体与膀胱颈和尿道之间，是维持膀胱、前列腺和尿道位置的重要结构。

（二）盆脏筋膜

盆脏筋膜 visceral pelvic fascia 也称为盆筋膜脏层，由盆壁筋膜向上反折，包绕穿过盆膈或尿生殖膈的盆腔脏器、血管及神经的结缔组织的总称，并形成这些器官的筋膜或鞘。如：包裹前列腺的部分称为前列腺鞘；进一步向上延续包裹膀胱，形成膀胱筋膜；包裹直肠的筋膜为直肠筋膜，紧贴直肠外表面，不易从直肠表面剥离。男性直肠与膀胱、前列腺、精囊及输精管壶腹之间（女性在直肠与阴道之间），有一冠状位的结缔组织隔，称**直肠膀胱隔** rectovesical septum（女性为**直肠阴道隔** rectovaginal septum），两侧附着于盆侧壁。女性子宫颈和阴道上部的前方与膀胱底之间还有膀胱阴道隔。

（三）盆膈筋膜

覆盖于肛提肌和尾骨肌上表面的筋膜为盆膈上筋膜，在前方和两侧附于肛提肌腱弓，后方与梨状肌筋膜、骶前筋膜相延续，在内脏器官穿经盆膈处与盆腔筋膜相融合。覆盖肛提肌和尾骨肌下表面的筋膜为盆膈下筋膜。

五、盆筋膜间隙

盆筋膜在盆腔内形成许多筋膜间隙。间隙内有大量疏松结缔组织和脂肪，有利于盆腔脏器的容积变化，有利于手术分离脏器，但脓血和渗液等液体也易于在间隙内聚集。在临床上较为重要的间隙有：

（一）耻骨后隙

耻骨后隙 retropubic space 也称膀胱前隙，位于耻骨联合与膀胱之间，正常时由大量的疏松结缔组织占据。临床上，该间隙作为膀胱、前列腺和剖宫产的腹膜外手术入路，手术时可不破坏腹膜。

（二）直肠旁隙

直肠旁隙 pararectal space 又称骨盆直肠隙，位于盆腔腹膜与盆膈之间。男性直肠旁隙前为膀胱、前列腺，女性为阴道及子宫阔韧带；后为直肠及直肠侧韧带。直肠侧韧带由直肠下动、静脉及周围结缔组织构成。直肠指检可扪及直肠壶腹下份的两侧，即相当于此隙。

（三）直肠后隙

直肠后隙 retrorectal space 又称**骶前间隙** presacral space，位于直肠筋膜与骶前筋膜之间，两侧借直肠侧韧带与直肠旁隙分开，其下界为盆膈上筋膜，向上与腹膜后隙相通。直肠后间隙内含有紧贴骶骨前面的骶前静脉丛；腹膜后隙充气造影术即经尾骨旁进针，把空气注入直肠后隙，空气上升到腹膜后隙而显影。手术分离直肠后方时，可在此间隙内做钝性分离，以避免损伤骶前静脉丛。

六、盆部的血管、淋巴和神经

（一）动脉

1. **髂外动脉** external iliac artery 在骶髂关节前面起自髂总动脉，沿腰大肌内侧下行，经腹股沟韧带深面穿血管腔隙至股部，男性的睾丸血管和生殖股神经在其外侧与之伴行。髂外动脉起始部的前方有输尿管跨过，女性还有卵巢动、静脉越过；其末段前方男性有输精管越过，女性有子宫圆韧带斜向越过。近腹股沟韧带处，髂外动脉发出腹壁下动脉和旋髂深动脉。

2. **髂内动脉** internal iliac artery 起自髂总动脉，斜向进入盆腔，其起始部前面有输尿管跨过，其后面邻近腰骶干，内侧为髂内静脉和闭孔神经。髂内动脉沿骨盆后外侧壁下行，至梨状肌上缘处分为前、后两干。后干的分支均为壁支；前干除发出壁支外，还发出供给盆内脏器及外生殖器的脏支。

（1）髂内动脉前干发出的壁支 ①**臀下动脉** inferior gluteal artery，向下穿梨状肌下孔至臀部，分布于邻近结构。②**闭孔动脉** obturator artery，沿盆侧壁经闭膜管至股部，分布于邻近诸肌及髋关节。③阴部内动脉，见第五章第三节。

（2）髂内动脉后干发出的壁支 ①**髂腰动脉** iliolumbar artery，行向后外，分布于髂腰肌等。②**骶外侧动脉** lateral sacral artery，沿骶前孔内侧下行，分布于梨状肌、尾骨肌等结构。③**臀上动脉** superior gluteal artery，向下穿梨状肌上孔至臀部，分布于臀肌及髋关节。

髂内动脉脏支的行程与分布，将在盆内脏器及会阴部叙述。

（二）静脉

髂内静脉 internal iliac vein 由盆腔内静脉汇聚而成，在骶髂关节前方与髂外静脉汇合成髂总静脉。髂内静脉的属支分为脏支和壁支，壁支与同名动脉伴行，收集动脉分布区的静脉血。其脏支有直肠下静脉、膀胱静脉、阴道静脉和子宫静脉，各静脉始于盆腔对应器官的静脉丛（图5-4）。

盆内脏器周围的静脉丛有：

直肠静脉丛 rectal venous plexus 可分为内、外两部分，内静脉丛位于直肠和肛管黏膜深面，外静脉丛位于肌层的外面，内、外静脉丛之间有广泛吻合，为肝门静脉系和腔静脉系之间的交通之一。

女性的**卵巢静脉丛** ovarian venous plexus 位于卵巢和输卵管附近的子宫阔韧带内，最终汇集为卵巢静脉注入左肾静脉；**子宫静脉丛** uterine venous plexus、**阴道静脉丛** vaginal venous plexus 位于子宫和阴道的两侧；**膀胱静脉丛** vesical venous plexus 位于膀胱下部周围，收纳膀胱、尿道和阴道下部的静脉血，故在女性，也称为**膀胱阴道静脉丛** vesicovaginal venous plexus。

男性的**前列腺静脉丛** prostatic venous plexus 包埋于前列腺鞘中，常与膀胱静脉丛合称**膀胱前列腺静脉丛** vesicoprostatic venous plexus。

盆腔内静脉丛的静脉腔内无瓣膜，各丛之间的吻合丰富，可自由交通，有利于血液的回流。

（三）淋巴

盆腔内主要的淋巴结群如下（图5-5）。

1. **髂外淋巴结** external iliac lymph node 沿髂外动脉排列，收纳下肢和脐以下腹前壁的淋巴和膀胱、前列腺和子宫的淋巴。

2. **髂内淋巴结** internal iliac lymph node 沿髂内动脉及其分支排列，收纳盆内所有脏器、会阴深部结构、臀部和股后部的淋巴。

3. **骶淋巴结** sacral lymph node 沿骶正中和骶外侧动脉排列，收纳盆后壁、直肠、子宫颈和前列腺的淋巴。

4. **髂总淋巴结** common iliac lymph node 收集上述3组淋巴结的输出管，淋巴结沿髂总动脉排列，其输出管注入左、右腰淋巴结。

（四）神经

盆部的神经主要有骶丛和内脏神经，此外，腰丛的闭孔神经也沿骨盆侧壁至股部。

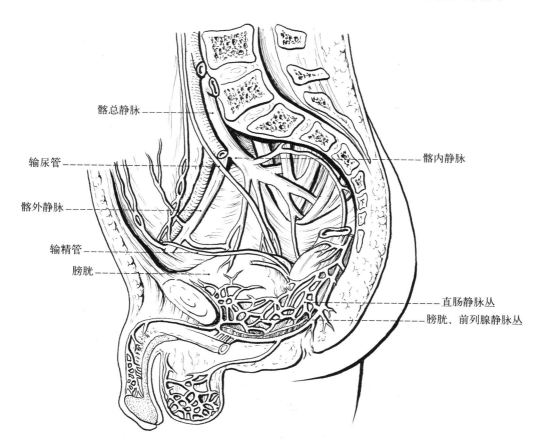

图 5-4 盆部静脉（男性）

髂总静脉

输尿管

髂外静脉

输精管

膀胱

髂内静脉

直肠静脉丛

膀胱、前列腺静脉丛

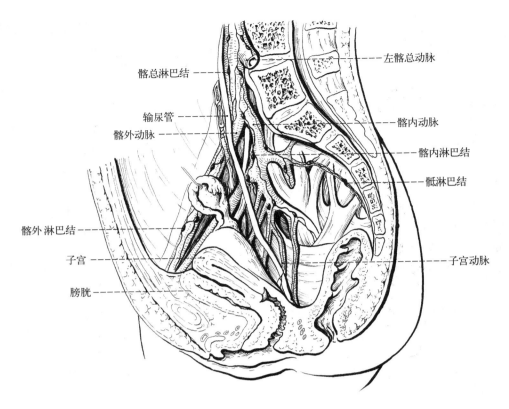

图 5-5 盆部淋巴结（女性）

骶丛 sacral plexus 由腰骶干和第 1~4 骶神经组成，位于梨状肌前面，其分支经梨状肌上孔和梨状肌下孔出盆腔，分布于臀部、会阴及下肢。

盆部的内脏神经如下。

1. **骶交感干** sacral sympathetic trunk 由腰交感干延续而来，沿骶前孔内侧下降，在尾骨前方，两侧骶交感干连接于单一的**奇神经节** impar ganglion（尾神经节）。

2. **上腹下丛和下腹下丛**

（1）**上腹下丛** superior hypogastric plexus 又称骶前神经，为腹主动脉丛向下的延续，在第 5 腰椎椎体前面和两侧髂总动脉间，此丛发出分支至输尿管丛、睾丸（卵巢）丛及髂总动脉周围的神经丛，在骶岬水平分为左、右腹下神经，在髂总动脉的内侧下行于盆腔的后外侧壁，与盆内脏神经和骶交感节的节后纤维共同组成左、右下腹下丛。

（2）**下腹下丛** inferior hypogastric plexus 又称**盆丛** pelvic plexus，位于盆腔脏器两侧、腹膜外结缔组织内，其纤维随髂内动脉的分支组成若干副丛（直肠丛、前列腺丛及子宫阴道丛等）分布到盆腔脏器。

3. **盆内脏神经** pelvic splanchnic nerves 又称**盆神经**，有 3 支，由第 2~4 骶神经前支中的副交感神经节前纤维组成。此神经加入下腹下丛（盆丛），与交感神经纤维一起行走至盆内脏器，在脏器附近或壁内的副交感神经节交换神经元，节后纤维分布于结肠左曲以下的消化管、盆内脏器及外阴等。

七、盆腔脏器

（一）直肠

1. **位置与形态** 直肠 rectum（图 5-6~图 5-9）在第 3 骶椎平面续于乙状结肠，向下穿盆膈移行为肛管，全长 10~14 cm。直肠在矢状面上有两个弯曲：上部的骶曲与骶骨盆面的弯曲度一致，凸向后方；下部的会阴曲在尾骨角处，凸向前方。直肠下部膨大，称为直肠壶腹。直肠腔内黏膜常有 3 条横行的半月状皱襞，称为**直肠横襞** horizontal folds of rectum。其中第 2 横襞较恒定，位于直肠右侧壁，离肛门 7~8 cm，常作为直肠镜检的定位标志之一。

2. **直肠的毗邻** 直肠上 1/3 有腹膜覆盖其前面和两侧面；中 1/3 仅前方有腹膜覆盖；下 1/3 则无腹膜覆盖。男性直肠在腹膜反折线以上隔直肠膀胱陷凹与膀胱底上部、精囊和输精管壶腹相邻，腹膜反折线以下则借直肠膀胱隔与膀胱底下部、精

图中标注文字：
髂总淋巴结 — 左髂总动脉
输尿管
髂外动脉 — 髂内动脉
— 髂内淋巴结
— 骶淋巴结
髂外淋巴结
子宫
膀胱 — 子宫动脉

囊、输精管壶腹、前列腺及输尿管盆部相邻；女性直肠在腹膜反折线以上隔直肠子宫陷凹与子宫和阴道穹后部相邻，腹膜反折线以下则借直肠阴道隔与阴道后壁相邻。直肠后方隔骶前筋膜覆盖的脂肪组织、骶神经、尾神经前支、骶交感干及奇神经节骶静脉丛和淋巴管等，与骶骨、尾骨和梨状肌和尾骨肌相邻。

3. 直肠的血管、淋巴和神经 直肠的动脉主要有直肠上、下动脉及骶正中动脉，且彼此间有吻合。

直肠上动脉为肠系膜下动脉的终支。该动脉经乙状结肠系膜根入盆腔，在第3骶椎平面分为左、右两支，沿直肠两侧下降进入直肠。直肠下动脉起自髂内动脉前干，行向前下，营养直肠下段。

直肠的静脉与同名动脉伴行。

直肠上部的淋巴管注入直肠壁外的直肠旁淋巴结，其输出管注入直肠上淋巴结和肠系膜下淋巴结；直肠下部的淋巴管注入髂内淋巴结和骶淋巴结。

直肠接受来自盆丛的交感和副交感神经支配。传入纤维属内脏传入纤维，经腹下丛或盆内脏神经入中枢，对痛觉不敏感。

（二）膀胱

1. 位置与形态 膀胱 urinary bladder（图5-6~图5-9）空虚时位于小骨盆腔前部、耻骨联合的后方，属腹膜外位器官；充盈时上升至耻骨联合上缘以上，则属腹膜间位器官。儿童由于盆腔容积小，膀胱几乎全部位于耻骨联合之上；随年龄增长逐渐降入盆内，约7岁全部入盆腔。空虚的膀胱呈三棱锥状，可分尖、体、底和颈4部。

2. 毗邻 其前壁、侧壁和底的下部均无腹膜覆盖。空虚的膀胱上界约与骨盆上口相当，膀胱尖指向前上方，与腹壁内的脐正中韧带相连。膀胱底朝向后下方。男性膀胱底上部借直肠膀胱陷凹与直肠相邻，下部与精囊和输精管壶腹相贴；女性膀胱底与子宫颈和阴道前壁相贴。膀胱尖和底之间为膀胱体，上面有腹膜覆盖，下外侧面紧贴耻骨后间隙内的疏松结缔组织及肛提肌和闭孔内肌。膀胱的下部为膀胱颈，在男性与前列腺相接，女性与尿生殖膈相邻。膀胱充盈时，膀胱尖、体和底的上部可升至耻骨联合上方，腹前壁到膀胱的腹膜反折线也随之上移，使膀胱前壁直接与腹前壁相贴。

3. 膀胱的血管、淋巴和神经

（1）膀胱的动脉 ①**膀胱上动脉** superior vesical artery，约在耻骨上缘平面起自髂内动脉的分支脐动脉根部，分布于膀胱的上部和中部。②**膀胱下动脉** inferior vesical artery，起自髂内动脉前干，位于闭孔动脉后下方，沿骨盆侧壁向后下行，营养膀胱下部、精囊腺、前列腺等。膀胱动脉可有分支与腹壁下动脉分支吻合，可成为结扎髂内动脉后供应膀胱的重要侧支循环途径。

（2）膀胱的静脉 在膀胱外下部形成膀胱静脉丛，围绕膀胱颈，然后汇入膀胱静脉，注入髂内静脉。

（3）膀胱的淋巴 膀胱的淋巴管多注入髂外淋巴结，亦有少数淋巴管注入髂内淋巴结和髂总淋巴结。

（4）膀胱的神经 分布于膀胱的神经来自盆丛（下腹下丛）的膀胱丛，其中交感神经来自胸11、12和腰1、2脊髓节，使逼尿肌松弛、尿道内括约肌收缩，有利于尿的贮存；副交感神经来自脊髓2~4骶节的盆内脏神经，使逼尿肌收缩、尿道内括约肌松弛而排尿。

（三）输尿管盆部与壁内部

1. 输尿管盆部 pelvic part of ureter （图5-6~图5-9）左、右输尿管在骨盆上口处分别越过髂血管（左髂总动脉末段和右髂外动脉始段）进入盆腔后，即成为输尿管盆部。输尿管盆部沿骨盆侧壁在腹膜深面下行，越过脐动脉起始段、闭孔血管和神经，在坐骨棘平面转向前内走向膀胱底。男性输尿管到达膀胱外侧角之前有输精管在其前上方由外向内越过，然后输尿管经输精管壶腹与精囊之间到达膀胱底；女性输尿管则行于子宫阔韧带底部，在子宫颈外侧约2cm处经子宫动脉后下方到膀胱底，输尿管与子宫动脉的位置关系恰似"桥下流水"，临床上结扎子宫动脉时，应注意避免结扎输尿管。

输尿管盆部的血供有不同的来源，近膀胱处有来自膀胱下动脉的分支，在女性还有子宫动脉的分支分布；其静脉汇入髂内静脉；淋巴注入髂内淋巴结；神经来自下腹下丛（盆丛）。

2. 输尿管壁内部 intramural part of ureter 输尿管于膀胱底外侧角处，向内下斜穿膀胱壁，开口于膀胱三角的输尿管口，长约1.5cm，是输尿管最狭窄处。当膀胱充盈时，膀胱内压增加可压迫输尿管壁内部，阻止尿液向输尿管反流。此部也是常见的结石滞留部位。

（四）前列腺

1. 位置与毗邻 前列腺 prostate 位于膀胱颈与

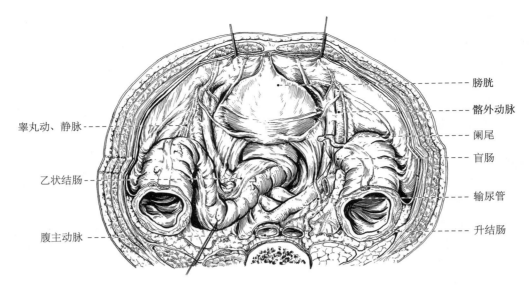

图5-6　男性盆腔内容（上面观）

膀胱

髂外动脉

阑尾

盲肠

输尿管

升结肠

睾丸动、静脉

乙状结肠

腹主动脉

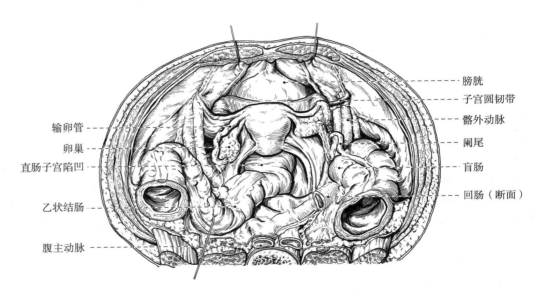

图5-7　女性盆腔内容（上面观）

膀胱

子宫圆韧带

髂外动脉

阑尾

盲肠

回肠（断面）

输卵管

卵巢

直肠子宫陷凹

乙状结肠

腹主动脉

尿生殖膈之间，呈板栗状，分底、体和尖3部。其底朝上，邻膀胱颈；尖朝下与尿生殖膈的上面相接。前列腺体的前面有耻骨前列腺韧带，连接前列腺鞘与耻骨的盆面；后面平坦，借直肠膀胱隔与直肠壶腹相邻；前列腺后上方有输精管和精囊。临床上直肠指检时，经肛门上方约4 cm处可触及前列腺。

2. 前列腺的被膜　前列腺表面有两层被膜。内层由较致密的纤维结缔组织和少量平滑肌纤维构成，称为**前列腺囊** prostatic capsule；外层由盆脏筋膜包裹，称为**前列腺筋膜** prostatic fascia（**前列腺鞘** prostatic sheath）。这两层之间有前列腺的静脉丛、神经和动脉。

3. 前列腺的血管、淋巴和神经

（1）前列腺的血管　前列腺的动脉主要来自膀胱下动脉和直肠下动脉。前列腺的静脉在前列腺周围形成前列腺静脉丛，汇入膀胱静脉丛，再经膀胱下静脉汇入髂内静脉。

（2）前列腺的淋巴　注入髂内淋巴结和骶淋巴结。前列腺的淋巴管与膀胱和直肠的淋巴管有吻合。

（3）前列腺的神经　由盆丛、膀胱丛随动脉分支而来。交感神经使血管壁和腺实质内的平滑肌收缩；副交感神经促进腺体分泌。

（五）输精管盆部、射精管及精囊

1. 输精管盆部　自腹股沟管深环外续于腹股

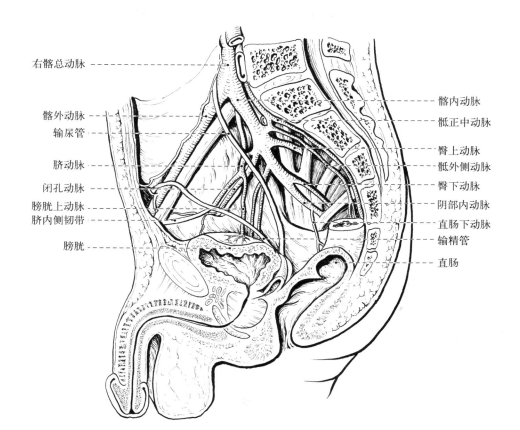

右髂总动脉

髂外动脉
输尿管

脐动脉

闭孔动脉
膀胱上动脉
脐内侧韧带

膀胱

髂内动脉
骶正中动脉

臀上动脉
骶外侧动脉

臀下动脉

阴部内动脉

直肠下动脉

输精管

直肠

男性盆腔
和会阴

图 5-8　男性盆腔（正中矢状面）

沟部，在腹膜深面向后下内行，越过髂外血管的前方入盆部，沿盆腔外侧壁行向后下，在膀胱外侧越过输尿管前内侧处，转折向下到达膀胱底与直肠之间（图 5-8）。在此，输精管膨大形成输精管壶腹，行于精囊的内侧，其末端逐渐变细，在前列腺底的后部与精囊的排泄管口以锐角汇合成射精管。

输精管盆部的动脉主要来自输精管动脉及附近动脉的分支。输精管盆部的静脉在输精管周围构成静脉丛，主要至膀胱底注入膀胱丛。输精管盆部的淋巴注入髂内淋巴结或腰淋巴结。输精管盆部的神经来自下腹下丛，并在输精管周围形成神经丛。

2. **射精管** ejaculatory duct　位于前列腺底后部，由输精管壶腹与精囊排泄管以锐角汇合而成，向前内下方穿经前列腺后叶、中叶和侧叶之间，末端呈裂隙状开口于尿道前列腺部的精阜上，长约2 cm。

3. **精囊** seminal vesicle　为一对长椭圆形腺体，位于膀胱底后上方、输精管壶腹的外侧，后邻直肠。精囊上宽下窄，表面凹凸不平，下端细直为其排泄管。

精囊的动脉来自输精管动脉、膀胱下动脉和直肠下动脉的分支。精囊的静脉形成精囊静脉丛，主要注入膀胱静脉丛。精囊的淋巴沿膀胱下动脉和输精管动脉走行，注入髂内和髂外淋巴结。分布于精囊的神经来自输精管神经丛，并构成精囊丛。

（六）子宫

1. **子宫的位置、形态与毗邻**　子宫 uterus 是壁厚腔小的肌性器官，位于盆腔中央，膀胱与直肠之间。正常子宫位置为前倾前屈位。前倾是指子宫长轴与阴道长轴相交呈向前开放的角，约为90°；前屈为子宫颈与子宫体之间形成向前开放的角，约为170°钝角。子宫的位置随膀胱和直肠的充盈状态、体位变化不同而变化。成年未孕子宫呈前后稍扁、倒置的梨形，分为底、体、颈3部分。**子宫底** fundus of uterus 为两侧输卵管子宫口平面以上的部分。**子宫颈** neck of uterus 为下端较窄而呈圆柱状的部分，在成年人长为2.5～3.0 cm，又分为突入阴道的子宫颈阴道部和阴道以上的阴道上部。子宫的前面隔膀胱子宫陷凹与膀胱上面相邻，宫颈阴道上部的前方借膀胱阴道隔与膀胱底相邻，后面隔着直肠子宫陷凹及直肠阴道隔与直肠相邻，两侧与输卵管和卵巢相邻，上方与小肠袢相邻，下方接阴道。故直肠指检可触及宫颈和子宫体下部（图5-7，图5-9）。

2. **子宫的韧带**　子宫能保持正常位置除了依靠盆底肌、尿生殖膈、阴道等子宫周围结构的承托外，各子宫韧带的固定也起了重要作用。

（1）**子宫阔韧带** broad ligament of uterus　位于子宫两侧，由子宫前后面的腹膜向盆侧壁延伸而成。其上缘游离，内有输卵管，下缘和外侧缘连至盆壁，移行于盆壁的腹膜。阔韧带前层覆盖子宫圆韧带，后层包被卵巢，两层间有血管、淋巴管、神经和结缔组织等。子宫阔韧带可限制子宫向两侧移动。

（2）**子宫圆韧带** round ligament of uterus　由平滑肌和结缔组织构成，呈圆索状，起自子宫角前下部，经子宫阔韧带和腹股沟管止于阴阜及大阴唇皮下，主要保持子宫的前倾位。

（3）**骶子宫韧带** sacrouterine ligament　起自宫颈后上部，向后外绕直肠止于骶骨前面。由结缔组织和平滑肌纤维构成，其表面有腹膜覆盖，形成直肠子宫襞。其主要作用是向后上牵引宫颈，维持子宫前屈姿势。

（4）**子宫主韧带** cardinal ligament of uterus　位于宫颈两侧，子宫阔韧带底部，由宫颈上部两侧向后外方连于骨盆侧壁，内含有少量平滑肌纤维，有固定子宫颈、维持子宫在坐骨棘平面以上不使子宫向下脱垂的作用。

3. **子宫的血管、淋巴和神经**

（1）**子宫的动脉**　子宫动脉来自髂内动脉前干，沿骨盆侧壁向前内下行4~5 cm后，进入子宫阔韧带的基底部两层腹膜之间，至子宫颈外侧2 cm处，从输尿管下段的前上方越过，向内接近峡部，于此处分为上、下两支。上行支（主支）于子宫侧缘子宫系膜内迂曲上行，沿途发小支入子宫壁，供应宫颈上部和子宫体。至子宫角处分出宫底支（供应子宫底），最后形成输卵管支和卵巢支两终支，分布于输卵管和卵巢并与卵巢动脉吻合。子宫动脉下行支较细，供应子宫颈和阴道上段。妊娠过的女性子宫动脉可有很多弯曲，甚至呈螺旋状。由于子宫动脉在子宫颈两侧与输尿管交叉，所以在子宫切除结扎子宫动脉时，应尽量靠近宫颈，以免损伤输尿管。

（2）**子宫的静脉**　先在子宫颈和阴道上段两侧形成子宫静脉丛和阴道丛，然后汇集成子宫静脉入

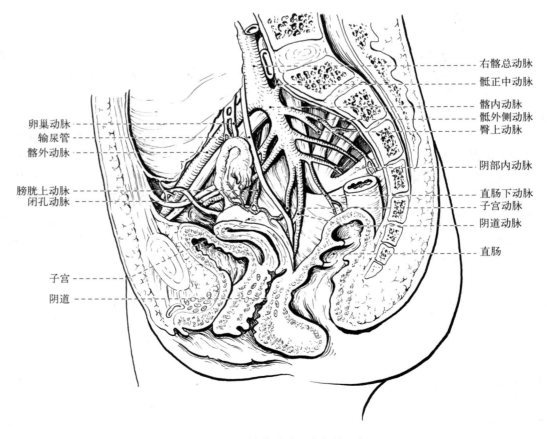

图5-9　女性盆腔（正中矢状面）

卵巢动脉
输尿管
髂外动脉
膀胱上动脉
闭孔动脉
子宫
阴道

右髂总动脉
骶正中动脉
髂内动脉
骶外侧动脉
臀上动脉
阴部内动脉
直肠下动脉
子宫动脉
阴道动脉
直肠

髂内静脉。

（3）子宫的淋巴 子宫底和子宫体上部的淋巴管，沿卵巢固有韧带走向卵巢门，与卵巢的淋巴管汇合，注入腰淋巴结。子宫角的淋巴管可沿子宫圆韧带注入腹股沟浅淋巴结。子宫体下部和宫颈的淋巴管部分注入髂内淋巴结，部分沿盆壁入髂外淋巴结，还有小部分注入骶淋巴结。

（4）子宫的神经 来自下腹下丛（盆丛）的子宫阴道丛，伴子宫动脉入子宫。交感神经使子宫血管壁平滑肌收缩，妊娠子宫壁肌收缩，非妊娠子宫壁肌舒张；副交感神经使子宫血管壁平滑肌扩张，对子宫壁肌的作用不明显。

（七）卵巢

1. 卵巢的位置、形态和韧带 卵巢 ovary 位于骨盆侧壁髂内动脉与髂外动脉夹角的卵巢窝内，呈扁卵圆形，分内、外侧面，上、下端和前、后缘。卵巢上端有卵巢悬韧带（内有卵巢的血管、淋巴和神经等）连于骨盆侧壁；下端有卵巢固有韧带与子宫角相连。卵巢前缘有卵巢系膜附于子宫阔韧带后层，称系膜缘；其中部为卵巢血管、神经出入之处，称卵巢门；卵巢后缘游离（图 5-7）。

2. 卵巢的血管、淋巴和神经

（1）卵巢的动脉 主要来自卵巢动脉和子宫动脉的卵巢支。卵巢动脉发自腹主动脉，沿腹后壁腰大肌前方下行至盆腔，在骨盆边缘相当于骶髂关节处，跨输尿管和髂总血管，经卵巢悬韧带和卵巢系膜，由卵巢门进入卵巢，并有侧支与子宫动脉的卵巢支吻合。子宫动脉的卵巢支经卵巢系膜与卵巢动脉吻合。卵巢动脉在妊娠时显著扩张增粗，通过与子宫动脉的吻合，协助供应子宫。

（2）卵巢的静脉 右侧卵巢静脉注入下腔静脉，左侧入左肾静脉。双侧卵巢部分静脉血注入子宫静脉丛。

（3）卵巢的淋巴 卵巢的淋巴管伴血管经卵巢悬韧带汇入腰淋巴结。

（4）卵巢的神经 来自腹主动脉丛，沿卵巢动脉进入卵巢。交感神经支配血管。

（八）输卵管

1. 输卵管的位置 输卵管 uterine tube 位于子宫阔韧带上缘内，自子宫底两侧向外至卵巢附近，沿卵巢外侧面上升，抵达上端，然后急向内下方弯曲，呈环抱卵巢之势（图 5-7）。

2. 输卵管的分部 输卵管全长可分 4 部：子宫部、峡部、壶腹部、漏斗部。**子宫部** uterine part

为贯穿子宫壁的一段，以输卵管子宫口通于子宫腔。**峡部** isthmus part 在子宫底的两侧，细而短，为输卵管结扎的部位。**壶腹部** ampulla part 是输卵管峡部向外移行的膨大部分，占输卵管全长的 2/3，为卵子受精的部位。**漏斗部** infundibulum part 是输卵管外侧端扩大部分，开口于腹膜腔，此口称输卵管腹腔口。腹腔口周缘有许多指状突起称输卵管伞，其中有一条最长贴于卵巢表面称卵巢伞。**输卵管伞** fimbriae of uterine tube 是手术中识别输卵管的重要标志。女性腹膜腔经输卵管腹腔口、输卵管、子宫腔和阴道与外界相通，故有感染的可能。

3. 输卵管的血管、淋巴和神经 营养输卵管的动脉有子宫动脉的输卵管支和卵巢动脉的输卵管支。输卵管的子宫部和峡由子宫动脉的输卵管支供血，壶腹部与漏斗部则由卵巢动脉的分支供应，彼此间有广泛的吻合。输卵管的静脉与同名动脉伴行。输卵管的淋巴汇集到卵巢下淋巴丛，最终注入腰淋巴结；输卵管受交感神经和副交感神经所支配，其支配神经来自腹主动脉丛及盆丛。

（九）阴道

阴道 vagina 位于盆腔中央，膀胱、尿道和直肠之间，为紧贴子宫下端的肌性管道，前、后壁贴近，全长 8～10 cm；上接宫颈，下穿尿生殖膈开口于阴道口。因宫颈阴道部突入阴道内，故将宫颈与阴道壁之间形成环状的间隙称为**阴道穹** vaginal fornix。阴道穹可分为前穹、后穹和两侧穹，后穹最深，直接与直肠子宫陷凹相贴（图 5-9）。

阴道的动脉来自子宫动脉的下行支和直肠下动脉的分支。子宫动脉的下行支，供应阴道上部。由髂内动脉前干发出的阴道动脉和直肠下动脉的分支供应阴道中段。阴部内动脉在会阴发支供应阴道下段。阴道上部的静脉汇成阴道静脉丛，经子宫静脉注入髂内静脉；阴道下部的静脉经阴部内静脉回流。

阴道上部的淋巴管汇入髂内、髂外或骶淋巴结，阴道下部的淋巴管则汇入腹股沟浅淋巴结。

阴道上部的神经来自盆丛的内脏神经，下部来自阴部神经的躯体神经。

第三节 会 阴

会阴 perineum 是指两股内侧之间，盆膈以下封闭骨盆下口的全部软组织，此为广义的会阴，其境界与骨盆下口一致。两侧坐骨结节之间的连线将会阴分为前后两个三角区，前方为**尿生殖区** urogenital region，后方为**肛区** anal region（图 5-10）。狭义的会阴在男性是指阴囊根部至肛门之间的软组织，在女性是指阴道前庭后端与肛门之间的软组织，又称为产科会阴。会阴表面正中线上有一深色的线，称会阴缝，男性此缝向前连接阴囊缝。

一、肛区

肛区又称为肛门三角，其表面皮肤下有肛管和坐骨肛门窝。

（一）肛管

肛管 anal canal 长约 4 cm 上续直肠，向后下绕尾骨尖终于肛门。**肛门** anus 位于尾骨尖下约 4 cm 处，会阴中心体的稍后方，肛门周围皮肤形成辐射状皱褶。

肛管周围有肛门括约肌，分为两部分：

1. **肛门内括约肌** sphincter ani internus　为肛管壁内环肌层增厚形成，属不随意肌，有协助排便的作用。

2. **肛门外括约肌** sphincter ani externus　为环绕肛门内括约肌周围的骨骼肌。按其纤维的位置分为：①皮下部，位于肛管下端的皮下，肌束呈环行；②浅部，位于皮下部之上，肌束围绕肛门内括约肌下部，前方止于会阴中心腱；③深部，肌束呈厚的环行带，围绕肛门内括约肌上部。直肠襞下份的纵行肌、肛门内括约肌和肛门外括约肌浅部、深部，以及耻骨直肠肌，在肛管和直肠延续处形成肌

性环，称为**肛门直肠环** anorectal ring。此环对肛管闭合、排便控制起主要作用（图 5-11）。

（二）坐骨肛门窝

1. **境界**　坐骨肛门窝 ischioanal fossa 又称为坐骨直肠窝，位于肛管两侧，为尖朝上，底朝下的锥形间隙（图 5-12）。窝尖由盆膈下筋膜与闭孔筋膜汇合而成，窝底为肛门两侧的浅筋膜及皮肤。内侧壁的下部为肛门外括约肌，上部为肛提肌、尾骨肌及盆膈下筋膜；外侧壁的下部为坐骨结节内侧面、上部为闭孔内肌及其筋膜；前壁为会阴浅横肌及尿生殖膈；后壁为臀大肌下缘及其筋膜和深部的骶结节韧带。坐骨肛门窝向前延伸到肛提肌与尿生殖膈汇合处，形成前隐窝。向后延伸至臀大肌、骶结节韧带与尾骨肌之间，形成后隐窝。窝内大量的脂肪组织称坐骨直肠窝脂体，具有弹性，排便时有利于肛管扩张。窝内脂肪的血供较差，又邻直肠和肛管，感染时容易形成脓肿或瘘管。

2. **坐骨直肠窝内的血管、神经和淋巴**

（1）阴部内动、静脉　**阴部内动脉** internal pudendal artery 为窝内主要动脉，起自髂内动脉前干，经梨状肌下孔出盆，绕过坐骨棘后面，穿坐骨小孔至坐骨直肠窝。主干沿此窝外侧壁上的**阴部管** pudendal canal（为阴部内血管和阴部神经穿经闭孔筋膜的裂隙，又称 Alcock 管）前行。在管内，阴部内动脉发出 2～3 支肛动脉，分布于肛管及肛门周围的肌和皮肤。行至阴部管前端时，阴部内动脉分为会阴动脉和阴茎动脉（女性为阴蒂动脉）进入尿生殖区。**阴部内静脉** internal pudendal vein 及其

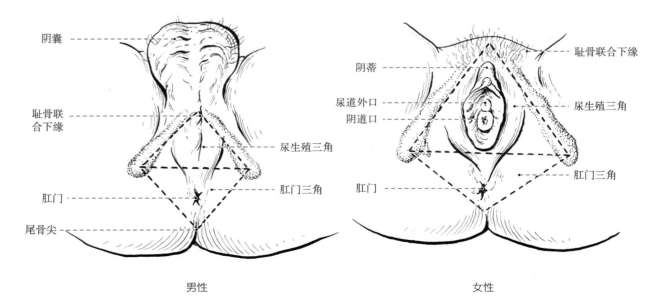

男性　　　　　　　　　　　　　　女性

图 5-10　会阴的分区

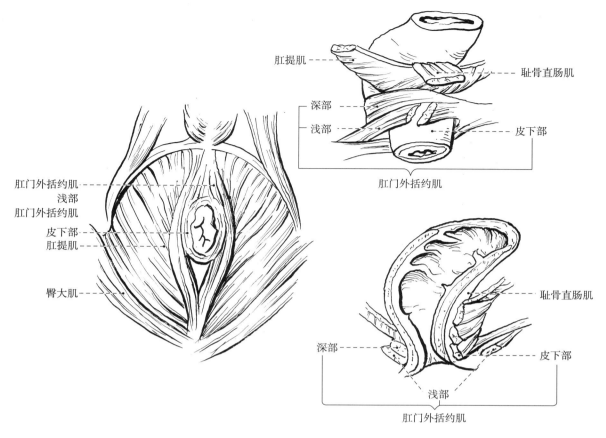

图 5-11 肛门括约肌

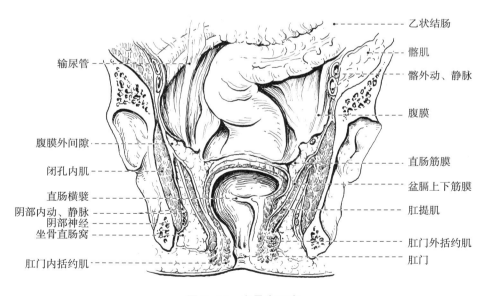

图 5-12 坐骨直肠窝

属支均与同名动脉伴行。

（2）**阴部神经** pudendal nerve 由骶丛发出，与阴部内血管伴行，在阴部管内，阴部管前端的行程、分支和分布皆与阴部内血管相同（图 5-13，图 5-14）。由于阴部神经在行程中绕坐骨棘，故会

阴手术时，常在坐骨结节与肛门连线的中点，经皮刺向坐骨棘下方，进行阴部神经阻滞。

肛管齿状线以下、肛门外括约肌、肛门周围皮下的淋巴汇入腹股沟浅淋巴结，然后至髂外淋巴结。肛管齿状线以上淋巴及部分坐骨直肠窝的淋巴

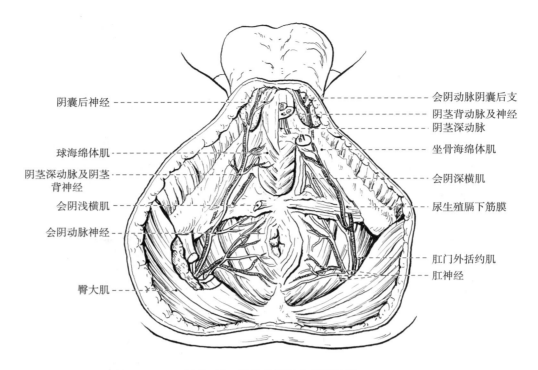

阴囊后神经 ----- ----- 会阴动脉阴囊后支
----- 阴茎背动脉及神经
----- 阴茎深动脉
球海绵体肌 ----- ----- 坐骨海绵体肌
阴茎深动脉及阴茎
背神经 ----- ----- 会阴深横肌
会阴浅横肌 ----- ----- 尿生殖膈下筋膜
会阴动脉神经 -----
----- 肛门外括约肌
----- 肛神经
臀大肌 -----

图 5-13 男性会阴的血管和神经

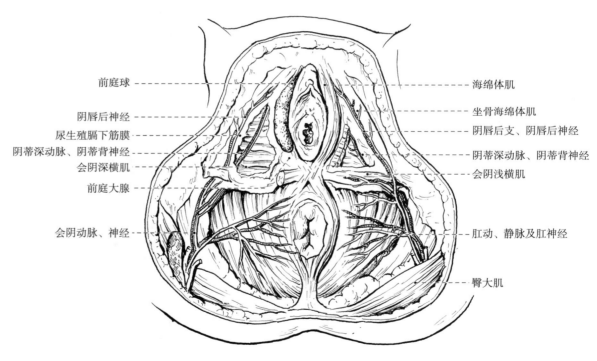

前庭球 ----- ----- 海绵体肌
阴唇后神经 ----- ----- 坐骨海绵体肌
尿生殖膈下筋膜 ----- ----- 阴唇后支、阴唇后神经
阴蒂深动脉、阴蒂背神经 ----- ----- 阴蒂深动脉、阴蒂背神经
会阴深横肌 ----- ----- 会阴浅横肌
前庭大腺 -----
会阴动脉、神经 ----- ----- 肛动、静脉及肛神经
----- 臀大肌

图 5-14 女性会阴的血管和神经

沿肛血管、阴部内血管走行、汇入髂内淋巴结。

二、尿生殖区

尿生殖区又称尿生殖三角,分为男性尿生殖区和女性尿生殖区,在男性此区的层次结构特点明显,具有临床意义。

(一)男性尿生殖区

1. 层次结构

(1)浅层结构 皮肤有阴毛,富含汗腺和皮脂腺。此区浅筋膜分浅、深两层。浅层为脂肪层,男性该层脂肪很少,与腹前外侧壁的浅筋膜浅层(Camper 筋膜)相延续;深层呈膜状,称**会阴浅**

筋膜 superficial fascia of perineum 或 Colles 筋膜。会阴浅筋膜前接阴囊肉膜，阴茎浅筋膜及腹前壁的浅筋膜深层（Scarpa 筋膜），两侧附着于耻骨弓和坐骨结节。此筋膜终止于两坐骨结节的连线上，并与尿生殖膈下、上筋膜相互愈着，正中线上还与会阴中心腱相愈着（图 5-15）。

（2）深层结构 包括深筋膜、会阴肌等。深筋膜可分为浅层的**尿生殖膈下筋膜** inferior fascia of urogenital diaphragm（又称**会阴膜** perineal membrane）和深层的**尿生殖膈上筋膜** superior fascia of urogenital diaphragm。两层筋膜皆为三角形，几乎呈水平位展开，两侧附着于耻骨弓。它们的后缘终止于耻骨结节连线上，并与会阴浅筋膜一起相互愈着；它们的前缘在耻骨联合下相互愈着，并增厚形成**会阴横韧带** transverse perineal ligament。会阴横韧带与耻骨弓状韧带之间有一裂隙，有阴茎（或阴蒂）背深静脉穿过。

会阴浅筋膜与尿生殖膈下筋膜之间为**会阴浅隙** superficial perineal space。由于会阴浅筋膜与阴囊肉膜、阴茎浅筋膜、腹前壁浅筋膜深层相延续，会阴浅隙向前上开放，与阴囊、阴茎和腹壁相通。尿生殖膈下、上筋膜之间为**会阴深隙** deep perineal space，因两层筋膜在前后端都愈着，故会阴深隙为一密闭的间隙。

1）会阴浅隙 又称为会阴浅袋。在浅隙内，两侧坐骨支和耻骨下支的边缘上有阴茎海绵体左、右脚附着，脚表面覆盖一对坐骨海绵体肌。尿道海绵体后端（尿道球）在正中线上，贴附于尿生殖膈下筋膜的下表面。尿道球的下表面有球海绵体肌覆盖。一对狭细的**会阴浅横肌** superficial transverse perineal muscle 位于浅隙的后份，起自坐骨结节的内前份，横行向内止于会阴中心腱。

此外，浅隙内还有**会阴动脉** perineal artery 的两条分支：会阴横动脉和阴囊后动脉。会阴横动脉细小，在会阴浅横肌表面向内侧走行。阴囊后动脉一般为两支，分布于阴囊的皮肤和肉膜。

会阴神经 perineal nerve 伴行会阴动脉进入浅隙，发出阴囊后神经与阴囊后动脉伴行。它的肌支除支配浅隙内会阴浅横肌、球海绵体肌和坐骨海绵体肌之外，还支配深隙内的会阴深横肌、尿道括约肌、肛门外括约肌和肛提肌（图 5-13，图 5-15，图 5-16）。

2）会阴深隙 又称为会阴深袋。深隙内的主要结构为一层扁肌，张于耻骨弓。前面的大部分围绕尿道膜部称为**尿道括约肌** sphincter urethrae，后面的纤维起自坐骨支内侧面，行向内附着于会阴中心腱，称**会阴深横肌** deep transverse perineal muscle。尿道括约肌和会阴深横肌与覆盖其上、下面的尿生殖膈上、下筋膜共同构成**尿生殖膈** urogenital diaphragm。

会阴深隙内的**尿道球腺** bulbourethral gland 位于尿道膜部后外侧。

阴茎动脉进入会阴深隙后发出尿道球动脉和尿道动脉，穿尿生殖膈下筋膜进入尿道海绵体。其

臀部解剖 1

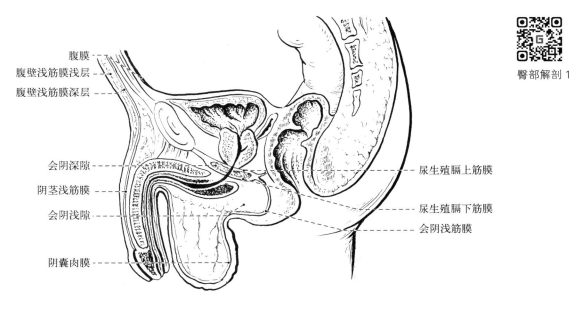

图 5-15 会阴筋膜矢状面模式图

左侧标注（从上到下）：
腹膜
腹壁浅筋膜浅层
腹壁浅筋膜深层
会阴深隙
阴茎浅筋膜
会阴浅隙
阴囊肉膜

右侧标注（从上到下）：
尿生殖膈上筋膜
尿生殖膈下筋膜
会阴浅筋膜

主干分为阴茎背动脉和阴茎深动脉,从深隙进入浅隙,分别行至阴茎的背面和穿入阴茎海绵体。与阴茎动脉及其分支伴行的有阴茎静脉及其属支,阴茎背神经也与阴茎背动脉伴行至阴茎背面(图5-16)。

2. **阴囊**　精索 spermatic cord 始于腹股沟管深环,止于睾丸后缘。其上部位于腹股沟管内,下部位于阴囊内。**阴囊** scrotum 是容纳睾丸、附睾和精索下部的囊,悬于耻骨联合下方,两侧股前内侧之间。

(1)层次结构　阴囊皮肤薄,有少量阴毛。**肉膜** dartos coat 是阴囊的浅筋膜,含有平滑肌纤

维,与皮肤组成阴囊壁,并在正中线上发出**阴囊中隔** scrotal septum,将阴囊分成左、右两部。肉膜深面由外向内依次为:**精索外筋膜** external spermatic fascia、**提睾肌** cremaster muscle、**精索内筋膜** internal spermatic fascia 和 **睾丸鞘膜** tunica vaginalis of testis。睾丸鞘膜不包囊精索,可分脏层和壁层,脏层贴于睾丸和附睾的表面,在附睾后缘与壁层相移行,两层之间为鞘膜腔(图5-17)。

(2)血液供应、淋巴引流和神经支配　供应阴囊的动脉有股动脉的阴部外浅、深动脉,阴部内动脉的阴囊后动脉和腹壁下动脉的精索外动脉。它们

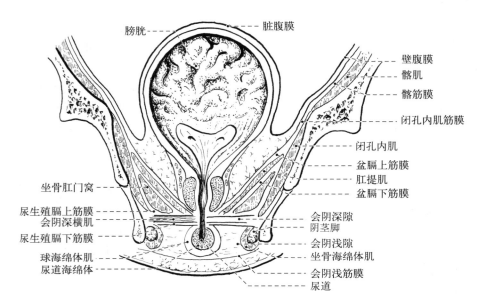

图 5-16　男性盆腔冠状切面模式图

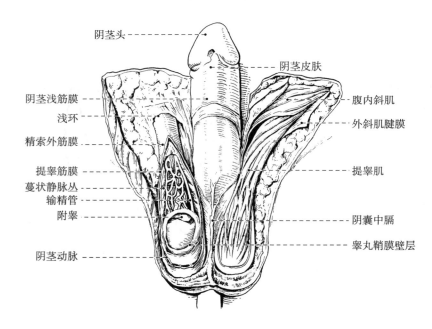

图 5-17　阴囊、睾丸和精索被膜

的分支组成致密的皮下血管网。阴囊的静脉与动脉伴行，分别汇入股静脉、髂内静脉和髂外静脉。阴囊皮肤的淋巴注入腹股沟浅淋巴结。

阴囊的神经分布有：髂腹股沟神经、生殖股神经的生殖支、会阴神经的阴囊后神经和股后皮神经的会阴支。前两支神经主要来自第 1 腰脊髓节段，支配阴囊的前 2/3；而后两支主要来自第 3 骶脊髓节段，支配阴囊的后 1/3。因此，阴囊的脊髓麻醉必须在高于第 1 腰脊髓节段进行。

3. 阴茎 penis 根固定在会阴浅隙内，阴茎体和头游离，呈圆柱状。阴茎体上面称为阴茎背，下面称为尿道面。尿道面正中有阴茎缝，与阴囊缝相接。

（1）层次结构 阴茎由外到内依次为：

1）皮肤 薄而有伸缩性。

2）**阴茎浅筋膜 superficial fascia of penis** 疏松无脂肪，内有阴茎背浅静脉及淋巴管。该筋膜四周分别移行于阴囊肉膜、会阴浅筋膜及腹前外侧壁的浅筋膜膜层。

3）**阴茎深筋膜 deep fascia of penis** 又称 Buck 筋膜，包裹阴茎的 3 条海绵体，前端始于冠状沟，后续于腹白线，在耻骨联合前面有弹性纤维参加形成阴茎悬韧带。此筋膜深面与白膜之间有阴茎背深静脉（正中）和阴茎背动脉和阴茎背神经（两侧）。故行包皮切除术或阴茎手术时，可在阴茎根背面两侧施行阴茎背神经阻滞麻醉。

4）**白膜 albuginea** 分别包裹 3 条海绵体，阴茎海绵体部略厚，尿道海绵体部较薄，左、右阴茎海绵体之间形成阴茎中隔（图 5-18）。

（2）血液供应和淋巴引流 阴茎的血供主要来

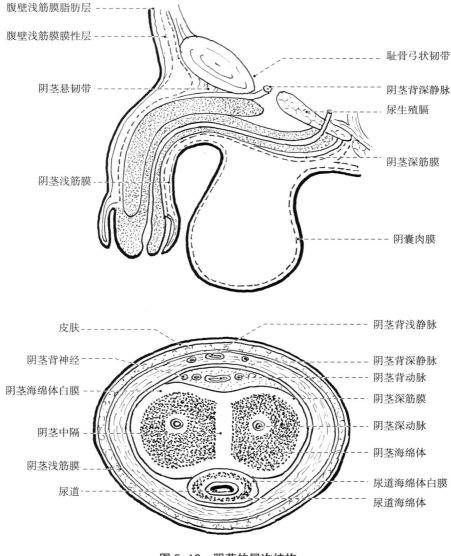

图 5-18 阴茎的层次结构

自阴茎背动脉和阴茎深动脉。阴茎背动脉穿行于阴茎深筋膜与白膜之间，阴茎深动脉则经阴茎脚进入阴茎海绵体。阴茎有阴茎背浅静脉和阴茎背深静脉，前者收集阴茎包皮及皮下的小静脉，经阴部外浅静脉汇入大隐静脉；后者收集阴茎海绵体和阴茎头的静脉血，向后穿过耻骨弓状韧带与会阴横韧带之间进入盆腔，分左、右支汇入前列腺静脉丛（图5-19）。阴茎皮肤的淋巴管注入两侧的腹股沟浅淋巴结，深层的淋巴注入腹股沟深淋巴结或直接注入髂内、外淋巴结。

4. **男性尿道** male urethra　成年人男性尿道长16~22 cm，管径平均为5~7mm。依次贯穿前列腺、尿生殖膈和尿道海绵体，分为前列腺部、膜部和海绵体部。尿道前列腺部和膜部称为后尿道，海绵体部为前尿道。尿道在行径中粗细不一，有3个狭窄、3个膨大和2个弯曲。3个狭窄分别位于尿道内口、尿道膜部和尿道外口，以外口最窄。尿道结石常易嵌顿在这些狭窄部位。3个膨大分别位于尿道前列腺部、尿道球部和舟状窝。2个弯曲是凸向下后方的耻骨下弯和凸向上前方的耻骨前弯。**耻骨下弯** subpubic curvature 是恒定的，位于耻骨联合下方2 cm处，包括尿道的前列腺部、膜部和海绵体部的起始段。**耻骨前弯** prepubic curvature 位于联合前下方，阴茎根与阴茎体之间，阴茎勃起或将阴茎向上提起时，此弯曲即可变直而消失。临床上行膀胱镜检查或导尿时即取此位（图5-20）。

（二）女性尿生殖区

1. **尿生殖三角**　女性尿生殖三角的层次结构基本与男性的相似，有会阴浅筋膜，尿生殖膈下、上筋膜，浅、深层会阴肌，并形成浅、深两个间隙。不同之处是**阴阜** mons pubis 和**大阴唇** greater lip of pudendum 皮下脂肪较多，浅筋膜经阴阜与腹前壁浅筋膜相延续。女性的两个间隙因尿道和阴道通过，被不完全分隔开，故没有男性尿外渗那样的临床意义。前庭球和球海绵体肌也被尿道和阴道不完全分开，但前庭大腺位于会阴浅隙内。

女性尿生殖三角内血管、神经的来源、行程和分布基本与男性的一致，仅阴茎和阴囊的血管神经改为阴蒂和阴唇的血管、神经（图5-14）。

2. **女性尿道** female urethra　短而直，向前下方穿过尿生殖膈，开口于阴道前庭。尿道后面为阴道，两者的壁紧贴在一起。分娩时如胎头在阴道内滞留时间过长，胎头嵌压耻骨联合下，软产道组织因长时间受压，可发生缺血性坏死，导致尿瘘，尿液自阴道流出。

3. **女性外生殖器**　又称**女阴** female pudendum。耻骨联合前面的皮肤隆起为**阴阜** mons pubis，青春期生出阴毛，皮下富有脂肪。阴阜向两侧后外延伸为**大阴唇** greater lip of pudendum。位于大阴唇内侧的皮肤皱襞，光滑无毛，为**小阴唇** lesser lip of pudendum。两侧小阴唇后端借阴唇系带连接，前端在阴蒂旁分叉，上层行于阴蒂上方，与对侧相连形成阴蒂包皮，下层在阴蒂下方与对侧连接形成

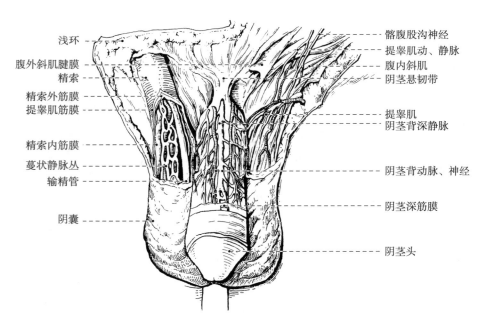

图5-19　男性外生殖器的血管和神经

左侧标注（从上到下）：浅环、腹外斜肌腱膜、精索、精索外筋膜、提睾肌筋膜、精索内筋膜、蔓状静脉丛、输精管、阴囊

右侧标注（从上到下）：髂腹股沟神经、提睾肌动、静脉、腹内斜肌、阴茎悬韧带、提睾肌、阴茎背深静脉、阴茎背动脉、神经、阴茎深筋膜、阴茎头

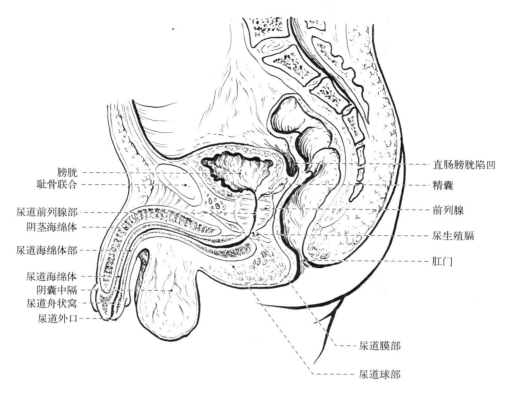

膀胱
耻骨联合
尿道前列腺部
阴茎海绵体
尿道海绵体部
尿道海绵体
阴囊中隔
尿道舟状窝
尿道外口

直肠膀胱陷凹
精囊
前列腺
尿生殖膈
肛门

尿道膜部
尿道球部

图 5-20　男性盆腔正中矢状切面

阴蒂系带。**阴蒂** clitoris 的游离端为阴蒂头，为圆形小结节。左、右小阴唇之间为**阴道前庭** vaginal vestibule，前庭中央有阴道口，口周围有处女膜或处女膜痕。阴道口后外侧左右各有一前庭大腺的开口，后方与阴唇后连合之间有一陷窝，为**阴道前庭窝** vestibular fossa of vagina。尿道外口位于阴道口的前方、阴蒂后方 2 cm 左右。

　　4. **会阴中心腱** perineal central tendon　又称**会阴体** perineal body，男性位于肛门与阴囊根之间，女性位于肛门与阴道前庭后端之间。在矢状位上，呈楔形，尖朝上，底朝下，深 3 ~ 4 cm，附着于此处的肌有：肛门外括约肌、球海绵体肌、会阴浅横肌、会阴深横肌、尿道阴道括约肌（男性为尿道括约肌）和肛提肌。会阴中心腱具有加固盆底承托盆内脏器的作用，分娩时此处因受到很大的张力易于破裂，所以在分娩时要注意保护。

·§·【局部解剖操作】·3·

一、盆部的解剖

　　1. 尸体仰卧位，摸认盆部的体表标志：耻骨

联合上缘、耻骨结节、耻骨嵴、耻骨、耻骨弓、髂前上棘、髂嵴、髂后上棘、坐骨结节和尾骨尖。

　　2. 在含有韧带的骨盆标本上，观察大、小骨盆及其分界。

　　3. 在标本或模型上观察盆壁肌和盆膈。

　　4. **盆筋膜及其间隙**　将腹膜自骨盆侧壁掀开，用手指探入腹膜下间隙内，可见盆部腹膜与盆膈之间有大量的脂肪、结缔组织，称为盆筋膜脏层，覆盖于脏器表面，且脏器的大部分血管、神经均行于此间隙内。盆内脂肪、结缔组织贴于骨盆侧壁时，可形成较致密的膜性层，称为盆筋膜壁层。该层覆盖于闭孔内肌表面，称为闭孔内肌筋膜；覆盖于梨状肌表面，称为梨状肌筋膜。盆壁筋膜延续到盆底肌上面，称为盆膈上筋膜，并在耻骨盆面至坐骨棘之间形成肛提肌腱弓供肌和筋膜附着。

　　盆筋膜间隙：①耻骨后隙，用手指在骨盆正中矢状切的标本上探查耻骨联合与膀胱之间的疏松结缔组织间隙和境界。②直肠旁隙，位于盆腔腹膜与盆膈之间，男性前为膀胱、前列腺，女性为阴道及子宫阔韧带；后为直肠及直肠侧韧带。直肠侧韧带由直肠下动、静脉及周围结缔组织构成，直肠指检时可触及此间隙。③直肠后间隙，又称骶前间隙，

位于直肠、直肠侧韧带与骶骨之间，用手指探查此间隙，其下界为盆膈上筋膜，向上与腹膜后隙相通，内有脂肪、直肠上血管、骶淋巴结、骶丛和奇神经节等。

5. 观察盆腔脏器与腹膜的关系 在女性盆腔，腹膜自腹前壁覆盖膀胱上壁、侧壁和膀胱底的上部，然后反折到子宫体的前面、子宫底、子宫的后面直达阴道穹后部和阴道上部后面，继而反折到直肠。在膀胱和子宫之间形成膀胱子宫陷凹，在直肠与子宫之间形成直肠子宫陷凹。女性的直肠子宫陷凹较膀胱子宫陷凹深，在直立、坐位或半卧位时，直肠子宫陷凹为腹膜腔最低处，腹膜腔内的液体易积存于此。此部腹膜面积小、吸收较差，临床上引流该处的积液较为方便。如果此陷凹内有积液，可在无菌操作下经阴道穹后部穿刺抽取或引流积液，以帮助诊断和治疗。在男性盆腔，腹膜自腹前壁向下在骨盆入口处折转向后，覆盖膀胱上壁、侧壁和膀胱底的上部，以及输精管壶腹和精囊腺后上部，继而反折向后上至直肠形成直肠膀胱陷凹。在膀胱背侧面向后绕过直肠，达骶骨前面形成的腹膜皱襞，称为直肠膀胱襞。

6. 观察和解剖盆腔脏器及其毗邻

（1）膀胱 由正中矢状面观察膀胱内腔的黏膜层，空虚时膀胱黏膜形成许多皱襞，在膀胱底部有一较光滑的三角区，即膀胱三角。在三角的外上角仔细寻找输尿管开口，三角的尖为尿道内口。将膀胱尖从耻骨联合的后方拉开，可见膀胱与耻骨联合之间有非常疏松的结缔组织，略含脂肪，此处称为耻骨后间隙，又名膀胱前隙。用手指探摸此间隙到耻骨联合下缘时，可触及较硬的纤维，此为连接膀胱颈至耻骨联合下缘的耻骨前列腺韧带，左、右各一。在两侧韧带之间有阴茎背静脉（女性为阴蒂背静脉）通过，此静脉与阴部内静脉和膀胱静脉丛相连。继续沿此间隙向后外侧伸入，可将膀胱与骨盆侧壁分开，同时将腹膜进一步向内掀起，可见膀胱后外侧近盆底处有一呈冠状位的纤维隔，称为膀胱侧韧带，此韧带构成耻骨后间隙的后界。用镊子稍加分离，即可将膀胱下动、静脉及神经、输尿管暴露出来。在盆缘内侧找到脐动脉，并分出1~2支膀胱上动脉至膀胱的外上壁，沿此动脉向后追踪到脐动脉。脐动脉起自髂内动脉，将膀胱拉向内侧，可见其下外侧面有较多的网状静脉丛，称为膀胱静脉丛。在膀胱底的外上角处，有输尿管穿入膀胱壁内。在男性，输精管跨过输尿管前上方至膀胱底下

部膨大形成输精管壶腹。输精管壶腹的外侧是精囊。将两者一起拉向后下，可见到输精管与精囊排泄管合并成射精管向前下方穿入前列腺。

（2）前列腺 呈栗子形，在矢状面上可见其在膀胱颈下方，包绕尿道的第一段（前列腺部）。前列腺底的前部与膀胱颈相接，后部有左、右射精管贯穿其中。前列腺尖位于尿生殖膈上面，尖与底之间是前列腺体。前列腺表面包有结缔组织和平滑肌构成的被膜，称为前列腺囊，在囊的外侧有盆筋膜脏层构成的前列腺鞘，两者之间有前列腺静脉丛。前列腺手术时，勿伤及静脉丛，以免出血过多。

（3）子宫和阴道 正中矢状切面上，观察子宫的形态、位置及前倾、前屈位。子宫平滑肌肥厚。子宫颈管向上通向子宫腔，向下通阴道。通向阴道的口称为子宫口，未产妇的子宫口呈圆形，经产妇的子宫口呈横裂状。子宫口的前缘称前唇，后缘称后唇。阴道上端附着于子宫颈周围，下端开口于阴道前庭的后部，称阴道口，其前方为尿道外口。阴道分为前壁和后壁，前壁较短，后壁较长，前、后壁贴近，全长8~10 cm。前、后壁的上端围绕子宫颈周围的腔隙称为阴道穹，阴道前壁与子宫颈之间的腔隙称阴道前穹，较浅；阴道后壁与子宫颈之间的腔隙称为阴道后穹，较深，其后上方毗邻直肠子宫陷凹。前、后壁与子宫颈两侧形成的腔隙称为侧部。阴道前壁的上部与膀胱底及输尿管末端相贴，不易分离。阴道前壁的下部与尿道之间借尿道阴道隔相邻；阴道后壁与直肠借直肠阴道隔相邻，两隔均由盆脏筋膜所构成。在子宫颈外侧2 cm处，见输尿管由后上向前下，从子宫动脉深面穿过。在子宫阔韧带的基底部、子宫动脉的下方，子宫颈周围结缔组织更为密集增厚，延伸到骨盆侧壁，称为子宫主韧带，此为防止子宫脱垂的主要韧带。

（4）直肠 在正中矢状切面上，第3骶椎以上为乙状结肠，以下为直肠，下行穿过盆膈终于肛门。直肠的两个弯曲明显，直肠骶曲与骶尾骨的曲度一致，凸向后，向后凸的最凸点距肛门7~9 cm；直肠会阴曲绕过尾骨尖转向后下方，凸向前，其向前的最凸点距肛门3~5 cm。直肠内一般有3个横襞，称为直肠横襞。用手指伸入直肠内，在女性盆腔，向前可触及阴道和子宫，向两侧可触及输卵管和卵巢；在男性盆腔，向前可触及膀胱后面的输精管壶腹、精囊和前列腺等。在直肠末端，辨认肛柱、肛窦、肛瓣、齿状线、痔环及白线。

7. 盆部血管 在左髂窝处剥离出乙状结肠系

膜内的肠系膜下动脉，分离出其终末支直肠上动脉，追踪其进入盆腔，至营养直肠的分支。髂内动脉的分支如下。

（1）闭孔动脉 自骨盆侧壁近闭孔处，自上而下找出闭孔神经、动脉和静脉。闭孔动脉起自髂内动脉前干。在闭孔动脉的前端找出其耻骨支，该支可与腹壁下动脉的耻骨支相吻合。此动脉位于腔隙韧带的内面，临床行疝修补术切开此韧带时要注意此变异动脉，以免损伤该动脉引起大出血。

（2）髂腰动脉 常起自髂内动脉主干或其后干，分出后上升经过腰大肌深面向外到髂窝，分布于腰大肌和髂肌。

（3）骶外侧动脉 多数从髂内动脉后干发出，常分为上、下两支，三支者也不少见。上支向内经第1或第2骶前孔入骶管，营养骶管内结构。下支较细，分出后斜向内下，在骶交感干外侧沿骶前孔内侧下降，至尾骨前面与骶正中动脉和对侧同名动脉吻合，沿途发小支自第2~4骶前孔入骶管，营养骶管内结构。

（4）臀上动脉 粗大，是髂内动脉后干的终支，经过腰骶干和第1骶神经前支之间穿出者最多，然后经梨状肌上孔出坐骨大孔，分布于臀肌。

（5）臀下动脉 粗大，常与阴部内动脉共干，自髂内动脉前干发出，也可与臀上动脉共干发出，经梨状肌和骶丛前面下降，穿第1、2或第2、3骶神经前支之间出梨状肌下孔，分布于臀大肌。

（6）阴部内动脉 多数与臀下动脉共干自髂内动脉前干发出，较臀下动脉稍细，分出后，沿梨状肌和骶丛前面下降，穿第2~3骶神经前支之间出梨状肌下孔至臀部，再经坐骨小孔到会阴，转向前，沿坐骨肛门窝外侧壁，行于阴部管中，在此处与同名静脉和阴部神经的分支伴行，分布于肛门和会阴。

（7）直肠下动脉 起于髂内动脉前干，行于直肠侧韧带中分布于直肠。

（8）子宫动脉 在子宫颈外侧，切开子宫阔韧带，找出起自髂内动脉前干的子宫动脉，观察该动脉与输尿管的交叉关系。

（9）膀胱上、下动脉 膀胱上动脉约在耻骨上缘平面起自脐动脉根部；膀胱下动脉多起自髂内动脉前干，位于闭孔动脉后下方，沿骨盆侧壁向后下行，营养膀胱下部、精囊腺、前列腺等。

8. 观察和解剖盆腔神经

（1）闭孔神经 自骨盆侧壁近闭孔处，找出闭孔神经。

（2）上腹下丛和盆丛 在第5腰椎前方、中线附近，用镊子仔细分离自腹主动脉丛向下延续的上腹下丛，上腹下丛向下越过骶岬分为左右两束，称为左、右腹下神经，延续到直肠的两侧参与构成盆丛。盆丛与结缔组织结合紧密，不易分离。

（3）盆内脏神经和骶交感干 提起盆丛，清理观察随第2~4骶神经前支出骶前孔的3支细小的盆内脏神经，穿出后加入盆丛。在骶前孔内侧清理出骶交感干和位于尾骨前方的奇神经节。观察骶交感神经节发出的节后纤维加入盆丛。

（4）骶丛及其分支 观察及清理髂内动脉各分支后，结扎并去除与其伴行的静脉。在腰大肌内侧缘清理出腰骶干，向下清理出1~4骶神经前支，它们斜向外下，在梨状肌前方形成骶丛。骶丛为呈三角的扁带状。其三角形的尖向外出梨状肌下孔续为坐骨神经，是骶丛最大的神经，也是全身最长的神经。骶丛的其他分支见下肢的臀部解剖操作。

二、会阴部的解剖

1. 尸位与皮肤切口

（1）尸位 尸体仰卧，屈髋、屈膝，悬吊下肢使之分为两边。也可利用已经解剖完下肢和臀部的标本，取仰卧位，垫高耻骨联合部，进行会阴部解剖和观察。

（2）皮肤切口 ①自尾骨尖沿会阴缝，环形绕过肛门和阴囊（小阴唇）至耻骨联合下缘，做中央纵行切口。②再自尾骨尖经左、右坐骨结节折向耻骨联合前缘，做"<"形切口。③将会阴皮肤翻向耻骨联合前面。

2. 剖查坐骨直肠窝的血管神经 钝性清除肛门外、坐骨结节内侧的脂肪组织，显露坐骨直肠窝。勿向前过多剥离，以免破坏尿生殖三角结构。分离出横过此窝的肛血管、神经，追踪至肛门。在坐骨结节内侧面上方2 cm处，前后方向切开闭孔筋膜上的阴部管，分离出管内走行的阴部内血管和阴部神经。向后追踪至坐骨小孔，向前分离至它们发出会阴和阴茎（蒂）支。

3. 清理坐骨直肠窝的境界 保留已解剖出的血管、神经，进一步清理窝内的脂肪组织，显露窝的各壁、尖和前、后隐窝，观察肛提肌和尾骨肌下面的盆膈下筋膜。

4. 解剖肛门外括约肌 清洁肛门外括约肌的表面，辨认其分部。

三、尿生殖区的解剖

1. 皮肤切口　绕阴囊（女性阴裂）行弧形切口，清除会阴区残留皮肤和皮下脂肪，暴露会阴浅筋膜。

2. 观察会阴浅筋膜　男尸从阴囊前外侧皮肤和肉膜切口移出睾丸、附睾、精索和被膜，手指或刀柄深入切口的深面。女尸可将小指或刀柄从正中矢状锯断面伸入会阴浅筋膜深面，向外侧、前、后方探查它的附着和延续。

3. 剖查会阴浅隙　在尿生殖区后缘横行切开会阴浅筋膜，将会阴浅筋膜翻向外侧，在坐骨结节内侧，分离出阴部内血管和阴部神经发出的会阴血管和神经，追踪它们的分支至阴囊（唇）。清除浅隙内的结缔组织，显露坐骨海绵体肌、球海绵体肌和会阴浅横肌。再剥离坐骨海绵体肌和球海绵体肌，暴露阴茎（蒂）脚和尿道球（前庭球和前庭大腺）。在尿生殖三角的后缘中点，清理会阴中心腱，观察附着此处的肌。

4. 显露尿生殖膈下筋膜　将尿道球（前庭球和前庭大腺）、阴茎（蒂）脚和会阴浅横肌从附着处切断，移除，显露深面的尿生殖膈下筋膜。

5. 剖查会阴深隙结构　沿尿生殖膈下筋膜后缘和前缘切开筋膜，翻向外侧。清理后份的会阴深横肌和前份的尿道括约肌（尿道阴道括约肌），在坐骨支附近寻找阴茎（蒂）背血管，在会阴深横肌浅面寻找尿道球腺。

6. 显露尿生殖膈上筋膜　清除部分尿道括约肌（尿道阴道括约肌）纤维，显露深面的尿生殖膈上筋膜。

7. 解剖阴茎

（1）皮肤切口　从耻骨联合前方沿正中线向阴茎背做纵行切口至包皮，阴茎皮肤薄，切口不宜过深。

（2）剖查浅筋膜和阴茎背浅静脉　向两侧剥离皮片，观察阴茎浅筋膜包裹阴茎，并向上与腹壁浅筋膜层相延续。游离出浅筋膜内的阴茎背浅静脉，追踪至它汇入股部浅静脉。

（3）剖查深筋膜　沿皮肤切口切开浅筋膜并翻向两侧，观察阴茎深筋膜包裹阴茎的3条海绵体，并向上连于阴茎悬韧带。

（4）剖查阴茎背深静脉、阴茎背动脉和神经　同样沿皮肤切口切开深筋膜并翻向两侧，寻找阴茎背面的阴茎背深静脉、阴茎背动脉和神经。追踪阴茎背深静脉到它通过耻骨弓状韧带与会阴横韧带之间的间隙进入盆腔。

（5）横断阴茎体　在阴茎体的中段，横行切断阴茎的3条海绵体，留尿道面的皮肤连接两端阴茎。在横断面上观察白膜、海绵体结构和尿道。

8. 解剖阴囊

（1）切开皮肤和肉膜　自腹股沟浅环向下，沿阴囊前外侧做纵行切口至阴囊底部，切开皮肤和肉膜，证实皮肤与肉膜紧密连接。将皮肤和肉膜翻向切口两侧，沿肉膜的深面向正中线探查其发出的阴囊中隔。

（2）解剖精索及被膜　依相同切口由浅入深依次切开精索外筋膜、提睾肌及其筋膜和精索内筋膜，复习精索被膜与腹前壁的层次关系。分离辨认精索的组成结构，用拇指和示指触摸输精管的质地。

（3）剖查睾丸鞘膜腔　纵行切开鞘膜的壁层，观察鞘膜的壁层和脏层及两层间的鞘膜腔，用指尖探查并证实两层在睾丸后缘相移行。

（4）观察睾丸和附睾的位置和形态。

（张健飞，刘娟，丁艳萍编写；韩秋生绘图）

第六章

脊 柱 区

第一节 概 述

一、境界与分区

1. **境界** 脊柱区 vertebral region 又称背区，为脊柱及其后方和两侧软组织所在区域，其境界为自枕外隆凸向两侧沿上项线，顺斜方肌前缘、三角肌后缘上份、腋后襞下缘、腋后线下行至髂嵴，再沿髂嵴后份至髂后上棘向内交汇至尾骨尖。

2. **分区** 脊柱区可分为项区、胸背区、腰区和骶尾区。项区为枕外隆凸、上项线至第 7 颈椎棘突与两侧肩峰连线之间的区域；胸背区位于第 7 颈椎棘突与两侧肩峰连线至第 12 胸椎棘突、第 12 肋下缘、第 11 肋前份的连线之间；腰区上界为胸背区下界，其向下至两髂嵴后份与两髂后上棘的连线；骶尾区为两髂后上棘与尾骨尖之间，呈三角形。

二、表面解剖

1. **棘突** spinous process 大部分椎骨的棘突可在后正中线上扪及。其中，第 7 颈椎棘突较长，末端不分叉，隆起较明显，临床上，常用此来确认椎骨序数。胸椎棘突较长，向后下斜行，排列呈叠瓦状。腰椎棘突呈短板状，近水平向后，棘突间隙较宽，临床上，常在此进行椎管穿刺术。骶椎棘突较短，相互融合，形成骶正中嵴（图 6-1）。

2. **骶骨** sacrum 由 5 块骶椎融合而成，呈倒三角形，其内的纵行管道称骶管，与骶前孔和骶后孔相通，其下口呈近 "U" 形破裂状，称**骶管裂孔** sacral hiatus。该孔两侧缘向下突起形成**骶角** sacral

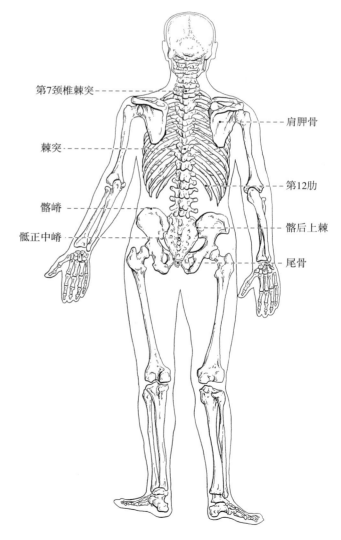

第7颈椎棘突 ----

棘突 ----

髂嵴 ----

骶正中嵴 ----

---- 肩胛骨

---- 第12肋

---- 髂后上棘

---- 尾骨

图 6-1 脊柱区的表面标志

horn，位置较浅，可在体表扪及，临床行骶管麻醉术时常以此作为穿刺进针定位标志。靠近骶骨的外侧缘，有一对纵向隆嵴，称**骶外侧嵴**，其内侧可见4对骶后孔，行骶神经阻滞麻醉术时以此嵴作为寻找骶后孔的标志（图6-2）。

3. **尾骨 coccyx** 较小，由所有的尾椎融合而成，呈倒三角形，其上部较宽为尾骨底，下部较小为尾骨尖。尾骨尖距肛门约2.5 cm，位置较浅，可在臀沟内扪及。

4. **髂嵴 iliac crest** 髂骨翼的上缘较肥厚，称髂嵴，髂嵴前、后端的棘状隆起分别称为**髂前上棘** anterior superior iliac spine 和**髂后上棘** posterior superior iliac spine（图6-1）。两侧髂嵴的最高点与第4腰椎棘突约在同一水平面上，两侧髂后上棘的连线与第2骶椎棘突约在同一水平面上，临床上，常以此确定椎骨序数。

5. **肩胛骨 scapula** 为三角形扁骨，外形上可见三角（上角、下角、外侧角）、三缘（上缘、内侧缘和外侧缘）和两面（前面和背面）（图6-1）。标准姿势下肩胛骨上角的连线平对第2胸椎棘突，肩胛骨下角的连线平对第7胸椎棘突。肩胛骨背面有一自内下向外上的骨嵴，称**肩胛冈** spine of scapula；其末端的扁平突起为肩峰，两侧肩胛冈内侧端的连线平第3胸椎棘突。

6. **竖脊肌 erector spinae** 纵列于全部棘突的两侧，为背肌中最长的肌。竖脊肌外侧缘与第12肋所夹的区域为**脊肋角** costovertebral angle，又称**肾区** renal region，肾位于该区深部。肾结石时该区可有叩击痛，也是肾绞痛时行肾囊封闭术的进针部位。

7. **第12肋** 比较短小，在竖脊肌外侧可扪及，有时此肋过于短小，触诊时可将第11肋误认为第12肋。在做腰部手术切口时，应注意，防止切口位置过高损伤胸膜（图6-1）。

第二节 层次结构

一、浅层结构

（一）皮肤

脊柱区的皮肤较厚而致密，移动性较小，皮肤内含有丰富的毛囊和皮脂腺。

（二）浅筋膜

脊柱区的浅筋膜含脂肪较多，厚而致密，与深筋膜之间有许多纤维结缔组织束相连。

（三）皮神经、浅血管和淋巴结

1. **皮神经**（图6-3） 项区的皮神经来自颈神经后支，其中较为粗大的有枕大神经和第3枕神经。

枕大神经 greater occipital nerve，为第2颈神经后支的分支，于上项线下方，自斜方肌的起点处浅出后伴枕动脉的分支上行，分布至枕部皮肤；**第3枕神经** third occipital nerve，发自于第3颈神经后支，自斜方肌浅出后分布于项区上部的皮肤。

胸背区和腰区的皮神经来自胸、腰神经后支，大多在棘突两侧浅出，分布至胸背区和腰区的皮

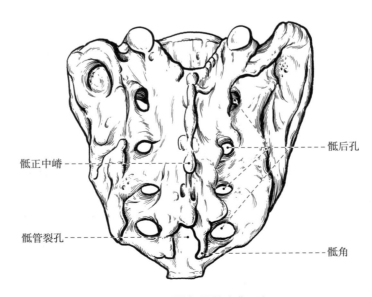

图6-2 骶骨与尾骨（背面）

骶正中嵴

骶管裂孔

骶后孔

骶角

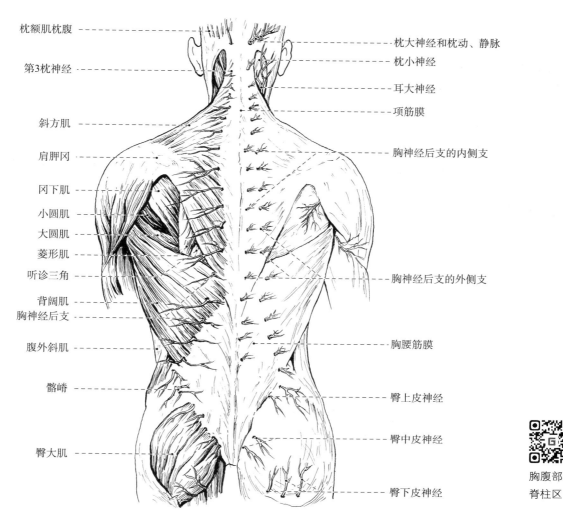

左侧标注（从上到下）：
枕额肌枕腹
第3枕神经
斜方肌
肩胛冈
冈下肌
小圆肌
大圆肌
菱形肌
听诊三角
背阔肌
胸神经后支
腹外斜肌
髂嵴
臀大肌

右侧标注（从上到下）：
枕大神经和枕动、静脉
枕小神经
耳大神经
项筋膜
胸神经后支的内侧支
胸神经后支的外侧支
胸腰筋膜
臀上皮神经
臀中皮神经
臀下皮神经

胸腹部和
脊柱区

图6-3 脊柱区皮神经的分布

肤。其中**臀上皮神经** superior clunial nerves 发自第
1～3腰神经后支，穿胸腰筋膜浅出，越过髂嵴，
分布至臀区上部。在髂嵴上方浅出处比较集中，此
部位在竖脊肌外侧缘附近。腰部急剧扭转时，易损
伤臀上皮神经导致腰腿痛。

骶尾区的皮神经来自骶、尾神经后支，在髂后
上棘至尾骨尖连线上浅出，分布至骶尾区的皮肤。

2. 浅血管 项区的浅动脉主要来自枕动脉、颈
浅动脉和肩胛背动脉等的分支。胸背区的浅动脉来
自肋间后动脉、肩胛背动脉和胸背动脉等的分支。
腰区的浅动脉来自腰动脉分支。骶尾部的浅动脉来
自臀上、下动脉等的分支。各动脉均有静脉伴行。

3. 淋巴结

（1）枕淋巴结 位于枕部皮下、斜方肌枕骨起
点的表面，枕、项区皮肤的淋巴经此淋巴结过滤后
输送至颈外侧浅淋巴结。

（2）耳后淋巴结 又称乳突淋巴结，位于耳

后、胸锁乳突肌止点的表面，颅顶区及耳郭后面皮
肤的淋巴经此淋巴结过滤后输送至颈外侧浅淋巴结
和颈深上淋巴结。

二、深筋膜

（一）项筋膜

项筋膜 nuchal fascia 位于斜方肌深面，包裹在
夹肌和半棘肌周围，向内连于项韧带，向上附于上
项线，向下与胸腰筋膜后层相移行。

（二）胸腰筋膜

胸腰筋膜 thoracolumbar fascia（图6-4）覆于
竖脊肌表面，向上续于项筋膜，向内附于胸椎棘突
和棘上韧带，向外附于肋角。胸腰筋膜在胸背区较
为薄弱，向下至腰区明显增厚，并分为前、中、后
3层。后层位于竖脊肌表面，并与背阔肌和下后锯
肌腱膜相连，向下附于髂嵴，向内与腰椎棘突和棘
上韧带相连。在竖脊肌外侧缘，胸腰筋膜的后层与

中层愈合，形成竖脊肌鞘。中层位于竖脊肌与腰方肌之间，内侧附于腰椎横突尖和横突间韧带。在腰方肌外侧缘，胸腰筋膜的中层与前层愈合形成腰方肌鞘。胸腰筋膜中层上部位于第 12 肋和第 1 腰椎横突之间的部分明显增厚，形成腰肋韧带，肾手术时，可切断此韧带以加大第 12 肋的活动度，扩大手术视野，使肾充分显露。前层又称腰方肌筋膜，位于腰方肌前面，内侧附于腰椎横突尖，向下附于髂腰韧带和髂嵴后份，上部增厚形成内、外侧弓状韧带。由于项、腰部活动度大，在剧烈活动中胸腰筋膜可被扭伤，尤以腰部的损伤更为多见，是腰腿痛常见原因之一。

三、肌层

肌层包括背肌和部分腹肌。由浅至深可分为 4 层：第 1 层自上向下依次为斜方肌、背阔肌和腹外斜肌后部；第 2 层自上向下依次为头夹肌、肩胛提肌、菱形肌、上后锯肌、下后锯肌和腹内斜肌后部；第 3 层为竖脊肌和腹横肌后部；第 4 层自上向下依次为枕下肌、横突棘肌和横突间肌等。

（一）背阔肌

背阔肌 latissimus dorsi 为全身最大的扁肌（图 6–5），由胸背神经支配。位于胸背区下部和腰区浅层，起自下 6 个胸椎和全部腰椎棘突、骶正中

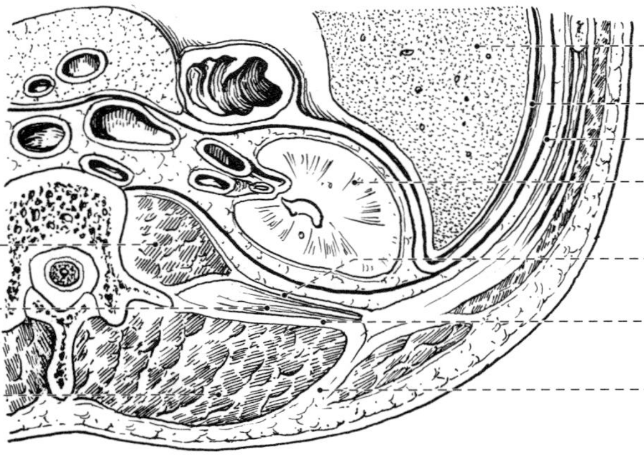
肝右叶
壁腹膜
肾筋膜
右肾
胸腰筋膜前层
胸腰筋膜中层
胸腰筋膜后层
腰大肌
腰方肌
竖脊肌

图 6–4 胸腰筋膜

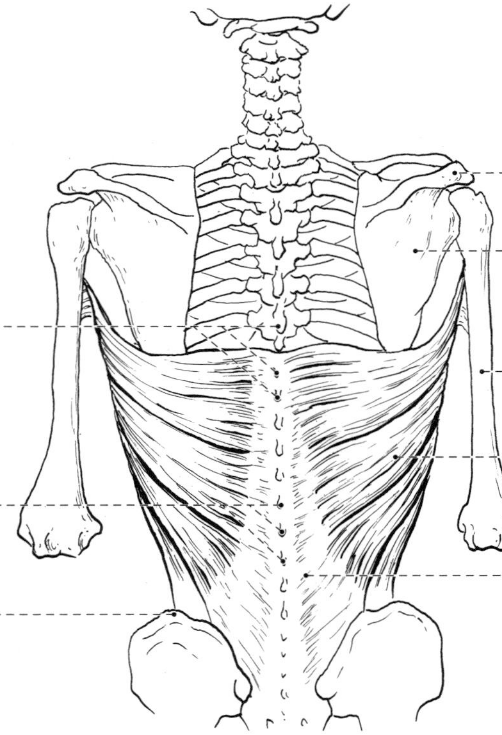
肩峰
肩胛骨
肱骨
背阔肌
胸腰筋膜
胸椎棘突
腰椎棘突
髂嵴

图 6–5 背阔肌

峰及髂嵴后部等处，肌束斜向外上，以扁腱止于肱骨小结节嵴，收缩使肩关节内收、旋内和后伸。血液供应肩胛线外侧部的主要来自胸背动脉，而肩胛线内侧部的主要来自肋间后动脉和腰动脉的分支。

（二）斜方肌

斜方肌 trapezius 位于项区和胸背区上部，为三角形的扁肌，两侧合在一起呈斜方形，起自上项线、枕外隆凸、项韧带、第 7 颈椎和全部胸椎的棘突，止于锁骨的外侧 1/3、肩峰和肩胛冈。收缩使肩胛骨向脊柱靠拢，其上部肌束斜向外下，收缩可上提肩胛骨，下部肌束斜向外上，收缩使肩胛骨下降。此肌由副神经支配。血液供应主要来自颈浅动脉和肩胛背动脉，枕动脉和肋间后动脉的分支也可分布至此肌。

斜方肌的外下缘、肩胛骨脊柱缘、背阔肌上缘之间围成一三角形区域，称**听诊三角** triangle of auscultation 或**肩胛旁三角**，其底为薄层脂肪组织、深筋膜和第 6 肋间隙，表面为皮肤和浅筋膜。是临床背部听诊呼吸音最清晰部位（图 6-6）。

（三）头夹肌和头半棘肌

头夹肌和头半棘肌（图 6-7）位于斜方肌和菱形肌的深面，其中头夹肌起于项韧带下部、第 7 颈椎和第 1~4 胸椎棘突，斜向上外止于上项线、颞骨乳突和第 1~3 颈椎横突；头半棘肌起于上部胸椎和第 7 颈椎横突及第 4~6 颈椎关节突，斜向上内止于枕骨上、下项线之间的骨面。两肌单侧收缩时使头转向同侧，两侧收缩时使头后仰。

（四）竖脊肌

竖脊肌 erector spinae 纵列于全部棘突的两侧，为背肌中最长的肌，起自骶骨背面，向上止于枕骨和颞骨。依照肌纤维的位置和起止点，竖脊肌可自外向内依次分为髂肋肌、最长肌和棘肌，竖脊肌由多支脊神经后支支配（图 6-7，图 6-8）。

1. **腰上三角** superior lumbar triangle 位于背阔肌深面，第 12 肋下方。由竖脊肌外侧缘、腹内斜肌后缘和第 12 肋围成（图 6-9）。有时由于下后锯肌在第 12 肋的附着处与腹内斜肌后缘相距较近，则下后锯肌也参与构成一个边，共同围成一个四边形的间隙。腹横肌起始部的腱膜构成腰上三角的底，腱膜深面自上而下有**肋下神经** subcostal nerve、

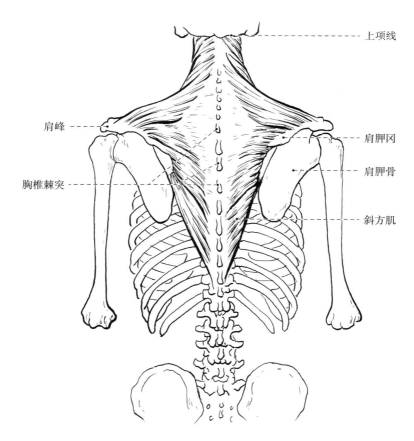

图 6-6 斜方肌

（右侧标注自上而下）上项线、肩胛冈、肩胛骨、斜方肌

（左侧标注自上而下）肩峰、胸椎棘突

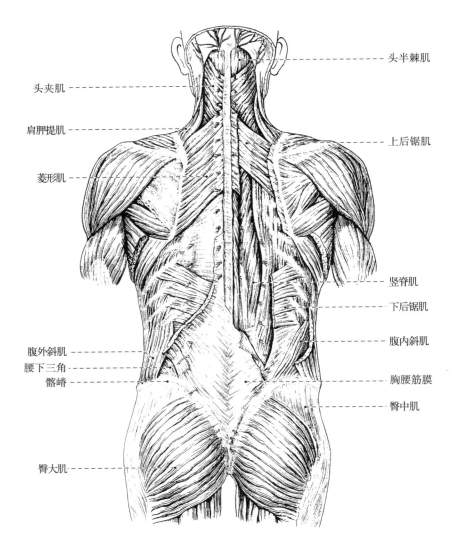

头夹肌

肩胛提肌

菱形肌

腹外斜肌
腰下三角
髂嵴

臀大肌

头半棘肌

上后锯肌

竖脊肌

下后锯肌

腹内斜肌

胸腰筋膜

臀中肌

躯干肌

图 6-7　背部肌（1）

髂腹下神经 iliohypogastric nerve 和**髂腹股沟神经** ilioinguinal nerve，此 3 条神经走行与第 12 肋平行。临床上行肾手术时常以此作为腹膜外手术入路。当切开腱膜时，应注意保护上述 3 条神经。第 12 肋前方与胸膜腔相邻，为扩大手术视野，常需切断腰肋韧带，将第 12 肋上提。腰上三角是腹后壁的薄弱区之一，腹腔器官可经此三角向后突出形成腰疝。

2. **腰下三角** inferior lumbar triangle　由髂嵴、腹外斜肌后缘和背阔肌前下缘围成（图 6-9）。三角表面仅覆以皮肤和浅筋膜，底为腹内斜肌。此三角为腹后壁的一薄弱区，腹腔器官也可经此三角向后突出形成腰疝。右腰下三角前方与阑尾和盲肠相对，盲肠后位阑尾炎时有明显压痛。

四、深部血管和神经

（一）血管

1. **动脉**　项区的血液供应主要来自枕动脉、肩胛背动脉和椎动脉；胸背区血液供应主要来自肋间后动脉、胸背动脉和肩胛背动脉等；腰区血液供应主要来自腰动脉和肋下动脉；骶尾区血液供应主要来自臀上、下动脉。

（1）**枕动脉** occipital artery（图 6-10）　起自颈外动脉的后壁，向后上经颞骨乳突内面至上项线高度，自斜方肌与胸锁乳突肌止点之间浅出，伴枕大神经上行分布至枕部。该动脉发出一较大的分支，向下分布至项区诸肌，并与椎动脉和肩胛背动脉的分支相互吻合，形成动脉网。

（2）**肩胛背动脉** dorsal scapular artery（图 6-11）　由锁骨下动脉或甲状颈干发出，向外侧穿

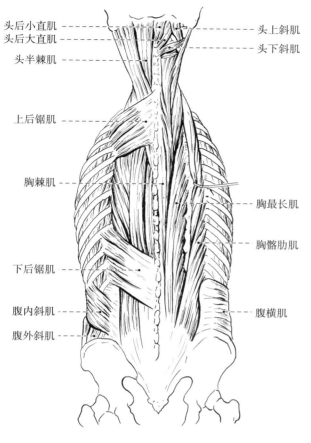

图6-8　背部肌（2）

经臂丛，经中斜角肌前方行至肩胛提肌深面，与肩胛背神经伴行，经菱形肌深面向下分布至项、背肌和肩带肌，并发出分支参与肩胛动脉网的形成。有时肩胛背动脉与颈浅动脉共干起自甲状颈干，该共干称**颈横动脉** transverse cervical artery。

（3）**椎动脉** vertebral artery（图6-10）　自锁骨下动脉第1段发出，沿前斜角肌内侧向上穿第6～1颈椎横突孔，经枕骨大孔入颅。椎动脉全程可分为4段：第1段又称颈段V1，自锁骨下动脉发出至穿入第6颈椎横突孔以前的一段；第2段又称椎骨段V2，此段向上依次穿过第6至第1颈椎横突孔；第3段又称枕段V3，此段穿出第1颈椎横突孔，向后弯绕至寰椎侧块后方，经椎动脉沟向内行至枕骨大孔；第4段又称颅内段V4，经枕骨大孔沿延髓腹外侧上行至延髓脑桥沟处合成基底动脉。

椎动脉在入颅前发出一些肌支分布至附近肌；发出脊膜支经椎间孔入椎管，分布于脊髓及其被膜、颈椎椎体及其骨膜。当颈椎骨质增生导致椎动脉第2段受压迫，引起颅内供血不足，称为椎动脉型颈椎病。椎动脉周围有静脉丛，部分通过第七颈椎横突孔，向下汇成椎静脉。

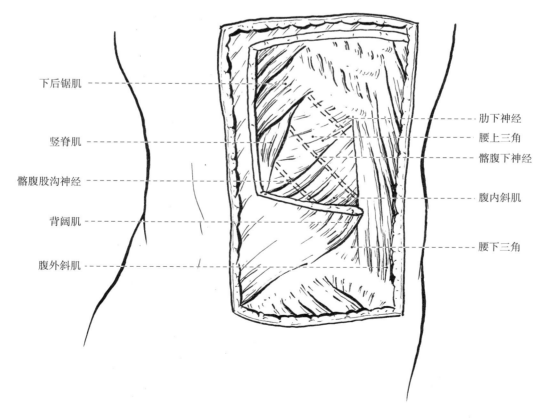

图6-9　腰上三角和腰下三角

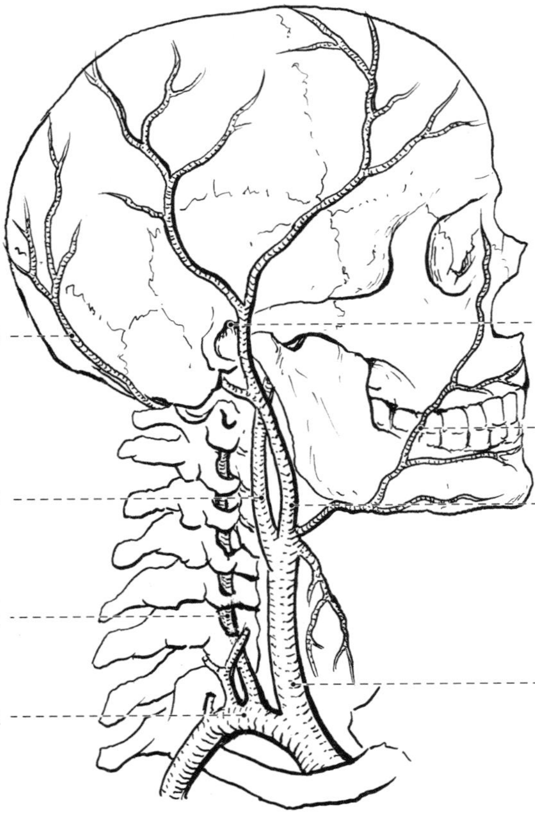
枕动脉
颞浅动脉
面动脉
颈内动脉
颈外动脉
椎动脉
颈总动脉
锁骨下动脉

图 6–10 头颈部的动脉

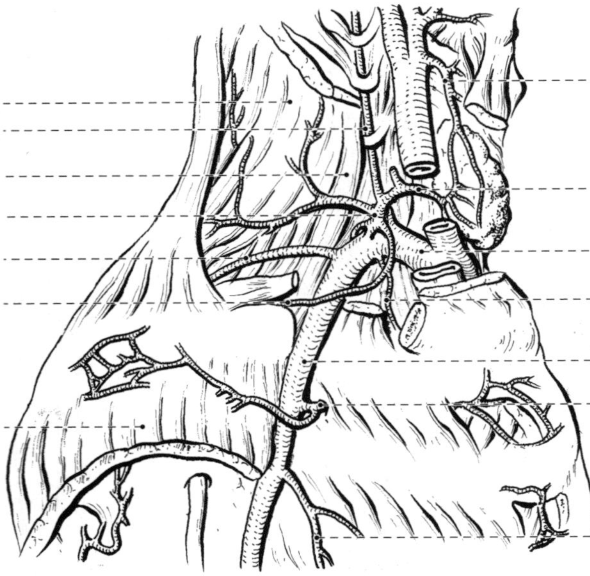
甲状腺上动脉
肩胛提肌
椎动脉
中斜角肌
甲状腺下动脉
甲状颈干
肩胛背动脉
锁骨下动脉
肩胛上动脉
胸廓内动脉
腋动脉
胸肩峰动脉
三角肌
胸外侧动脉

图 6–11 锁骨下动脉及其分支

2. **静脉** 脊柱区的深静脉与同名动脉伴行。项区的深静脉回流至椎静脉、颈内静脉或锁骨下静脉；胸背区的深静脉大多经肋间后静脉回流至奇静脉，部分可回流至锁骨下静脉或腋静脉；腰区的深静脉经腰静脉回流至下腔静脉；骶尾区的深静脉经臀区的静脉回流至髂内静脉。脊柱区的深静脉可通过椎静脉丛，向上与颅内的深静脉相交通，向下可与盆部等处的深静脉相交通。

（二）神经

脊柱区的神经主要来自31对脊神经后支、副神经、胸背神经和肩胛背神经。

1. 脊神经后支 posterior rami of spinal nerve 由脊神经自椎间孔处分出，通常分为后内、外侧两支，肌支支配脊柱区的深层肌，皮支分布至脊柱区的皮肤。脊神经后支的分布具有明显的节段性，故手术中横断背部深层肌时，一般不会引起肌瘫痪。

腰神经后支向后绕至下位椎骨上关节突外侧，穿腰神经后支骨纤维孔至横突间肌内侧缘分为后内、外侧两支，后内侧支在下位椎骨上关节突根部的外侧斜向后下，经腰神经后支骨纤维管至椎弓板后面转向下行，分布至背深层肌和脊柱的关节突关节等；后外侧支经下位椎骨横突背面进入竖脊肌；其皮支在不同高度穿胸腰筋膜浅出，斜向外下分布至腰区皮肤。第1~3腰神经的后外侧支参与组成臀上皮神经，跨越髂嵴后部达臀区上部。由于腰神经后支经骨纤维孔、骨纤维管穿过。当这些孔道变形或变窄时可压迫从其内穿过的神经，引起腰腿痛，是腰腿痛常见的椎管外病因之一。

腰神经后支骨纤维孔位于椎间孔的后外方，自椎间孔垂直向上。由上方的横突间韧带、下方的下位椎骨横突和内侧的下位椎骨上关节突围成，又称**骨纤维孔**。**腰神经后内侧支骨纤维管**位于腰椎乳突与副突间的骨沟处，自外上斜向内下，由前、后、上、下4壁构成。前壁为乳突副突间沟，后壁为上关节突副突韧带，上壁为乳突，下壁为副突。管的

前、上、下壁为骨质，后壁为韧带，又称**骨纤维管**。但有时后壁韧带骨化，则形成完全的骨管。

2. 副神经 见第二章颈部。

3. 胸背神经和肩胛背神经 见第七章上肢。

五、椎管及其内容物

（一）椎管

椎管 vertebral canal （图6-12）由所有椎骨的椎孔和骶骨的骶管借骨连结而形成的骨纤维性管道，上达枕骨大孔，下至骶管裂孔。其内含有脊髓及其表面的被膜、脊神经根、血管及结缔组织等。

椎管的前壁由椎体后面、椎间盘后缘和后纵韧带构成；后壁由椎弓板、黄韧带和关节突关节构成；两侧壁由椎弓根和椎间孔构成。椎管骶段称骶管，是完全的骨性管道。

各段椎管的形态和大小不完全相同。在横断面上，颈段上部近似圆形，下部呈三角形，横径大于前后径；胸段呈前后略扁的椭圆形；腰段上部呈椭圆形，中部为三角形，下部的外侧部有侧隐窝，故呈三叶草形；骶段呈前后略扁的三角形。若椎骨骨质增生、椎间盘突出、黄韧带肥厚、后纵韧带骨化或肥厚等，均可使椎管管腔变窄或变形，压迫其内的脊髓或脊神经根而引起一系列临床症状。

（二）椎管内容物

椎管内有脊髓及其被膜等结构。脊髓向上自枕骨大孔处连于延髓，下端终于第1腰椎下缘，向下以终丝附于尾骨背面。

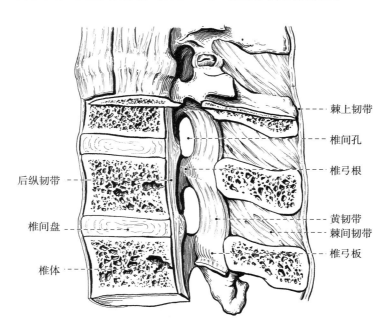

图6-12 椎管

1. 被膜（图 6-13，图 6-14）

（1）**硬脊膜** spinal dura mater　厚而坚韧，由致密结缔组织构成，包覆在脊髓的表面形成一长筒状的硬脊膜囊，上方附于枕骨大孔边缘并与硬脑膜相续；向下约平第 2 骶椎高度形成一盲端，包绕终丝并附于尾骨背面。硬脊膜囊内有脊髓、马尾和 31 对脊神经根，脊神经根穿硬脊膜囊时被硬脊膜包被形成神经外膜，并与椎间孔周围的结缔组织紧密相连，起固定作用。硬脊膜的血液来自节段性的根动脉。根动脉自椎间孔进入椎管后发出细小分支分布至硬脊膜，长的分支可分布至几个脊髓节段，短的

分支一般分布至一个相应的脊髓节段。每条动脉均有两条静脉伴行，动、静脉间的吻合较丰富。硬脊膜的神经来自于脊神经的脊膜支，脊膜支自脊神经发出后经相应的椎间孔返回椎管内，分布至硬脊膜、后纵韧带和椎骨等结构。

（2）**脊髓蛛网膜** spinal arachnoid mater　较薄，呈半透明状，向上与脑蛛网膜相续，向下平第 2 骶椎高度成一盲端。此膜向内发出许多结缔组织小梁与软脊膜相连，结缔组织小梁相互交织成蛛网状，故称为蛛网膜。

（3）**软脊膜** spinal pia mater　薄而柔软，与脊髓表面紧密相贴，血管丰富，在前正中裂和后正中沟处有纤维索或膜与脊髓相连，分别称为软脊膜前纤维索和后纤维隔。在脊髓两侧，前、后根之间软脊膜明显增厚并向外呈三角形突起，推顶脊髓蛛网膜与硬脊膜相连，称为齿状韧带。齿状韧带的附着部位不一，在颈段位于上下两神经根穿硬脊膜间，胸部以下则不很规则。据统计，该韧带每侧有 15～22 个。最上一对在第 1 颈神经根附近；最下一对可变动在第 11 胸神经至第 2 腰神经根之间，其附着处的下方常恒定地发出一细小的结缔组织纤维索，长 1.28～1.32 cm，经后根前方向下止于第 1 腰神经穿硬脊膜处的附近，据此可作为辨认第 1 腰神经的标志。齿状韧带有维持脊髓正常位置的作用。

2. 脊膜腔隙

（1）**硬膜外隙** extradural space（图 6-14）　位于椎管骨膜与硬脊膜之间，其内填有脂肪、椎内

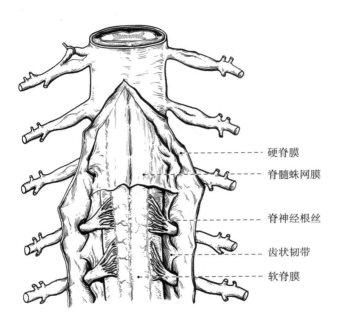

图 6-13　脊髓的被膜

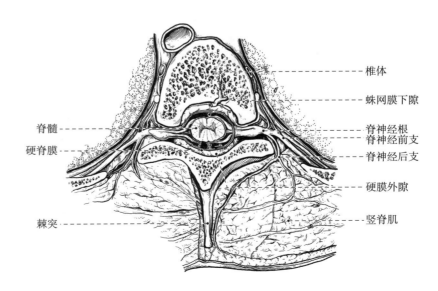

图 6-14　椎管及其内容物

静脉丛和淋巴管等，并有脊神经根及其伴行血管通过，呈负压。此隙上端起自枕骨大孔高度，下端终于骶管裂孔，由于硬脊膜附于枕骨大孔边缘，故此隙与颅内硬脑膜外隙互不相通。临床硬膜外麻醉即将药物注入此隙，以阻滞脊神经根的传导。

椎静脉丛 vertebral venous plexus 可分为椎内静脉丛和椎外静脉丛。前者分布于硬膜外隙内，上自枕骨大孔，下达骶骨尖端，贯穿整个椎管。而后者位于椎管外面，椎体前方、椎弓及其突起的后方，此丛在寰椎与枕骨之间最为发达，称**枕下静脉丛**。椎内和椎外静脉丛有着广泛的吻合，其内无瓣膜，主要收集脊柱、脊髓及邻近区域组织的静脉血，椎外静脉丛的血液分段就近回流至椎静脉、肋间后静脉、腰静脉和骶外侧静脉。椎静脉丛向上经枕骨大孔与颅内的硬脑膜静脉窦交通，向下与盆腔等处的静脉广泛吻合，因此，椎静脉丛是上、下腔静脉系和颅内、外静脉沟通的重要通道，当盆、腹、胸腔等部位的器官发生感染、肿瘤或寄生虫性病变时，肿瘤细胞、病原微生物和虫卵可经椎静脉丛侵入颅内或其他远位器官。

（2）**硬膜下隙** subdural space 位于硬脊膜与脊髓蛛网膜之间，为一潜在腔隙，内有少量液体，可与脊神经周围的淋巴隙相通。

（3）**蛛网膜下隙** subarachnoid space （图6–14）位于脊髓蛛网膜与软脊膜之间，隙内充满脑脊液，向上经枕骨大孔与颅内蛛网膜下隙相通，向下达第2骶椎高度，两侧环绕在脊神经根周围形成脊神经周围隙。此隙在第1腰椎至第2骶椎高度明显扩大，称**终池**，池内有马尾和终丝通过。

3. **脊神经根** 脊神经根丝自脊髓的前、后外侧沟离开脊髓后，在蛛网膜下隙内向两侧横行或斜行分别汇成脊神经的前根和后根，向外依次穿蛛网膜囊和硬脊膜囊，行于硬膜外隙中。脊神经根在硬脊膜囊以内的部分称为**蛛网膜下隙段**，穿出硬脊膜囊的部分称为**硬膜外（隙）段**。脊神经根丝离开脊髓时表面被软脊膜包裹，当穿脊髓蛛网膜和硬脊膜时，又被此两膜从外面包裹，分别形成蛛网膜鞘和硬脊膜鞘。此3层被膜向外达椎间孔处，依次延续为脊神经外膜、神经束膜和神经内膜。蛛网膜下隙可在神经根周围向外侧延伸，至脊神经节近端附近逐步封闭消失。硬脊膜鞘在椎间孔处与椎间孔紧密相连，起固定硬脊膜囊和保护鞘内的神经根不受牵拉作用。脊神经根在椎间孔处最易受压。脊神经根通过椎间孔的通道常称为**椎间管**或**神经根管**。椎间盘向后外侧突出、黄韧带肥厚、椎体边缘及关节突骨质增生都可造成椎间管或神经根管狭窄，成为压迫脊神经根的最常见原因。

4. **脊髓的血管**

（1）动脉 脊髓的动脉有脊髓前动脉、脊髓后动脉和来源于节段性动脉的根动脉（图6–15）。

1）**脊髓前动脉** anterior spinal artery 脊髓前动脉由椎动脉在延髓的腹侧面发出，左右两脊髓前动脉行向内下汇合为一干，沿脊髓前正中裂下行至脊髓下端，沿途发出分支分布至脊髓灰质（后角后部除外）、前索和外侧索的深部。脊髓前动脉较细窄，主要供应颈第1~4节，颈第5节及以下则由根动脉加强。脊髓前动脉在脊髓下端变细，于脊髓圆锥高度向侧方发出圆锥吻合动脉，向后与脊髓后动脉

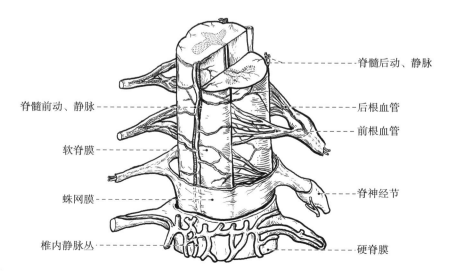

图 6–15 脊髓的血管

左侧标注：脊髓前动、静脉、软脊膜、蛛网膜、椎内静脉丛
右侧标注：脊髓后动、静脉、后根血管、前根血管、脊神经节、硬脊膜

吻合。圆锥吻合动脉在脊髓动脉造影时是确定脊髓圆锥平面的标志之一。

2）**脊髓后动脉** posterior spinal artery 由椎动脉在延髓的腹侧面发出，斜向后内下，沿脊髓后外侧沟下行，沿途发出分支，互相吻合成网，分布至脊髓后角的后部和后索。

3）**根动脉** radicular artery 来源于节段性动脉。节段性动脉包括：椎动脉和颈升动脉、胸部的肋间后动脉和肋下动脉、腰部的腰动脉及骶、尾部的骶外侧动脉。根动脉自节段性动脉发出后伴脊神经经椎间孔进入椎管，分为前、后根动脉和脊膜支。

前根动脉沿脊神经前根至脊髓，发出分支分别与脊髓前动脉、相邻的前根动脉相吻合。前根动脉主要供应颈第5节及以下脊髓的腹侧2/3区域，前根动脉较后根动脉少，大多出现在脊髓的膨大处，其中有两支较粗大：一支为颈膨大动脉，出现在颈第5～8节和胸第1～6节，分布至脊髓的颈第1～胸第6节段；另一支称腰骶膨大动脉或称大前根动脉，出现在胸第8～12节和腰第1节，以胸第11节为多见，主要分布至营养脊髓的胸第7以下节段。在第1腰椎以上部位暴露降主动脉或行肋间后动脉起始部的手术时，应注意保护前根动脉，以免影响脊髓的血供。在行主动脉造影时，如造影剂进入腰骶膨大动脉，可能使该部脊髓的血供中断而导致截瘫。

后根动脉沿脊神经后根至脊髓，常在脊髓的背面与脊髓后动脉吻合，所发分支主要分布至脊髓侧索的后部。

脊髓前动脉、前根动脉、后根动脉和两条脊髓后动脉之间有交通支相互吻合，围绕脊髓的表面形成环状的动脉冠，动脉冠可发出分支营养脊髓的周边部。在脊髓的胸第4和腰第1节段，动脉吻合常较缺乏，称为脊髓的乏血区，此段脊髓易发生缺血性病变。

（2）**静脉** 脊髓的前正中裂、后正中沟和前、后外侧沟内各有1条纵行静脉，纵行静脉之间借交通支相互吻合，纵行静脉的血液经交通支注入椎内静脉丛（图6-16）。

5. **脊神经脊膜支** meningeal branches of spinal nerves 又称**窦椎神经** sinuverterbral nerve 或 Luschka 神经。窦椎神经含有一般躯体感觉神经纤维和交感神经节后纤维两种纤维成分，自脊神经干发出后，经椎间孔返回椎管内，感觉神经纤维分布至硬脊膜、脊神经根的外膜、后纵韧带、椎骨骨膜等结构，交感神经节后纤维分布至椎管内动、静脉血管平滑肌。

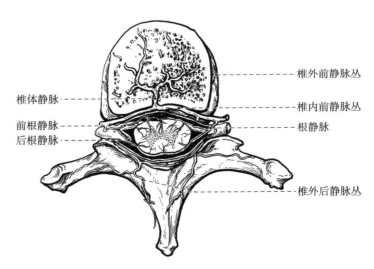

椎体静脉 ————

前根静脉 ————
后根静脉 ————

———— 椎外前静脉丛

———— 椎内前静脉丛

———— 根静脉

———— 椎外后静脉丛

图6-16 脊髓的静脉

-ξ·【局部解剖操作】·ξ-

一、脊柱的解剖

1. 脊柱区做皮肤切口（图6-17）

（1）自枕外隆凸至第5腰椎棘突高度沿正中线做纵切口。

（2）自枕外隆凸沿上项线至耳郭后方做横切口。

（3）自第7颈椎棘突向肩峰做水平切口。

（4）自正中切口下端至髂前上棘沿髂嵴做弧

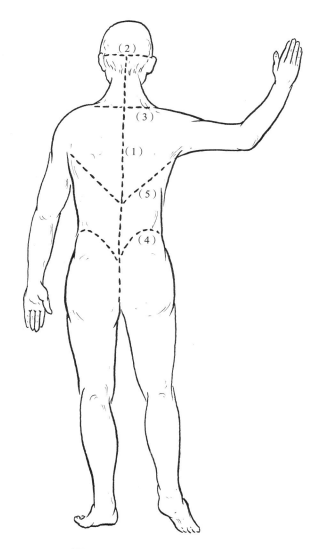

图6-17 脊柱区解剖的皮肤切口

形切口。

（5）自约平肩胛下角高度由正中切口向外侧切至腋后线。由后正中线向外侧充分剥离、翻起皮肤。

2. 在枕外隆凸外侧2~3 cm处寻认项部皮神经中较粗大的第2颈神经后支枕大神经，它自斜方肌上份的腱膜穿出深筋膜，行于枕动脉的内侧，寻找并修洁追踪至颅后部皮肤。在项部斜方肌枕骨起点的表面寻找枕淋巴结，在耳后、胸锁乳突肌止点的表面寻找耳后淋巴结。

3. 在正中线外3~4 cm处寻认上6对胸神经后支的内侧支，沿肩胛冈追寻较长的第2胸神经后支；下6对胸神经后支的外侧支与对侧者呈"八"字形从深层穿出，斜向外下方分布。

4. 在腰部于骶棘肌的外侧缘、腰背筋膜的表面寻认第1、2、3腰神经后支的外侧支，并越过髂

嵴向下追寻分布于臀部的臀上皮神经。

二、脊柱肌层的解剖

1. 剥离背区的浅筋膜和深筋膜，把斜方肌和背阔肌表面的筋膜修洁干净，观察斜方肌和背阔肌的起止点、形态、肌纤维的排列方向，领会其功能。

2. 在斜方肌的外下缘、肩胛骨的脊柱缘和背阔肌上缘之间清理并辨认听诊三角，在髂嵴、腹外斜肌后缘和背阔肌前缘之间清理并辨认腰下三角。

3. 在棘突的两侧切断斜方肌并向外侧翻，在该肌深面注意观察和清理支配该肌的副神经和第3、4颈神经的分支及分布至该肌的颈浅动脉。

4. 在下部胸椎和腰椎棘突的两侧切断背阔肌并向外侧翻，在背阔肌深面、肩胛骨下角水平处检查分布于此肌的胸背神经和胸背血管；在第12肋下方、竖脊肌外侧缘、腹内斜肌后缘之间清理并辨认腰上三角；观察修洁穿经此区的肋下神经、髂腹下神经和髂腹股沟神经。

5. 在腰部自正中线外侧约3 cm处纵行切开胸腰筋膜浅层并向内外拉开，暴露竖脊肌，把竖脊肌拉向内侧，观察深部的胸腰筋膜中层，胸腰筋膜的深层为腰方肌筋膜。

三、椎管及内容物的解剖

1. 清除棘突两侧、横突、椎弓和肋骨表面附着的肌组织，修洁并显露棘上韧带、棘间韧带、横突间韧带；在椎间孔处修洁并观察脊神经的分支。

2. 用板锯沿关节突根部内侧锯开椎弓板（双侧），深度约为1 cm，注意不可太深，以免锯断脊神经根，用小木槌逐个敲击棘突，使椎弓板完全断裂，自第3颈椎开始向下揭开椎管后壁，在椎管后壁内面观察黄韧带；观察椎管各壁的构成和硬膜外隙内的结构。

3. 去除硬膜外隙内的脂肪和静脉丛，注意保留脊神经根并向外修洁至椎间孔，切开脊神经根表面的硬脊膜，观察脊神经的前根、后根及脊神经节。

4. 沿后正中线切开硬脊膜，向两侧翻开观察蛛网膜，领会硬膜下隙。

5. 沿后正中线切开蛛网膜，打开蛛网膜下隙，观察其内的脊神经根、马尾、终丝、齿状韧带等结构；观察软脊膜，可用尖镊检视其附着情况。

（李志军编写；徐国成，齐亚力绘图）

第七章

上 肢

第一节 概 述

上肢 upper limb 连于胸廓外上部。与下肢相比，人类的上肢骨骼轻巧，关节囊薄而松弛，无坚韧的侧副韧带，肌数目众多、形态细长，运动更为灵活。

一、境界与分区

上肢借肩部与颈、胸、背部相连，其中三角肌前、后缘上份与腋前、后襞下缘中点的连线与胸、背部为界。借锁骨上缘外侧1/3段和肩峰到第7颈椎棘突的连线与颈部分界。

按部位，上肢可分为**肩部、臂部、肘部、前臂部、腕部和手部**。其中，肩部和手部可分为三区，其余各部均分为前、后两区。

二、表面解剖

（一）体表标志

1. 肩部

（1）**锁骨** clavicle 位于胸廓前上部两侧，全长于皮下均可触及。

（2）**肩峰** acromion 为肩部最高的骨性标志，在肩关节上方可触及，向后内侧可触及肩胛冈。

（3）**喙突** coracoid process 位于锁骨中、外1/3交界处下方的锁骨下窝内，向后外侧可扪及。

（4）**肱骨大结节** greater tubercle of humerus 位于肱骨上端的外侧，突出于肩峰前外侧。

（5）**三角肌** deltoid muscle 从前、后、外侧包绕肩关节，形成肩部的膨隆。

2. 臂部

（1）**肱二头肌** biceps brachii 位于臂前面的肌性隆起。两侧为肱二头肌内、外侧沟，屈肘时更明显，肘前区可触及紧张的肱二头肌腱。肱骨的**三角肌粗隆** deltoid tuberosity 位于臂中部的外侧。

（2）**肱三头肌** triceps brachii 位于臂后面的肌性隆起，伸肘时更明显。

3. 肘部

（1）**肱骨内上髁** medial epicondyle of humerus、**外上髁** lateral epicondyle 肘部两侧最突出的骨点。

（2）**桡骨头** head of radius 在肱骨外上髁的下方可触及。

（3）**尺骨鹰嘴** ulnar olecranon 是肘后最明显的骨性突起。内上髁与尺骨鹰嘴之间可触及尺神经沟。

4. 腕和手部

（1）**桡骨茎突** radial styloid process 和**桡骨背侧结节** dorsal tubercle of radius 前者为桡骨远端外侧骨性隆起；后者在腕背中点的外侧可触及，又称 Lister 结节。

（2）**尺 骨 头** head of ulna 和 **尺 骨 茎 突** ulnar styloid process 尺骨头位于尺骨下端，腕部尺侧偏后方。尺骨头的后内侧可触及尺骨茎突。

（3）握拳屈腕时，在腕前区可见3条纵行的肌腱隆起，掌长肌腱居中，其外侧为桡侧腕屈肌腱，其下端外侧可触及桡动脉搏动，内侧为尺侧腕屈肌腱，其下端的桡侧可触及尺动脉搏动。

（4）解剖学"**鼻烟壶**"为手背外侧部的浅凹，当拇指伸直外展时，近桡腕关节处，自桡侧向尺侧可摸到拇长展肌腱、拇短伸肌腱和拇长伸肌腱。拇长展肌腱和拇短伸肌腱、拇长伸肌腱与桡骨茎突之间三角窝，解剖学称"鼻烟壶"，窝底有手舟骨和大多角骨，窝内有桡动脉通过。

（5）手掌　常见 3 条掌横纹：鱼际纹位于鱼际的尺侧，近侧端常与腕远侧横纹的中点相交，深面有正中神经通过，远侧端达手掌桡侧缘；掌中纹斜位于掌中部，桡侧端与鱼际纹重叠；掌远纹自手掌尺侧缘横行向桡侧，正对第 3 ~ 5 掌指关节连线。**鱼际** thenar、**小鱼际** hypothenar 分别是手掌桡、尺侧的肌性隆起。手掌中部两隆起之间的凹陷区为**掌心** palm。

（二）上肢的轴线与提携角

上肢的轴线是经肱骨头中心 – 肱骨小头 – 尺骨头的连线。肱骨的纵轴称臂轴，尺骨的长轴称前臂轴，两轴的延长线在肘部构成向外开放的夹角，为 165° ~ 170°，其补角 10° ~ 15° 称**提携角** carrying angle。提携角在 0° ~ 10° 时称为直肘，小于 0° 称为肘内翻，大于 20° 称为肘外翻（图 7-1）。

（三）体表投影

1. 上肢动脉干的投影（图 7-2）

（1）**腋动脉** axillary artery 和**肱动脉** brachial

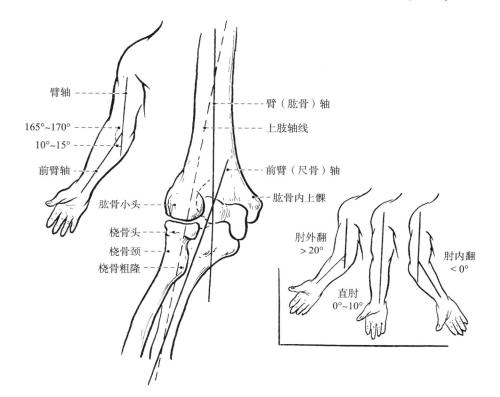

上肢肌

图 7-1　上肢轴线及提携角

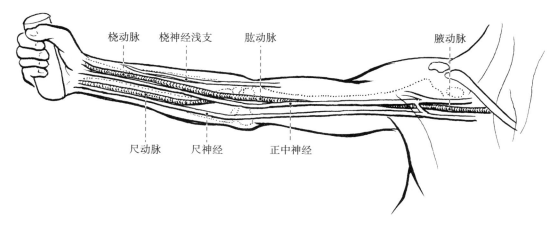

图 7-2　上肢动脉及神经干的投影

artery　上肢外展 90°，从锁骨中点至肘前横纹中点远侧 2 cm 处的连线，为腋动脉和肱动脉的体表投影。大圆肌下缘为腋动脉和肱动脉的分界标志。

（2）**桡动脉** radial artery 和**尺动脉** ulnar artery　肘前横纹中点远侧 2 cm 至桡骨茎突前方的连线为桡动脉的投影，至豌豆骨桡侧的连线为尺动脉的投影。

2. 上肢神经干的投影

（1）**正中神经** median nerve　在臂部与肱动脉的走行一致；在前臂位于从肱骨内上髁与肱二头肌腱连线中点，向下至腕前部横纹中点偏外侧的连线上。

（2）**尺神经** ulnar nerve　从腋窝顶经肱骨内上髁与尺骨鹰嘴之间的连线至豌豆骨桡侧的连线。

（3）**桡神经** radial nerve　自腋后襞与臂的交点向外侧斜过肱骨后方，至肱骨外上髁的连线。

第二节　胸前、外侧壁与腋区

一、胸前和外侧壁

此部分内容见第三章第二节胸壁。

二、腋区

腋区 axillary region 位于肩关节下方，臂上段与胸前外侧壁上部之间。在上肢外展时，向上呈穹隆状的皮肤凹陷为**腋窝** axillary fossa，其深面呈四棱锥体形的腔隙称**腋腔** axillary cavity。腋腔由一顶、一底和四壁构成（图 7-3），内含血管、神经、淋巴结和脂肪组织等结构。

（一）腋腔的构成

1. **顶**　为腋窝的上口，向上通颈根部。由锁骨中 1/3 段、第 1 肋外侧缘和肩胛骨上缘围成，有臂丛通过，锁骨下血管于此处移行为腋血管。

2. **底**　由皮肤、浅筋膜和腋筋膜共同构成。

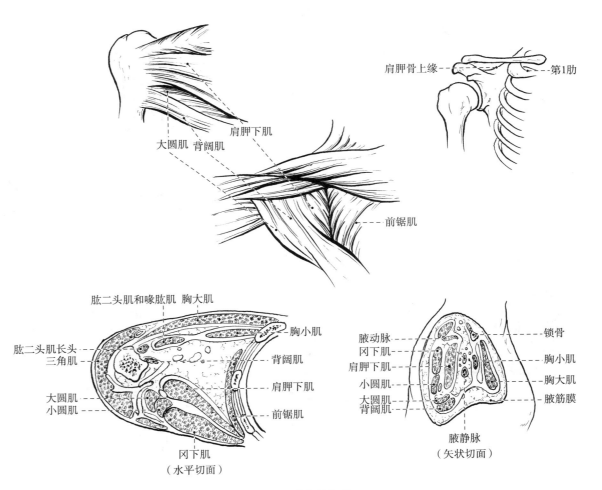

图 7-3　腋窝的构成

皮肤通过纤维隔与腋筋膜相连，腋筋膜中部有皮神经、血管和淋巴管等穿过，使其呈筛状，故又称筛状筋膜。

3. 前壁 由胸大肌、胸小肌、锁骨下肌和锁胸筋膜构成（图7-4）。**锁胸筋膜** clavipectoral fascia 是连于喙突、锁骨下肌和胸小肌上缘之间的深筋膜，有头静脉、胸肩峰动脉及静脉和胸外侧神经穿过。

4. 后壁 由肩胛骨、肩胛下肌、大圆肌和背阔肌构成，大圆肌和小圆肌之间有肱三头肌长头穿过。腋后壁有三边孔和四边孔。①**三边孔** trilateral foramen，上界为肩胛下肌（前）和小圆肌（后），下界为大圆肌，外侧界为肱三头肌长头，内有旋肩胛动、静脉通过。②**四边孔** quadrilateral foramen，上、下界与三边孔相同，内侧界是肱二头肌长头，外侧界是肱骨外科颈，内有旋肱后动、静脉和腋神经通过（图7-5）。

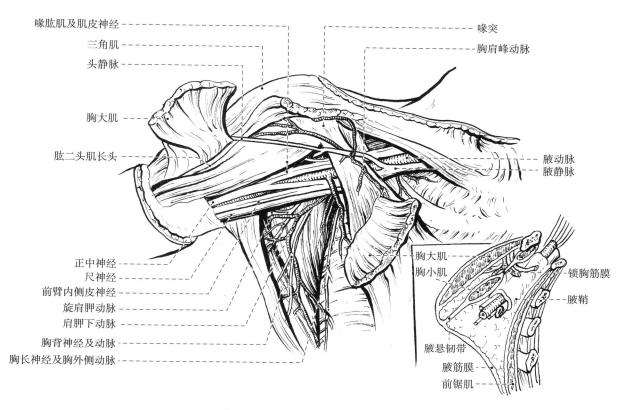

图 7-4 腋腔前壁的层次、内容

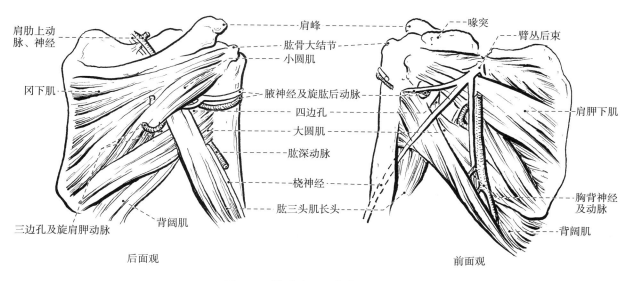

图 7-5 腋后壁、三边孔和四边孔

5. **内侧壁** 由前锯肌、第 1～4 肋及肋间肌构成。

6. **外侧壁** 由肱骨的结节间沟，肱二头肌长、短头和喙肱肌组成。

（二）腋腔的内容

腋腔内主要有腋动脉及其分支、腋静脉及其属支、臂丛及其分支、腋淋巴结群和结缔组织等。

1. **腋动脉** axillary artery 在第 1 肋外侧缘处接锁骨下动脉，经腋腔至大圆肌下缘续为肱动脉。腋动脉以胸小肌为界分为 3 段：

（1）第一段 自第 1 肋外侧缘至胸小肌上缘之间，是腋动脉位置最深的一段。此段发出**胸上动脉** superior thoracic artery，分布于第 1、2 肋间隙前部。

（2）第二段 位于胸小肌后方，分支主要有①**胸肩峰动脉** thoracoacromial artery，穿锁胸筋膜后，分支营养胸大肌、胸小肌和三角肌等。②**胸外侧动脉** lateral thoracic artery，该动脉沿胸小肌下缘与胸长神经伴行，分布于前锯肌和胸大、小肌。在女性发出分支至乳房外侧部。

（3）第三段 自胸小肌下缘至大圆肌下缘，是腋动脉最长、位置最浅的一段。该段发出 3 个分支：①**肩胛下动脉** subscapular artery，沿肩胛下肌下缘向后下走行，分为旋肩胛动脉和胸背动脉。前者经三边孔入冈下窝，营养周围肌肉；后者与胸背神经伴行营养背阔肌。②**旋肱前动脉** anterior humeral circumflex artery，较为细小，经肱骨外斜颈前方与旋肱后动脉吻合。③**旋肱后动脉** posterior humeral circumflex artery，较为粗大，穿四边孔向后，绕肱骨外科颈后方，与旋肱前动脉吻合。旋肱前、后动脉分别绕过肱骨外科颈的前、后方，彼此吻合，分布于三角肌和肩关节。

2. **腋静脉** axillary vein 位于腋动脉内侧，两者之间为臂丛内侧束、尺神经、前臂内侧皮神经等，内侧有臂内侧皮神经，远端有腋淋巴结外侧群，近端有腋淋巴结尖群。

3. **臂丛** brachial plexus 臂丛分支依据其发出的位置可分为锁骨上部分支和锁骨下部分支。位于腋窝内的部分为臂丛的锁骨下部，包括内侧束、外侧束和后束及其分支，围绕在腋动脉周围。在腋动脉的第一段，各束位于腋动脉后外侧；在腋动脉的第二段，内、外侧束及后束分别相应地位于腋动脉的内侧、外侧和后方；在腋动脉的第三段，臂丛各束发出分支（图 7-6）。主要分支如下：

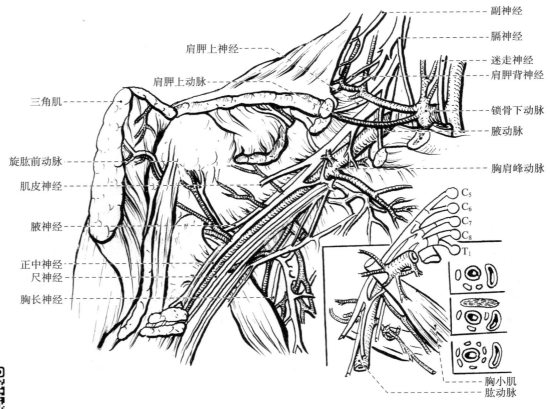

图 7-6 腋腔内容及臂丛组成

（1）**胸长神经** long thoracic nerve、**肩胛背神经** dorsal scapular nerve、**肩胛上神经** suprascapular nerve　都是锁骨上部分支。胸长神经沿前锯肌表面与胸外侧动脉同行，支配该肌。在行乳腺癌手术时应注意保护该神经。肩胛背神经穿中斜角肌向后越过肩胛提肌行于肩胛骨与脊柱之间，支配菱形肌和肩胛提肌。肩胛上神经向后越过肩胛上切迹进入冈上窝，分布于冈上肌、冈下肌和肩关节。

（2）**肌皮神经** musculocutaneous nerve　发自臂丛外侧束，行向外下方穿喙肱肌至肱二头肌和肱肌之间。

（3）**正中神经** median nerve　由发自臂丛内侧束和外侧束的内、外侧根在腋动脉外侧合成一干，降入肱二头肌内侧沟。

（4）**尺神经** ulnar nerve　发自臂丛内侧束，于腋动脉内侧下行至肱二头肌内侧沟。

（5）**腋神经** axillary nerve　发自臂丛后束，伴旋肱后动脉穿四边孔，支配三角肌和小圆肌。

（6）**桡神经** radial nerve　发自臂丛后束，较粗大，行向后外下方，降入肱骨体中部后面的肱骨肌管。

（7）**胸背神经** thoracodorsal nerve　起自后束，沿肩胛骨外侧缘伴同名动脉下行至背阔肌。

（8）**胸内侧神经** medial pectoral nerve、**胸外侧神经** lateral pectoral nerve　分别发自臂丛的内侧束和外侧束，分布于胸大肌和胸小肌。

（9）**臂内侧皮神经** medial brachial cutaneous nerve、**前臂内侧皮神经** medial antebrachial cutaneous nerve　均发自臂丛内侧束，分别分布于臂内侧和前臂内侧的皮肤。

4. **腋淋巴结** axillary lymph node　位于腋腔的疏松结缔组织中，可分为5群（图7-7）。

（1）**外侧淋巴结** lateral lymph node　沿腋静脉远侧段排列，收纳上肢的浅、深淋巴，注入中央淋巴结和尖淋巴结，也可注入锁骨上淋巴结。

（2）**胸肌淋巴结** pectoral lymph node　在胸小肌下缘，沿胸外侧血管排列，收纳胸前外侧壁、乳房中央部和外侧部的淋巴，注入中央淋巴结和尖淋巴结。

（3）**肩胛下淋巴结** subscapular lymph node　位于腋后壁，沿肩胛下血管和神经排列，收纳背部、肩胛部及胸后壁的淋巴，注入中央淋巴结和尖淋巴结。

（4）**中央淋巴结** central lymph node　位于腋窝底的脂肪组织中，是最大的一群淋巴结，收纳上述3群淋巴结的输出管，其输出管注入尖淋巴结。

（5）**尖淋巴结** apical lymph node　沿腋静脉近侧段排列，收纳中央群及其他各群淋巴结的输出管，以及乳房上部的淋巴。输出管合成锁骨下干，左锁骨下干注入胸导管，右锁骨下干注入右淋巴导管。

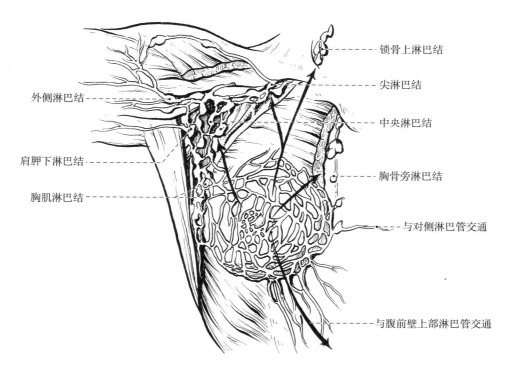

锁骨上淋巴结
外侧淋巴结
尖淋巴结
中央淋巴结
肩胛下淋巴结
胸骨旁淋巴结
胸肌淋巴结
与对侧淋巴管交通
与腹前壁上部淋巴管交通

图 7-7　腋窝及乳房淋巴引流

5. **腋鞘**　由颈部椎前筋膜向下延续到腋窝，包裹腋动、静脉和臂丛锁骨下部形成的筋膜鞘称**腋鞘** axillary sheath。临床上做锁骨下臂丛麻醉时，将药液注入腋鞘内，可达到良好麻醉效果。

6. **腋腔蜂窝组织**　腋腔内的疏松结缔组织。腋腔内的感染沿着蜂窝组织间隙和腋鞘，向上可蔓延至颈根部，向下可达臂部，向后经三边孔和四边孔蔓延至肩胛区、三角肌区，向前可至胸肌间隙。

第三节　臂前区、肘前区与前臂前区

一、浅层结构

（一）皮肤与浅筋膜

皮肤较薄，移动性较大，浅筋膜薄而松弛。

（二）浅静脉

上肢的浅静脉富有瓣膜，位于皮下。手背侧的静脉较粗大，相互连接形成手背静脉网。逐渐汇集形成两条较大的静脉干，即头静脉和贵要静脉，分别位于前臂及臂部的桡、尺两侧（图7-8）。

1. **头静脉** cephalic vein　起自手背静脉网的桡侧，沿前臂桡侧、肘部前面上行。至肘窝处借肘正中静脉与尺侧的贵要静脉吻合。再向上沿肱二头肌外侧沟上行，经三角肌胸大肌间沟，穿锁胸筋膜注入腋静脉或锁骨下静脉。收集手和前臂桡侧浅层结构的静脉血。

2. **贵要静脉** basilic vein　起自手背静脉网尺侧，由手背转向前臂前面的尺侧，至肘部转至前面，在肘窝处接受肘正中静脉，并沿肱二头肌内侧沟上行，于臂中部穿臂筋膜入深部，注入肱静脉或与肱静脉伴行上升，注入腋静脉。收集手和前臂尺侧浅层结构的静脉血。

3. **肘正中静脉** median cubital vein　位于肘窝处，较粗短，变异较多，多数情况下在肘窝处，它连接贵要静脉与头静脉，接受来自前臂正中静脉的静脉血。是临床进行静脉穿刺或插管的常用部位。

4. **前臂正中静脉** median antebrachial vein　起于手掌静脉丛，为不甚恒定的细支，在前臂前面上升，其末端注入肘正中静脉。前臂正中静脉有时呈

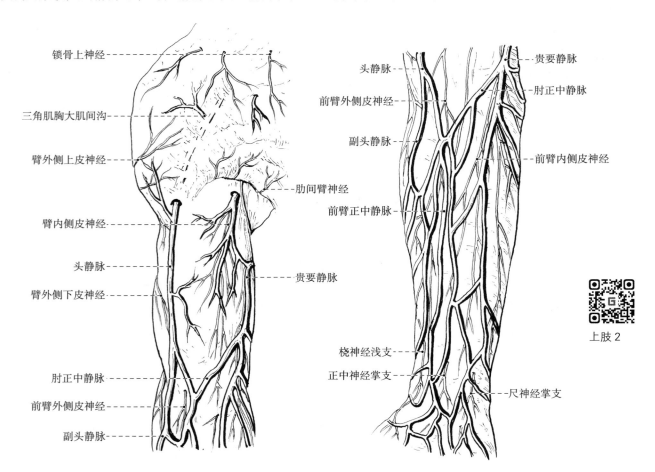

上肢2

图 7-8　上肢浅静脉及皮神经（前面观）

锁骨上神经
三角肌胸大肌间沟
臂外侧上皮神经
肋间臂神经
臂内侧皮神经
头静脉
臂外侧下皮神经
贵要静脉
肘正中静脉
前臂外侧皮神经
副头静脉

头静脉
前臂外侧皮神经
副头静脉
前臂正中静脉
桡神经浅支
正中神经掌支
贵要静脉
肘正中静脉
前臂内侧皮神经
尺神经掌支

"Y"形分叉，分别注入头静脉和贵要静脉。

（三）肘浅淋巴结

肘浅淋巴结 superficial cubital lymph node 又名滑车上淋巴结，位于肱骨内上髁上方，贵要静脉内侧，收纳手尺侧半和前臂尺侧半的部分浅淋巴管，输出管注入腋淋巴结。该淋巴结很小，当手和前臂尺侧感染及患梅毒时，常肿大而易触及。

（四）皮神经

臂上部内侧有**肋间臂神经** intercostobrachial nerve 分布，臂下部内侧有**臂内侧皮神经** medial brachial cutaneous nerve 分布，前臂内侧皮神经伴贵要静脉穿出深筋膜向下分布于前臂内侧皮肤。**臂外侧上皮神经** superior lateral brachial cutaneous nerve、**臂外侧下皮神经** inferior lateral brachial cutaneous nerve 分布于臂外侧上、下部皮肤。**前臂外侧皮神经** lateral antebrachial cutaneous nerve 是肌皮神经的分支，经肘正中静脉和头静脉的深面，沿前臂外侧下行，分布于前臂前外侧面的皮肤。**前臂内侧皮神经** medial antebrachial cutaneous nerve 在前臂分成前、后两支。前支较大，分布于前臂前内侧面的皮肤，后支分布于前臂后内侧面的皮肤。

二、臂前区深层结构

（一）臂筋膜

臂部的深筋膜称臂筋膜。臂前区的深筋膜较薄，向上移行为三角肌筋膜、胸肌筋膜和腋筋膜。向下移行为肘前区筋膜。臂筋膜发出臂内、外侧肌间隔，深入到臂屈肌和伸肌之间，并附着于肱骨，与肱骨共同围成臂前、后骨筋膜鞘。臂前骨筋膜鞘内含有穿经臂前区至肘窝的血管、神经和臂肌前群。

（二）肌层

臂前群包括浅层的肱二头肌和深层的肱肌、喙肱肌（图 7-9）。

（三）血管和神经

1. **肱动脉** brachial artery 肱动脉在大圆肌下缘续于腋动脉，沿肱二头肌内侧沟下行至肘窝，沿途发出三个分支。

（1）**肱深动脉** deep brachial artery 起自肱动脉起点处稍下方的后内侧壁，与桡神经伴行于桡神

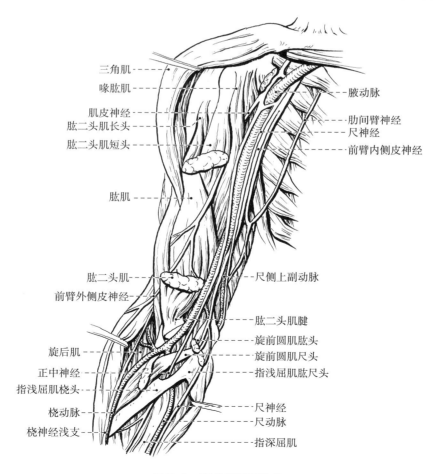

图 7-9 臂前区深层结构

三角肌
喙肱肌
肌皮神经
肱二头肌长头
肱二头肌短头
肱肌
肱二头肌
前臂外侧皮神经
旋后肌
正中神经
指浅屈肌桡头
桡动脉
桡神经浅支

腋动脉
肋间臂神经
尺神经
前臂内侧皮神经
尺侧上副动脉
肱二头肌腱
旋前圆肌肱头
旋前圆肌尺头
指浅屈肌肱尺头
尺神经
尺动脉
指深屈肌

前臂动脉

经沟中，分支营养肱三头肌和肱肌。

（2）尺侧上副动脉平肱肌起点处发出，穿臂内侧肌间隔，伴尺神经至肘后区。

（3）尺侧下副动脉在肱骨内上髁的上方发出，至肘关节附近分前、后两支，参与肘关节网的形成。

2. **肱静脉** brachial vein 有两条，伴行于肱动脉的两侧，向上汇成一条腋静脉。

3. **正中神经** median nerve 与肱血管伴行于肱二头肌内侧沟，在臂上部行于肱动脉的外侧，约至臂中部，越过肱动脉前方至其内侧，下行至肘窝。

4. **尺神经** ulnar nerve 在臂上部行于肱动脉内侧，约在臂中部与尺侧上副动脉伴行，穿臂内侧肌间隔至臂后区。

5. **肌皮神经** musculocutaneous nerve 穿过喙肱肌至肱二头肌与肱肌之间，行向外下方，其末支在肘窝外上方，从肱二头肌与肱肌之间穿出，移行为前臂外侧皮神经。肌支支配臂肌前群。

6. **桡神经** radial nerve 在腋窝位于腋动脉的后方，随肱深动脉进入肱骨肌管到臂后区。

三、肘前区

肘前区深筋膜由臂筋膜延续而来，下续前臂筋膜。从肱二头肌腱内侧，向内下连于前臂筋膜的肘部深筋膜为**肱二头肌腱膜** bicipital aponeurosis。该腱膜与肱二头肌腱交角处，是触及肱动脉搏动和测量血压的听诊部位。**肘窝** cubital fossa，是肘前区略呈三角形凹陷，其尖指向远侧。

（一）肘窝境界

上界为肱骨内、外上髁的连线，下外侧界为肱桡肌，下内侧界为旋前圆肌。顶由浅入深依次为皮肤、浅筋膜、深筋膜和肱二头肌腱膜。底由肱肌、旋后肌和肘关节囊构成。

（二）肘窝内容

肱二头肌腱是肘窝内的中心标志，其内侧为肱动脉及两条伴行静脉，再内侧为正中神经；其外侧有前臂外侧皮神经、桡神经及其分支（图7-9）。

肱动脉在约平桡骨颈平面分为桡、尺动脉，两者在肘窝内各自发出桡侧返动脉和尺侧返动脉参与肘关节动脉网的构成。桡动脉越过肱二头肌腱表面斜向外下，至前臂肱桡肌内侧下行；尺动脉经旋前圆肌尺头深面至前臂尺侧腕屈肌深面下行。

正中神经越过尺血管前方，穿旋前圆肌两头之间，进入指浅屈肌深面。桡神经位于肱肌、肱桡肌之间，约在肱骨外上髁前方或稍下方，分为浅、深两支，浅支为皮支，经肱桡肌深面至前臂；深支主要为肌支，穿旋后肌至前臂后区，改称骨间后神经。肌皮神经从肱二头肌与肱肌之间穿出，移行为前臂外侧皮神经。

肘深淋巴结 deep cubital lymph node 位于肱动脉分叉处，收纳前臂深层的淋巴管，其输出管注入腋淋巴结。

四、前臂前区深层结构

（一）前臂筋膜

前臂的深筋膜称前臂筋膜，薄而坚韧，近肘部有肱二头肌腱膜加强，远侧延伸至腕前区，形成厚而坚韧的韧带。前臂筋膜伸入前、后肌群之间，形成**前臂内、外侧肌间隔**。

前臂前骨筋膜鞘由前臂内、外侧肌间隔，前臂前区的筋膜及尺、桡骨与前臂骨间膜共同围成。鞘内有前臂肌前群，桡、尺侧血管神经束，骨间前血管神经束和正中神经等。

（二）前臂肌前群

前臂肌前群共9块，分4层。第1层有5块，从桡侧向尺侧依次为肱桡肌、旋前圆肌、桡侧腕屈肌、掌长肌和尺侧腕屈肌；第2层只有1块指浅屈肌；第3层有2块，桡侧为拇长屈肌，尺侧为指深屈肌；第4层为旋前方肌。

（三）血管神经束

前臂前区有4个血管神经束（图7-10）。

1. **桡侧血管神经束** 由桡动脉及2条伴行静脉和桡神经浅支组成。走行于前臂桡侧肌间隙内。

（1）**桡动脉** radial artery 平桡骨颈高度自肱动脉发出后，近侧段行经肱桡肌和旋前圆肌之间，远侧段在肱桡肌腱与桡侧腕屈肌腱之间下行至腕部，在桡骨茎突内侧，其位置表浅，仅覆以皮肤和筋膜，能摸到桡动脉的搏动，是临床上切脉的部位。桡动脉在起始段发出桡侧返动脉，分布于邻近各肌与皮肤；在腕前区发出掌浅支，向下行经鱼际表面或穿鱼际至手掌，参与组成掌浅弓。

（2）**桡静脉** radial vein 有2条，较细，与桡动脉伴行。

（3）**桡神经浅支** superficial branch of radial nerve 为桡神经的皮支，在肱桡肌的深面沿桡动脉的外侧下行。桡神经浅支经肱桡肌腱深面转至前臂后区，下行至手背。

2. 尺侧血管神经束　由尺动、静脉和尺神经组成。

（1）**尺动脉** ulnar artery　经旋前圆肌尺头深面，进入前臂前区。在前臂上 1/3 段，行于指浅屈肌深面，在下 2/3 段于尺侧腕屈肌与指深屈肌之间下行。尺动脉上端发出**骨间总动脉** common interosseous artery 和尺侧返动脉。骨间总动脉粗而短，又分为骨间前动脉和骨间后动脉，分别行于前臂骨间膜的前、后。

（2）**尺静脉** ulnar vein　有 2 条，与尺动脉伴行。

（3）**尺神经** ulnar nerve　从尺神经沟向下穿尺侧腕屈肌两头之间进入前臂前区，在前臂的上半部，位于指深屈肌与尺侧腕屈肌之间，与尺动、静脉相距较远。在前臂的下半部，位于尺侧腕屈肌的桡侧，并与尺动、静脉伴行。尺神经始终行于尺、动静脉的尺侧，经腕尺侧管入手掌。其肌支支配尺侧腕屈肌和指深屈肌尺侧半。在桡腕关节近侧约 5 cm 处发出手背支，经尺侧腕屈肌腱与尺骨之间转向背侧，下行至手背。

3. 正中血管神经束　由正中神经及伴行血管组成。

（1）**正中神经** median nerve　从旋前圆肌的两头之间穿出，在此发出骨间前神经后，于指浅、深屈肌之间下行。在前臂远侧 1/3 段，位于桡侧腕屈肌腱与掌长肌腱之间，位置表浅，表面仅被以皮肤、浅筋膜和深筋膜。主干在前臂发出肌支支配旋前圆肌、桡侧腕屈肌、掌长肌和指浅屈肌，这些肌支均由正中神经的尺侧发出，故在其桡侧进行手术操作较安全。此外，掌长肌腱较细长，其粗细与正中神经相仿，手术中应注意区别。

肘部解剖

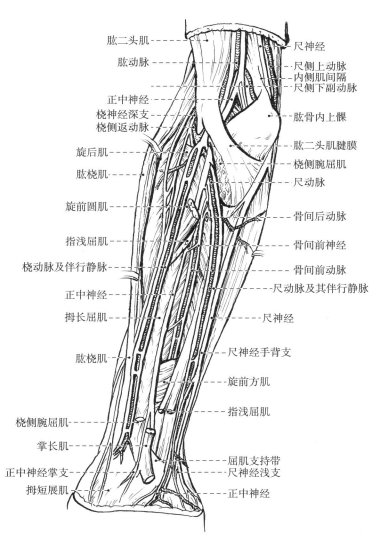

图 7-10　前臂前区深层结构

（2）**正中动脉** median artery 自骨间前动脉发出。多数为一细小的分支，伴正中神经下降，分支营养正中神经。行程中有同名静脉伴行。

4. 骨间前血管神经束 由骨间前血管和神经组成。

（1）**骨间前神经** anterior interosseous nerve 在正中神经穿旋前圆肌两头之间处，从神经干的背侧发出，与骨间前血管伴行，沿前臂骨间膜的前方、拇长屈肌和指深屈肌之间下行，至旋前方肌深面，进入该肌。发出肌支支配拇长屈肌、指深屈肌桡侧半和旋前方肌。

（2）**骨间前动脉** anterior interosseous artery 自骨间总动脉分出后，在拇长屈肌和指深屈肌之间，沿骨间膜前面下行，至旋前方肌深面，行程中有 2 条同名静脉伴行。

（四）前臂屈肌后间隙

前臂屈肌后间隙 posterior space of antebrachial flexor 是位于前臂远侧 1/4 段的潜在性疏松结缔组织间隙，在指深屈肌和拇长屈肌腱的后方，旋前方肌的前方，其内侧界为尺侧腕屈肌和前臂筋膜，外侧界为桡侧腕屈肌和前臂筋膜。该间隙向远侧经腕管与掌中间隙相通，当前臂远侧段或手掌间隙感染时，炎症可相互蔓延。

第四节 三角肌区及肩胛区

一、三角肌区

（一）浅层结构

三角肌区是三角肌所覆盖的区域。此区皮肤较厚，浅筋膜较致密，脂肪组织较少。腋神经的皮支即臂外侧上皮神经从三角肌后缘浅出，分布于三角肌表面的皮肤。

（二）深层结构

1. **三角肌** deltoid muscle 呈三角形，从前方、后方和外侧包绕肩关节，使肩部圆隆。三角肌起自锁骨的外侧段、肩峰和肩胛冈，止于肱骨体外侧面的三角肌粗隆。主要作用是使肩关节外展。三角肌在临床上可用于肌内注射，但在三角肌后缘中、下1/3 部肌较薄，且有桡神经由此到三角肌深面，故该部为三角肌注射的"危险区"。

2. **腋神经** axillary nerve 发自臂丛后束，与旋肱后动、静脉一起穿四边孔，在三角肌深方分为前、后两支，前支支配三角肌的前、中部；后支支配三角肌的后部和小圆肌（图 7-11）。在临床上，肱骨外科颈骨折时可以损伤腋神经和旋肱前、后血管，造成三角肌瘫痪和深部血肿。

二、肩胛区

（一）浅层结构

肩胛区是指肩胛骨后面的区域。该区皮肤较厚，与致密的浅筋膜紧密相连。内有来自颈丛的锁骨上神经分布。

（二）深层结构

深筋膜覆盖于各肌表面，肩胛冈下部深筋膜发达，为腱质性。肩胛切迹上缘两端有肩胛横韧带相连，肩胛上动脉和肩胛上神经分别经肩胛横韧带的浅、深面进入冈上窝。

1. **肌** 肩胛区肌可分为浅、深两层。浅层为斜方肌；深层为冈上肌、冈下肌、小圆肌和大圆肌，在肩胛骨前方有肩胛下肌。

2. **血管和神经**

（1）**肩胛上动脉** suprascapular artery 发自锁骨下动脉的甲状颈干，经肩胛横韧带的上方进入冈上窝，再经冈盂切迹至冈下窝，分布于冈上、下肌。

（2）**旋肩胛动脉** circumflex scapular artery 发自腋动脉的肩胛下动脉，经三边孔至冈下窝，与肩胛上动脉吻合。

（3）**肩胛上神经** suprascapular nerve 发自臂丛锁骨上部，经肩胛横韧带的下方进入冈上窝，与肩胛上动、静脉伴行，支配冈上肌和冈下肌。

三、肌腱袖

冈上肌、冈下肌、小圆肌和肩胛下肌的腱经过肩关节周围时，与关节囊愈着，围绕肩关节形成一近环形的腱板，称**肩袖** rotator cuff，也称**肌腱袖** musculo-tendinous cuff（图 7-12）。肌腱袖加强了肩关节稳定性。当肩关节扭伤或脱位时，肌腱袖可被撕裂。

四、肩关节动脉网

肩胛动脉网位于肩胛骨的周围，是由 3 条动脉的分支相互吻合形成的动脉网。肩胛上动脉经肩胛横韧带的上方至冈上窝；肩胛背动脉为颈横动脉的降支，沿肩胛骨内侧缘下行，分支分布于冈下窝内侧部；旋肩胛动脉经三边孔至冈下窝的外侧部。该网是肩部的重要侧支循环途径，当腋动脉血流受阻时，通过该网仍可维持上肢的血供（图 7-13）。

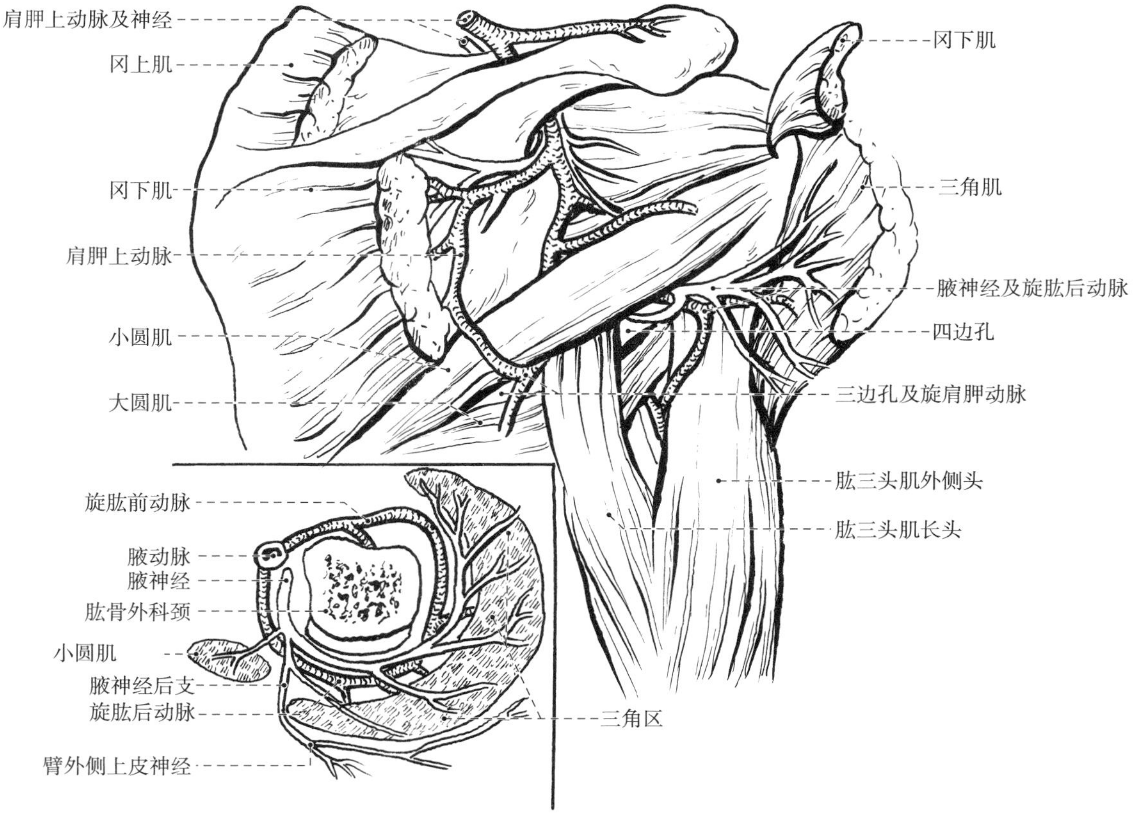
肩胛上动脉及神经
冈上肌
冈下肌
肩胛上动脉
小圆肌
大圆肌
冈下肌
三角肌
腋神经及旋肱后动脉
四边孔
三边孔及旋肩胛动脉
肱三头肌外侧头
肱三头肌长头
旋肱前动脉
腋动脉
腋神经
肱骨外科颈
小圆肌
腋神经后支
旋肱后动脉
臂外侧上皮神经
三角区

图 7–11　三角肌区及肩胛区的结构

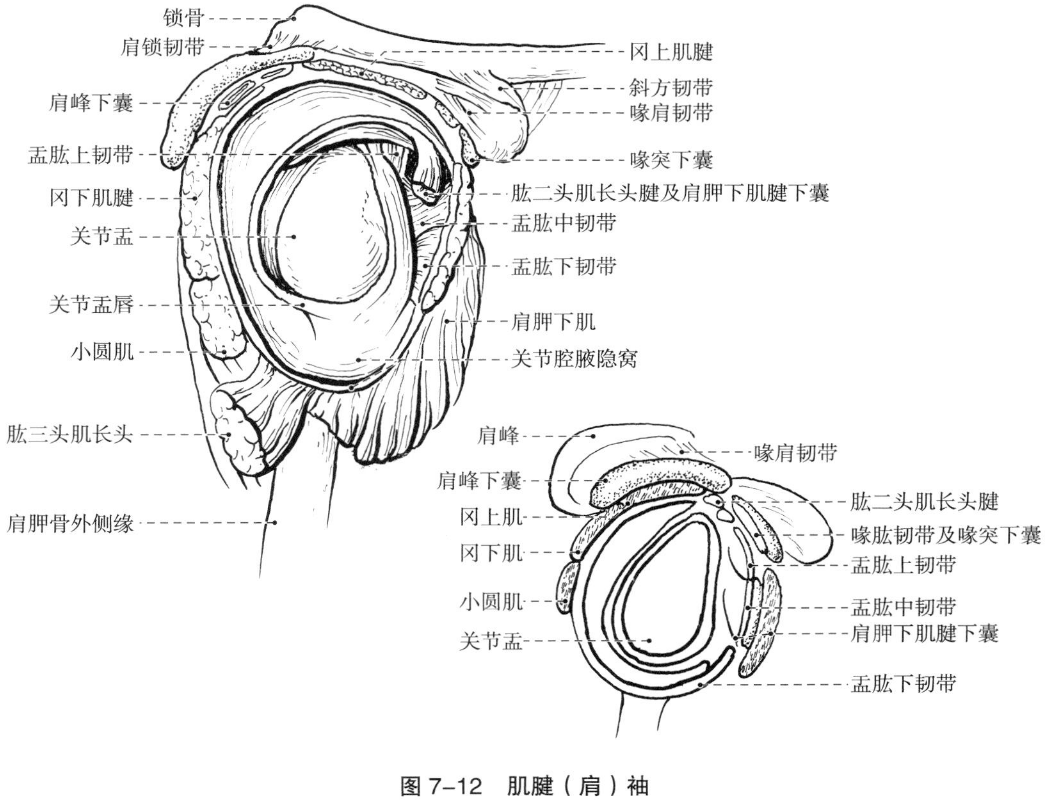
锁骨
肩锁韧带
肩峰下囊
盂肱上韧带
冈下肌腱
关节盂
关节盂唇
小圆肌
肱三头肌长头
肩胛骨外侧缘
冈上肌腱
斜方韧带
喙肩韧带
喙突下囊
肱二头肌长头腱及肩胛下肌腱下囊
盂肱中韧带
盂肱下韧带
肩胛下肌
关节腔腋隐窝
肩峰
肩峰下囊
冈上肌
冈下肌
小圆肌
关节盂
喙肩韧带
肱二头肌长头腱
喙肱韧带及喙突下囊
盂肱上韧带
盂肱中韧带
肩胛下肌腱下囊
盂肱下韧带

图 7–12　肌腱（肩）袖

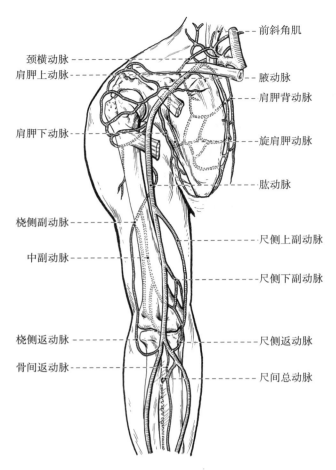

图 7-13 肩胛动脉网和肘关节动脉网

左侧标注（从上到下）：
颈横动脉
肩胛上动脉
肩胛下动脉

桡侧副动脉
中副动脉

桡侧返动脉
骨间返动脉

右侧标注（从上到下）：
前斜角肌
腋动脉
肩胛背动脉
旋肩胛动脉
肱动脉
尺侧上副动脉
尺侧下副动脉
尺侧返动脉
尺间总动脉

第五节　臂后区、肘后区与前臂后区

一、浅层结构

（一）皮肤与浅筋膜

臂后区的皮肤较厚，浅筋膜较致密。肘后区皮肤厚而松弛，浅筋膜较薄。前臂后区皮肤较前区稍厚，移动性小。

（二）浅静脉

浅静脉不发达，臂后区多由臂内、外侧转向前面，注入贵要静脉或头静脉。前臂后区为头静脉和贵要静脉的远侧段及其属支。

（三）皮神经

臂外侧上皮神经 superior lateral brachial cutaneous nerve 是腋神经的皮支，由三角肌后缘穿出，分布于三角肌区和臂外侧上部皮肤。**臂后皮神经** posterior brachial cutaneous nerve 为桡神经的皮支，在臂后区约在中点高度从深筋膜穿出，分布

于臂后区皮肤。**前臂后皮神经** posterior antebrachial cutaneous nerve 在肱骨肌管内由桡神经发出，在肱骨外上髁上方，穿臂筋膜浅出向下，经尺骨鹰嘴和肱骨外上髁之间下行，分布于前臂后区的中间部皮肤。前臂内、外侧皮神经分布于前臂后区内、外侧面。

二、深层结构

（一）臂后区深层结构

1. **筋膜与骨筋膜鞘**　臂后区深筋膜厚而坚韧。臂后骨筋膜鞘由臂后区深筋膜，内、外侧肌间隔和肱骨围成，内含肱三头肌、肱深血管、桡神经和尺神经的一段。**肱骨肌管** humeromuscular tunnel 又称桡神经管，由肱三头肌与肱骨桡神经沟共同构成一个由内上向外下绕肱骨干后外侧面的管道，管内有桡神经及伴行的肱深动、静脉（图 7-14）。

2. **肱三头肌** triceps brachii　有 3 个头，长头起自肩胛骨的盂下结节，外侧头起自肱骨的背面桡神经沟以上的骨面，内侧头起自桡神经沟以下的骨面。三头合成一个肌腹，以短腱止于尺骨鹰嘴，其作用为伸肘关节，其长头可伸和内收肩关节。

3. **桡神经**　发自臂丛后束，在腋窝位于腋动脉的后方，随肱深动脉经肱三头肌长头与内侧头之间到臂后面，继而在内、外侧头之间，贴肱骨的桡神经沟下行，在肱骨外上髁上方，穿臂外侧肌间隔，至肱桡肌与肱肌之间，分为浅、深两支。桡神经本干发出肌支支配肱三头肌和桡侧腕长伸肌，皮支有臂后皮神经、前臂后皮神经（图 7-14）。

4. **肱深动脉**　是肱动脉的最大分支，于大圆肌的下缘处发自肱动脉，与桡神经伴随，在肱三头肌长头和内侧头之间下行，约于肱骨中部分出中副动脉之后移行为桡侧副动脉，穿臂外侧肌间隔，在肱桡肌与肱肌之间下降，与桡侧返动脉吻合，参加组成肘关节动脉网，沿途还发出升支（三角肌支）与旋肱后动脉吻合。中副动脉沿肱骨后面下行，与桡神经的肘肌支相伴行，向下至肘关节后方，参加构成肘关节动脉网，另外还发出肱骨滋养动脉，于三角肌粗隆后方进入肱骨。

5. **肘肌**　为三角形小肌，位于肘关节的后外方。

（二）肘后区深层结构

肱三头肌腱止于尺骨鹰嘴。肱骨内上髁与尺骨鹰嘴之间有尺神经通过，肘关节脱位或内上髁骨折时，可伤及尺神经。

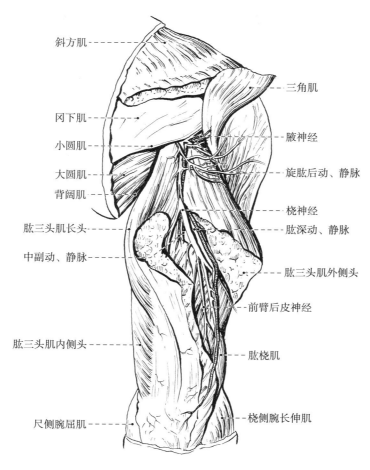

斜方肌

冈下肌

小圆肌

大圆肌

背阔肌

肱三头肌长头

中副动、静脉

肱三头肌内侧头

尺侧腕屈肌

三角肌

腋神经

旋肱后动、静脉

桡神经

肱深动、静脉

肱三头肌外侧头

前臂后皮神经

肱桡肌

桡侧腕长伸肌

图 7-14　臂后区深层结构

1. **肘后三角** posterior cubital triangle　指肘关节在屈肘为直角时，肱骨内、外侧髁和尺骨鹰嘴 3 点围成的等腰三角形。当肘关节伸直时，3 点则在一条直线上。肘关节脱位或骨折时，上述正常关系可发生改变。

2. **肘外侧三角** lateral cubital triangle　指肘关节屈曲成 90° 时，肱骨外上髁、桡骨头和尺骨鹰嘴尖端三者形成的尖向前的三角形。其中心点是肘关节穿刺的部位。伸肘时，肱骨小头、桡骨头和尺骨鹰嘴之间所形成的凹陷称肘后窝。其深方有肱桡关节，并可触及桡骨头，也是常用的肘关节穿刺部位。

3. **肘关节动脉网**　存在于肘关节周围，由肱动脉、桡动脉和尺动脉的数条分支吻合而成：①桡侧副动脉与桡侧返动脉吻合。②中副动脉与骨间返动脉吻合。③尺侧上副动脉、尺侧下副后支与尺侧返动脉后支吻合。④尺侧下副动脉前支与尺侧返动脉前支吻合。在肱深动脉发出点以下结扎肱动脉时，肘关节动脉网可起到侧支循环的作用（图 7-13）。

（三）前臂后区深层结构

1. **前臂后区的深筋膜**　前臂后区深筋膜较厚，伸入各肌之间形成间隔，并作为部分肌纤维的起点。在桡腕关节背侧处筋膜增厚形成**伸肌支持带** extensor retinaculum，其深面有 6 个骨纤维管道，内有 9 条肌腱通过，在肌腱外面均包有腱滑膜鞘。

2. **前臂后群肌与血管神经**　前臂后群肌分浅、深两层。

（1）前臂后群浅层肌　以伸肌总腱共同起自肱骨外上髁和邻近的深筋膜，均由桡神经支配。由外侧向内侧依次为：①**桡侧腕长伸肌** extensor carpi radialis longus，止于第 2 掌骨底。②**桡侧腕短伸肌** extensor carpi radialis brevis，止于第 3 掌骨底，为桡侧腕长伸肌所遮盖。③**指伸肌** extensor digitorum muscle，向下分成 4 条腱，分别至尺侧 4 个手指，在指背与蚓状肌、骨间肌的肌腱共同形成指背腱膜，止于中节和远节指骨底。该肌在手背处 4 腱之间有横的腱间结合将 4 腱连接起来。④**小指伸肌** extensor digiti minimi，止于小指指背腱膜。⑤**尺侧腕伸肌** extensor carpi ulnaris，止于第 5

掌骨底。

（2）桡神经深支 亦称**骨间后神经** posterior interosseous nerve，于臂下部前面由桡神经分出，穿旋后肌，绕桡骨外侧至背侧，行于前臂浅、深两层伸肌之间，至前臂后区下部则行于拇长伸肌深面，沿骨间膜背面下行达腕背（图7-15）。深支分支支配全部伸肌。

（3）**骨间后动脉** posterior interosseous artery 较骨间前动脉稍细，穿过前臂骨间膜上缘，在旋后肌和拇长展肌之间出现于前臂后区，伴桡神经深支沿前臂浅、深两层伸肌之间下行，至前臂下部与骨间前动脉相吻合并参与腕背动脉网的构成。骨间后动脉除发出肌支至附近肌肉外，其上部发出骨间返动脉，沿旋后肌表面上升，经外上髁和鹰嘴之间至肘后，参与组成肘关节动脉网。

（4）**前臂后区深层肌** 除旋后肌起自肱骨外上髁外，其余均起自于桡、尺骨及骨间膜后面（图7-15）。①**旋后肌** supinator，止于桡骨粗隆以下骨面的掌侧和外侧。②**拇长展肌** abductor pollicis longus，止于第1掌骨底。③**拇短伸肌** extensor pollicis brevis，位于拇长展肌尺侧，止于拇指近节

指骨底。④**拇长伸肌** extensor pollicis longus，起自尺骨背面及前臂骨间膜背面，向下交叉于桡侧腕长伸肌和桡侧腕短伸肌的浅面，止于拇指远节指骨底。⑤**示指伸肌** extensor indicis，止于示指近节指骨底。

第六节　腕和手部

腕 wrist 介于前臂和手之间，其上界为尺、桡骨茎突近侧2横指的环线，下界相当于屈肌支持带的下缘水平。手可分为手掌、手背和手指3部分。

一、腕

腕是前臂的屈、伸肌腱和血管、神经到达手的通路。可分为腕前区与腕后区。

（一）腕前区

1. 浅层结构　皮肤及浅筋膜薄而松弛，浅筋膜内有前臂内、外侧皮神经的分支分布，还有数量较多的浅静脉和浅淋巴管。

2. 深层结构

（1）**腕掌侧韧带** palmar carpal ligament 前臂深筋膜向下延续，在腕前区增厚形成腕掌侧韧带。

（2）**屈肌支持带** flexor retinaculum 即**腕横韧带** transverse carpal ligament，位于腕掌侧韧带远侧深面，是厚而坚韧的结缔组织扁带，其尺侧端附于豌豆骨和钩骨钩，桡侧端附于手舟骨和大多角骨结节。

（3）**腕尺侧管** ulnar carpal canal 是腕掌侧韧带的远侧部与屈肌支持带之间的间隙，内有尺神经和尺动、静脉通过。尺神经在腕部表浅，易受损伤。

（4）**腕管** carpal canal 由屈肌支持带与腕骨沟共同围成。管内有指浅、深屈肌腱及**屈肌总腱鞘** common flexor sheath、拇长屈肌腱及其腱鞘和正中神经通过。在管内，各指浅、深屈肌腱被屈肌总腱鞘（又称尺侧囊）包裹；拇长屈肌腱被拇长屈肌腱鞘（又称**桡侧囊**）包绕。两腱鞘均超过屈肌支持带近侧和远侧各2.5 cm。屈肌总腱鞘常与小指指滑膜鞘相通。拇长屈肌腱鞘一直延续到拇指的末节，与拇指的指滑膜鞘相连。正中神经在腕管内变扁平，紧贴屈肌支持带的深面。腕骨骨折时可压迫正中神经，导致腕管综合征（图7-16）。

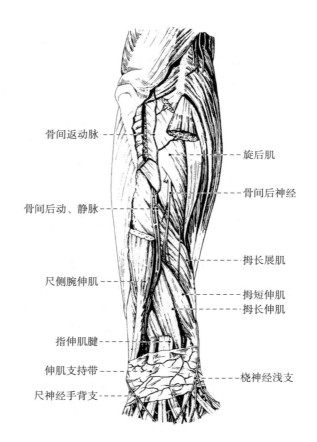

骨间返动脉 —
旋后肌
骨间后动、静脉 —
骨间后神经
拇长展肌
尺侧腕伸肌 —
拇短伸肌
拇长伸肌
指伸肌腱 —
伸肌支持带
桡神经浅支
尺神经手背支 —

图7-15　前臂后面的肌、血管和神经

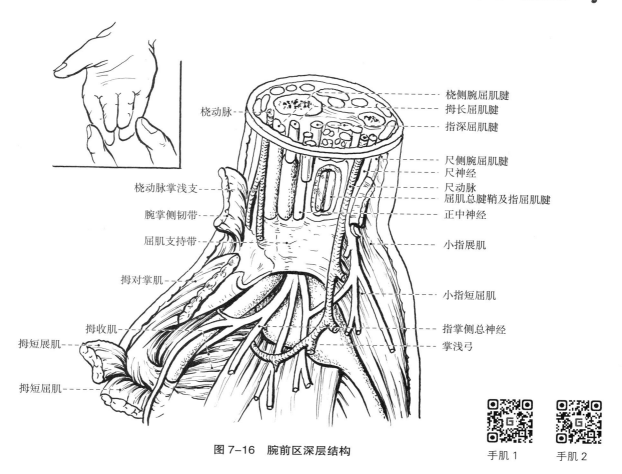

桡动脉
桡动脉掌浅支
腕掌侧韧带
屈肌支持带
拇对掌肌
拇收肌
拇短展肌
拇短屈肌

桡侧腕屈肌腱
拇长屈肌腱
指深屈肌腱
尺侧腕屈肌腱
尺神经
尺动脉
屈肌总腱鞘及指屈肌腱
正中神经
小指展肌
小指短屈肌
指掌侧总神经
掌浅弓

图 7-16 腕前区深层结构

手肌 1　手肌 2

（5）**腕桡侧管** radial carpal canal　屈肌支持带桡侧端分两层附着于舟骨结节和大多角骨结节，其间的间隙称为腕桡侧管，内有桡侧腕屈肌腱及其腱鞘通过。

（6）桡动脉及桡静脉　在屈肌支持带的上方，位于肱桡肌与桡侧腕屈肌腱之间。桡动脉在平桡骨茎突水平发出掌浅支，经屈肌支持带浅面进入手掌。桡动脉本干绕过桡骨茎突的远侧，经腕关节的腕桡侧副韧带和拇长展肌腱、拇短伸肌腱之间入腕后区。

（7）掌长肌腱　细而表浅，在腕上部贴正中神经表面下行，至屈肌支持带上缘处，两者分开，正中神经进入腕管，而掌长肌腱经屈肌支持带浅面下行入手掌，移行为掌腱膜。

（二）腕后区

1. **浅层结构**　皮肤比腕前区厚，浅筋膜薄，内有浅静脉及皮神经。

头静脉和贵要静脉分别起始于腕后区桡侧和尺侧的浅筋膜内。桡神经浅支与头静脉伴行，越过腕背侧韧带（伸肌支持带）的浅面下行，在"鼻烟窝"附近分为 4~5 支指背神经。**尺神经手背支**

dorsal branch of ulnar nerve 在腕关节上方由尺神经分出，经尺侧腕屈肌腱和尺骨之间转入腕后区，分支至手背皮肤，并发出 3 条指背神经。在腕后区正中部有前臂后皮神经的终末支分布。

2. **深层结构**

（1）**伸肌支持带** extensor retinaculum　又称**腕背侧韧带** dorsal carpal ligament，由腕后区深筋膜增厚形成，其内侧附于尺骨茎突和三角骨，外侧附于桡骨远端外侧缘。伸肌支持带向深部发出 5 个纤维隔，附着于尺、桡骨的背面，使之形成 6 个骨纤维性管道，前臂后群肌肌腱及腱鞘在管内通过。

（2）**腕伸肌腱及腱鞘**　从桡侧向尺侧排列，依次通过各骨纤维管的肌腱及腱鞘为：①拇长展肌腱、拇短伸肌腱及腱鞘。②桡侧腕长、短伸肌腱及腱鞘。③拇长伸肌腱及腱鞘。④指伸肌腱与示指伸肌腱及腱鞘。⑤小指伸肌腱及腱鞘。⑥尺侧腕伸肌腱及腱鞘（图 7-17）。

二、手掌

手掌的近侧部称腕前区，中央部的三角形凹陷称掌心，远侧部的桡、尺侧呈鱼腹状隆起，分别称

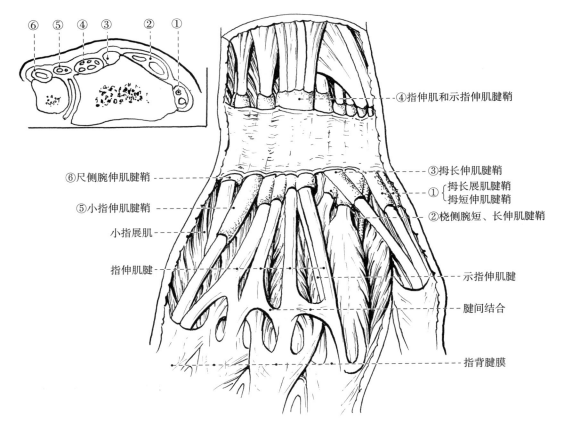

图 7-17 腕后区及手背深层结构

图标注：
⑥ ⑤ ④ ③ ② ①

④指伸肌和示指伸肌腱鞘

⑥尺侧腕伸肌腱鞘

③拇长伸肌腱鞘

⑤小指伸肌腱鞘

①{拇长展肌腱鞘 / 拇短伸肌腱鞘

小指展肌

②桡侧腕短、长伸肌腱鞘

指伸肌腱

示指伸肌腱

腱间结合

指背腱膜

为鱼际和小鱼际。

（一）浅层结构

1. 皮肤与浅筋膜 手掌皮肤厚而紧张坚韧，角化层较厚。鱼际和小鱼际处的浅筋膜较薄，掌心的浅筋膜致密，并有纤维隔将皮肤连于掌腱膜，分隔皮下组织成无数小叶，浅血管、浅淋巴管和皮神经穿行于其间。因掌部皮肤不易滑动，有利于手的握物，但缺损时不易牵拉缝合，常需植皮。

2. 浅血管、浅淋巴管和皮神经 浅动脉分支细小，无静脉伴行。掌部浅静脉和浅淋巴管各自吻合成细网，掌心部的浅静脉和浅淋巴管行向腕前区，两侧部的浅静脉和浅淋巴管多走向手背，故掌部感染时，手背常肿胀明显。

3. 掌短肌 位于小鱼际近侧部浅筋膜内的薄层皮肌，受尺神经浅支支配，可固定浅筋膜，保护深面的尺神经和尺血管，收缩时可使小鱼际隆起略升高，加深掌心凹陷，有利于手的握拳和持拿工具等功能。

（二）深层结构

1. 深筋膜 分浅、深 2 层。

（1）浅层 分 3 部分：①鱼际筋膜，被覆于鱼际肌表面；②小鱼际筋膜，被覆于小鱼际肌表面；③**掌腱膜** palmar aponeurosis，为位于掌心部致密的腱性纤维膜，覆盖于指浅屈肌腱的表面，厚而坚韧。略呈三角形，尖向近侧，在屈肌支持带的浅面与掌长肌腱相连，并与支持带愈着。两侧部连于鱼际筋膜和小鱼际筋膜。远侧部的纵行纤维分成 4 束，分别延续到第 2～5 指，附着于各指的指纤维鞘和掌指关节的侧副韧带上。横行纤维位于纵行纤维的深面。约在掌骨头处，位于指蹼深面的掌浅横韧带与掌腱膜的纵、横行纤维束围成 3 个纤维间隙，称为**指蹼间隙**，内含大量脂肪、指血管、指神经和蚓状肌腱，是手掌、手背与手指的掌、背侧之间的通道。掌腱膜可协助屈指。外伤和炎症时，引起掌腱膜牵缩，可影响手指运动（图 7-18）。

（2）深层 深层包括骨间掌侧筋膜和拇收肌筋膜，前者覆盖于各掌骨及骨间肌的前方，后者被覆于拇收肌表面。

2. 骨筋膜鞘及其内容 从掌腱膜外侧发出掌外侧肌间隔，经拇收肌、示指屈肌腱与鱼际肌之间伸向背侧，止于第 1 掌骨；从掌腱膜内侧缘发出掌内侧肌间隔，经小鱼际和小指屈肌腱之间伸向

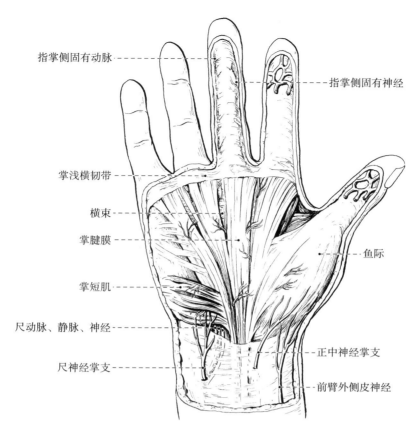

指掌侧固有动脉

指掌侧固有神经

掌浅横韧带

横束

掌腱膜

掌短肌

鱼际

尺动脉、静脉、神经

尺神经掌支

正中神经掌支

前臂外侧皮神经

图 7-18 掌腱膜

深面，附着于第 5 掌骨。手掌深筋膜的浅、深两层与掌内、外侧肌间隔围成 3 个骨筋膜鞘，即外侧鞘、中间鞘和内侧鞘。此外，骨间掌侧筋膜、拇收肌筋膜与第 1、3 掌骨围成拇收肌鞘，包绕拇收肌。该肌与骨间掌侧筋膜之间的间隙，称拇收肌后隙（图 7-19）。

（1）外侧鞘　又名鱼际鞘，由鱼际筋膜、掌外侧肌间隔和第 1 掌骨围成。内含拇短展肌、拇短屈肌、拇对掌肌、拇长屈肌腱及其腱鞘，以及至拇指的血管和神经等。

（2）中间鞘　由掌腱膜，掌内、外侧肌间隔，骨间掌侧筋膜和拇收肌筋膜围成。内有指浅、深屈肌腱及屈肌总腱鞘、蚓状肌、掌浅弓及其分支和神经等。

（3）内侧鞘　又名小鱼际鞘，由小鱼际筋膜、掌内侧肌间隔和第 5 掌骨围成。内有小指展肌、小指短屈肌和小指对掌肌及至小指的血管和神经等。

3. **筋膜间隙**　位于掌中间鞘的深部，内有疏松结缔组织。掌中隔自掌腱膜桡侧缘发出，包绕示指屈肌腱和第 1 蚓状肌后，附着于第 3 掌骨，将手掌筋膜间隙分隔为掌中间隙和鱼际间隙

（图 7-20）。

（1）**掌中间隙** midpalmar space　位于掌中间鞘尺侧半的深部，在第 3～5 指屈肌腱、第 2～4 蚓状肌与骨间掌侧筋膜之间，内侧为掌内侧肌间隔，外侧以掌中隔与鱼际间隙分隔。间隙的近侧端位于屈肌总腱鞘的深面，经腕管与前臂屈肌后间隙相通，远侧端沿第 2～4 蚓状肌鞘达第 2～4 指蹼间隙，并经此处与指背相通。此间隙有感染时，可沿上述途径蔓延。

（2）**鱼际间隙** thenar space　位于掌中间鞘桡侧半的深部，在掌中隔、外侧肌间隔与拇收肌筋膜之间。其前界为掌中隔前部、示指屈肌腱和第 1 蚓状肌；后界为拇收肌筋膜；内侧界为掌中隔后部；外侧界为外侧肌间隔。此间隙的近侧端是盲端，远侧经第 1 蚓状肌鞘与示指指背相通。手掌的刺伤、示指腱鞘炎等，可向鱼际间隙蔓延。

4. **血管**　手的血液供应来自桡、尺动脉的分支，彼此吻合成掌浅弓和掌深弓。

（1）**掌浅弓及指掌侧血管　掌浅弓** superficial palmar arch 由尺动脉终支和桡动脉掌浅支吻合而成。位于掌腱膜与指屈肌腱及屈肌总腱鞘、蚓状肌

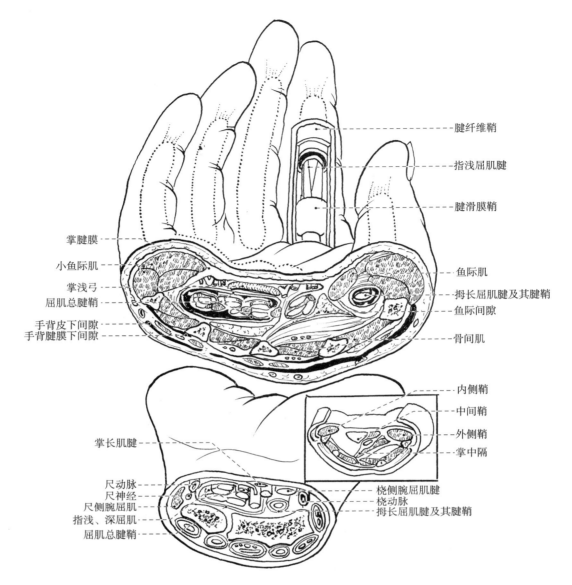

图 7-19 骨筋膜鞘及其内容

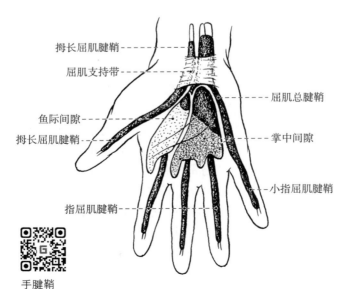

手腱鞘

图 7-20 手部腱鞘及筋膜间隙

之间。自弓的凸缘发出 1 条小指尺掌侧动脉，分布于小指尺侧缘；3 条指掌侧总动脉至指蹼间隙处，每条总动脉又分两条指掌侧固有动脉，分布于相邻两指相对缘皮肤。掌浅弓变异较大，掌浅支可很细，甚至缺如不形成弓（图 7-21）。

（2）**掌深弓** deep palmar arch 由桡动脉的终支和尺动脉的掌深支吻合而成，有同名静脉与尺神经深支伴行，位于骨间掌侧肌与骨间掌侧筋膜之间。弓顶在掌浅弓近侧 1~2 cm 处。弓的凸缘发出 3 条掌心动脉，行至掌指关节处，分别与相应的指掌侧总动脉吻合。掌心动脉发支至骨间肌、蚓状肌和掌骨等（图 7-22）。

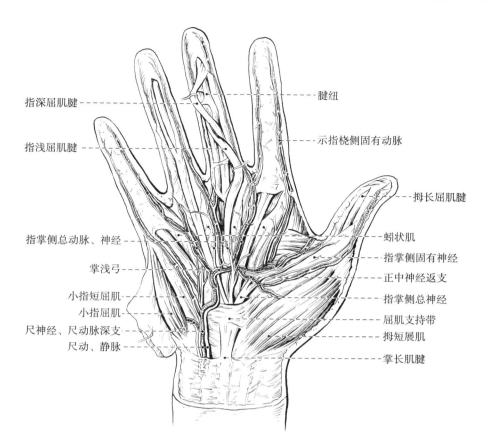

指深屈肌腱
指浅屈肌腱
指掌侧总动脉、神经
掌浅弓
小指短屈肌
小指屈肌
尺神经、尺动脉深支
尺动、静脉

腱纽
示指桡侧固有动脉
拇长屈肌腱
蚓状肌
指掌侧固有神经
正中神经返支
指掌侧总神经
屈肌支持带
拇短展肌
掌长肌腱

手解剖

图 7-21　掌浅弓、正中神经及其分支

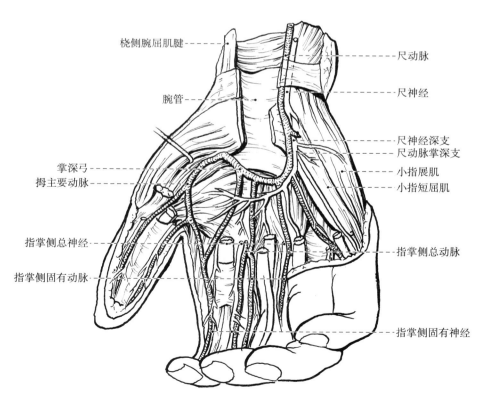

桡侧腕屈肌腱
腕管
掌深弓
拇主要动脉
指掌侧总神经
指掌侧固有动脉

尺动脉
尺神经
尺神经深支
尺动脉掌深支
小指展肌
小指短屈肌
指掌侧总动脉
指掌侧固有神经

图 7-22　掌深弓、尺神经及其分支

5. **神经** 分布于手掌的神经是正中神经、尺神经及其分支。

（1）尺神经 经腕尺侧管下行，在豌豆骨外下方分为浅、深两支。①**尺神经浅支** superficial branch of ulnar nerve，在尺动脉内侧下行，分支至掌短肌，并在该肌深面分为两支：指掌侧固有神经分布于小指掌面的尺侧缘；指掌侧总神经至指蹼间隙处，又分两条指掌侧固有神经，分布于小指和环指相对缘皮肤。②**尺神经深支** deep branch of ulnar nerve，与尺动脉掌深支伴行，穿经小鱼际肌起始部后，伴行于掌深弓，分支支配小鱼际肌，第3、4蚓状肌，拇收肌和所有骨间肌。深支经豌豆骨与钩骨间的一段位置表浅，易受损伤而出现"爪形手"（图7-23）。

（2）正中神经 经屈肌支持带深方入手掌，行于掌浅弓与指浅屈肌腱之间。在韧带的远侧缘处，正中神经分为3条指掌侧总神经：第1指掌侧总神经先发出返支，支配除拇收肌外的鱼际各肌，然后发出3条指掌侧固有神经，其余两条指掌侧总神经各分出两条指掌侧固有神经。7条指掌侧固有神经伴随同名动、静脉，分布于桡侧3个半手指掌侧及

其远节背面的皮肤。正中神经还发肌支支配第1、2蚓状肌（图7-21）。

正中伸经返支的尺侧常有桡动脉的掌浅支伴行。此动脉是临床手术时识别正中神经返支的重要标志。返支位置表浅，易受损伤而使拇指丧失对掌功能。

三、手背

（一）浅层结构

手背皮肤薄而柔软，移动度较大。浅筋膜薄而松弛。

手背浅静脉非常丰富，相互吻合成**手背静脉网** dorsal venous rete of hand，收集手背浅、深部的静脉血。手指的浅静脉多位于指背，向近侧注入手背静脉网。头静脉和贵要静脉分别起自手背静脉网的桡、尺侧。手的静脉血，一般由掌侧流向背侧，从深层入浅层，经手背静脉网回流。手背的浅淋巴管与浅静脉伴行，淋巴回流与静脉相似。手掌两侧及手指掌侧的浅淋巴管多走向手背，参与构成手背淋巴管网，故当手指和手掌感染时，手背较手掌肿胀明显。皮神经有桡神经浅支和尺神经手背支，两者

手静脉

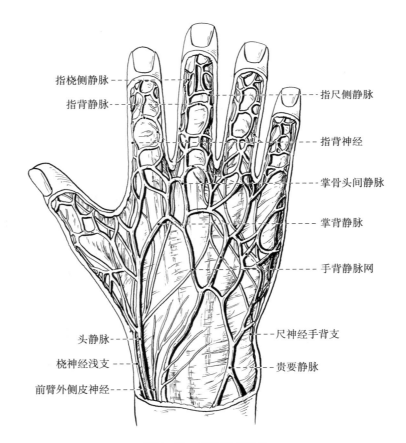

指桡侧静脉
指背静脉
指尺侧静脉
指背神经
掌骨头间静脉
掌背静脉
手背静脉网
头静脉
尺神经手背支
桡神经浅支
贵要静脉
前臂外侧皮神经

图 7-23 手背浅层结构

除分别分布于手背桡、尺侧半皮肤外，还各发 5 条指背神经，分别分布于桡、尺侧各两个半手指背侧皮肤（示、中指及环指桡侧半中、远节指骨背侧皮肤除外）（图 7-23）。

（二）深层结构

1. **手背腱膜** aponeurosis dorsalis manus　指伸肌腱与手背筋膜的浅层结合形成手背腱膜。腱膜的两侧分别附于第 2、5 掌骨。

2. **骨间背侧筋膜** dorsal interosseous fascia　为覆盖在第 2～5 掌骨和第 2～4 骨间背侧肌表面的手背筋膜深层。在各掌骨近端，骨间背侧筋膜以纤维隔与手背腱膜相连接，远端在指蹼处手背筋膜的两层相结合。

3. **筋膜间隙**　由于手背筋膜在掌骨的近、远端彼此结合，因此在浅筋膜、手背腱膜和骨间背侧筋膜之间形成 2 个筋膜间隙。

（1）**手背皮下间隙** dorsal subcutaneous space　为浅筋膜与手背腱膜之间的间隙。

（2）**腱膜下间隙** subaponeurotic space　为手背腱膜与骨间背侧筋膜之间的间隙。

两个间隙相互交通，故手背感染时，整个手背肿胀明显（图 7-24）。

4. **指伸肌腱** tendons of extensor digitorum　在手背有 4 条指伸肌腱，分别行向第 2～5 指，并在近节指骨底移行为指背腱膜。

四、手指

手指借掌指关节与手掌相连，运动灵活。手指分掌侧和背侧。

（一）浅层结构

1. **皮肤**　手指掌侧皮肤厚于背侧。指掌侧有 3 条横纹。指腹处神经末梢和血管特别丰富、感觉灵敏，手术时应注意保护。指腹皮肤形式各异的指纹，可作为区别个体的可靠标志。指端背面有指甲，甲下的真皮为甲床，甲根部的表皮生发层是指甲的生长点，应防止其损伤。

2. **浅筋膜**　手指掌侧筋膜内的疏松结缔组织聚积成小球状，有纤维隔介于其间，将皮肤连于指屈肌腱鞘。刺伤、感染时，常导致腱鞘炎。

3. **指髓间隙** pulp space　又称**指髓** pulp of finger，位于各指远节指骨远侧 4/5 段掌侧的骨膜与皮肤之间。间隙两侧、掌面和各指末端都是致密

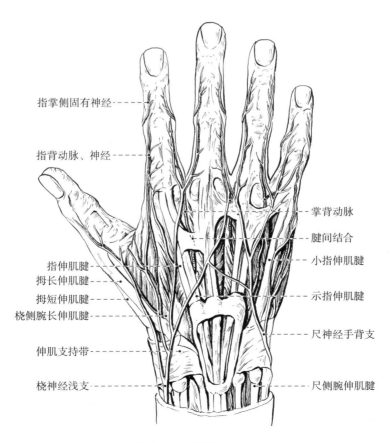

指掌侧固有神经

指背动脉、神经

指伸肌腱
拇长伸肌腱
拇短伸肌腱
桡侧腕长伸肌腱

伸肌支持带

桡神经浅支

掌背动脉
腱间结合
小指伸肌腱

示指伸肌腱

尺神经手背支

尺侧腕伸肌腱

图 7-24　手背深层结构

的皮肤，近侧有纤维隔连于指远纹皮下和指深屈肌腱的末端，将指髓封闭成一个密闭的间隙。其内有许多纤维隔连于远节指骨骨膜和指腹皮肤之间，将间隙内脂肪分成许多小叶，并有许多血管和神经行于其中，指端感染肿胀时，局部压力增高，压迫血管与神经末梢引起剧烈疼痛，也可使远节指骨滋养动脉受压，导致远节指骨远侧部坏死。此时，应及时行指端侧方切开引流术，只有切断纤维隔引流才能通畅（图7-25）。

4. **血管和神经** 每指均有2条指掌侧固有动脉和2条指背动脉，分别与同名神经伴行于指掌侧

面与背侧面交界线上的前、后方。浅静脉多位于指背。浅淋巴管与指腱鞘和指骨骨膜的淋巴管相交通，感染时可相互蔓延。

（二）深层结构

1. **指浅、深层屈肌腱** 拇指有一条屈肌腱，其余各指均有浅、深两条肌腱，行于各指的指腱鞘内。在近节指骨处，指浅屈肌腱位于指深屈肌腱的掌侧，沿两侧包绕深腱，并向远侧分为两股，附着于中节指骨中部的两侧缘，形成腱裂孔。指深屈肌腱从腱裂孔穿出后，止于远节指骨底。指浅屈肌腱可屈近侧指间关节，指深屈肌腱可屈近、远侧指间关节（图7-26）。

2. **指腱鞘** tendinous sheaths of fingers 是包绕指浅、深屈肌腱的鞘管，由两部分组成。

（1）腱纤维鞘 是手指深筋膜增厚的部分，附着于指骨及其关节囊的两侧，对肌腱起约束、支持和滑车作用，并增强肌的拉力。

（2）腱滑膜鞘 是包绕各指屈肌腱的双层滑膜所形成的囊管状鞘，分脏、壁两层：脏层包在肌腱的表面，壁层贴在腱纤维层的内面和骨面。此鞘的两端封闭，从骨面移行到肌腱外面的两层滑膜部分，称为**腱系膜**，或称**腱纽** vincula tendinum。第2～4指的指滑膜鞘，从远节指骨底一直延伸到掌指关节的近侧。拇指和小指的指滑膜鞘分别与桡侧囊和尺侧囊相通（图7-27）。

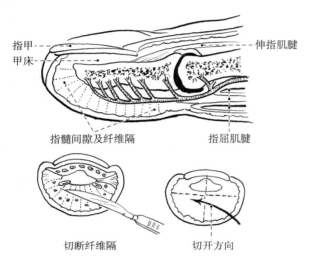

图7-25 指端结构及切开引流术

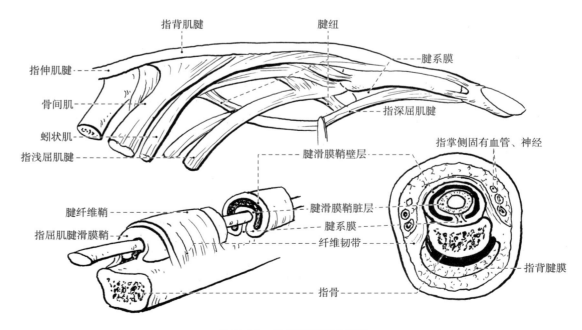

图7-26 手指屈肌腱及腱鞘

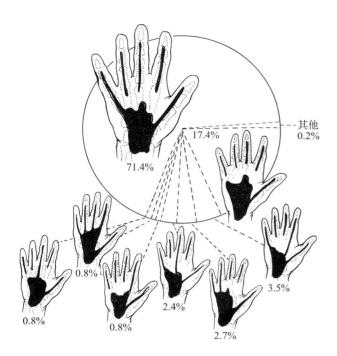

图 7-27　手部腱滑膜腱鞘类型

·ξ·【局部解剖操作】·3·

一、胸前、外侧壁与腋区的解剖

1. 皮肤切口与剥皮

（1）由胸骨柄上缘中点向下至剑突做一纵行切口。

（2）由纵行切口的上端向外沿锁骨至肩峰做一斜行切口。

（3）由纵行切口的下端向外下沿肋弓下缘至腋后线做一弧形切口。

（4）由纵行切口的下端向外上，环绕乳晕至腋前臂上部做一斜形切口。在此折转沿臂内侧面向下切至臂上、中 1/3 交界处，然后折转向外侧，环切臂部皮肤到臂外侧缘。

2. 解剖浅层结构

（1）在近胸骨缘处查看 1~2 支肋间神经前皮支、胸腹壁静脉和胸廓内动、静脉的穿支。

（2）在腋前线附近查看 1~2 支肋间神经和肋间后血管的外侧皮支。

（3）在胸大肌与三角肌之间寻找由上肢来的头静脉。

（4）如系女尸，于乳晕处做放射状切口，皮下组织内寻找辨认输乳管、输乳管窦，并追踪其至乳房的开口。注意在乳房部的浅筋膜内有纤维束。沿乳房周围环切，然后将乳房自胸筋膜表面剥离，同时观察乳房后间隙，其深面有较强韧的筋膜即胸筋膜，观察其附着和移行情况。

3. 解剖深层结构

（1）清除胸大肌表面的胸筋膜、显露胸大肌，观察该肌的形态、位置、起止点。从起点处呈弧形切断胸大肌的肌纤维，然后向止点处翻起。在翻该肌的过程中，可见支配该肌的胸外侧神经及营养该肌的胸肩峰动脉的分支，并修洁干净。

（2）在翻开胸大肌后，可见胸小肌及覆盖于胸小肌表面的胸筋膜深层；在胸小肌上缘处紧张于锁骨及锁骨下肌、胸小肌和喙突之间的筋膜称为锁胸筋膜。

（3）解剖穿过锁胸筋膜的血管神经，剥除胸筋膜深层，以暴露胸小肌，自胸小肌起点处将胸小肌自骨面剥离，向外上方翻起，观察支配它的胸内侧神经和胸肩峰动脉的胸肌支，并修洁干净。

（4）检查前锯肌，该肌贴附于胸外侧壁。在前锯肌表面寻找支配该肌的胸长神经及胸外侧动脉，并修洁干净。

（5）清除腋腔的脂肪组织并观察腋淋巴结群，边摘除腋窝内的脂肪边寻找，淋巴结位于腋血管及其分支或属支周围的疏松结缔组织中，按部位分为 5 群，结合淋巴系统模型观察腋淋巴结。

4. 显露和切开腋鞘　分离出其包被的腋血管　腋动脉以胸小肌为标志分为 3 段，解剖出各段的分支。

第 1 段：位于第 1 肋外缘与胸小肌上缘之间，分支有胸上动脉和胸肩峰动脉。

第 2 段：位于胸小肌后方，分支有胸外侧动脉。

第 3 段：位于胸小肌下缘和大圆肌下缘之间，主要分支有肩胛下动脉、旋肱前动脉和旋肱后动脉。肩胛下动脉自肩胛下肌下缘发出，分支为旋肩胛动脉和胸背动脉。在腋动脉的内侧寻认腋静脉，切断腋静脉的属支，保留腋静脉主干。

5. 解剖臂丛各束及分支　位于腋窝内的部分是臂丛的锁骨下部，显露和切开腋鞘，分离出其包被的臂丛各束。解剖臂丛在腋窝的分支：外侧束发出肌皮神经和胸外侧神经，内侧束发出尺神经、胸内侧神经、前臂内侧皮神经和臂内侧皮神经。内、外侧束分别发出正中神经的内、外侧根。后束的分支有桡神经、腋神经、肩胛下神经和胸背神经。此外，还有起自锁骨上部的胸长神经、肩胛背神经、肩胛上神经。

6. 解剖观察腋窝构成

（1）顶　由锁骨中 1/3 段、第 1 肋外缘和肩胛骨上缘围成，向上通颈根部。

（2）底　由浅入深为皮肤、浅筋膜及腋筋膜。

（3）四壁　①前壁：由胸大肌、胸小肌、锁骨下肌和锁胸筋膜构成。②后壁：由大圆肌、背阔肌、肩胛下肌和肩胛骨构成。肱三头肌长头穿过大圆肌和肩胛下肌、小圆肌之间形成三边孔、四边孔。在肩胛下肌和大圆肌表面分离出肩胛下动脉及其分支胸背动脉和旋肩胛动脉，追踪观察旋肩胛动脉向后穿过三边孔。于腋动脉后方寻找出腋神经和旋肱后动脉，向后追踪见此二结构穿过四边孔。③内侧壁：由前锯肌、第 1～4 肋及肋间肌构成。④外侧壁：由喙肱肌，肱二头肌长、短头和肱骨结节间沟构成。

二、臂前区、肘前区与前臂前区的解剖

1. 臂部、肘部和前臂部皮肤切口　上肢平置外展，手掌向前。做如下皮肤切口：

（1）自臂上部横切口中点开始，沿上肢前面中线向远侧纵行切开皮肤直至腕前区。

（2）在肘前区做一横切口，与纵切口相交，并向两侧切至肱骨内、外上髁稍后方。

（3）在腕前区做一横切口，与纵切口相交，并向两侧切至前臂内、外侧缘。剥离臂部、肘部和前臂部全部皮肤，翻开皮瓣，显露浅筋膜。

2. 解剖浅层结构

（1）在三角肌胸大肌间沟内寻找头静脉，向下修洁、追踪至腕前区。在肘部前面，肱二头肌腱外侧，寻找从深筋膜穿出的前臂外侧皮神经，向下修洁、追踪至腕前区。

（2）在肱二头肌内侧沟中部寻找贵要静脉，向上追踪至臂中点穿入深筋膜处。向下追踪至腕前区。在臂上部内侧找出已解剖出的前臂内侧皮神经，向下追踪，可见其在臂内侧中、下 1/3 交界处穿出深筋膜，向下与贵要静脉伴行，至腕前区。

（3）在肘前区的浅筋膜内寻找连接头静脉和贵要静脉的肘正中静脉，观察其连接类型。在肱骨内上髁上方，贵要静脉附近寻找肘浅淋巴结。

（4）找出已解剖出的臂内侧皮神经，向下追踪，可见其在臂上部内侧穿出深筋膜，分布于臂内侧皮肤。

3. 深筋膜和骨筋膜鞘　保留已剖出的浅静脉和皮神经，清除臂前区残余的浅筋膜，显露深筋膜。

从臂上部起，沿前面正中线纵行切开深筋膜，在肘前区做一横切口，将臂部深筋膜翻向两侧，观察臂部深筋膜发出的臂内、外侧肌间隔，伸入臂肌前、后群之间。修洁、分离和观察臂前群肌三块肌。

4. 血管和神经

（1）肱动脉　在大圆肌下缘向下修洁肱动脉及其两侧伴行的肱静脉直至肘窝。解剖和观察肱动脉的行程和分支：肱动脉在大圆肌下缘处接续腋动脉，沿肱二头肌内侧沟下行，至肘窝上部，约在桡骨颈平面分为桡动脉和尺动脉两个终支。肱动脉的重要分支有三条：肱深动脉在大圆肌腱下缘稍下方处，起自肱动脉上段后内侧，与桡神经伴行于桡神经沟内，经肱骨肌管至臂后区；尺侧上副动脉在臂中份稍上方，喙肱肌止点处，起自肱动脉后内侧壁，伴尺神经下行，穿臂内侧肌间隔至肘后区；尺侧下副动脉在肱骨内上髁上方约 5 cm 处起始，经肱肌前面行向内下方，至肘关节附近分为前、后两支。

（2）正中神经　自腋窝向下沿肱二头肌内侧沟追踪正中神经。观察正中神经以内、外侧根分别起自臂丛内、外侧束，两根向下合成一干，伴肱动脉行于肱二头肌内侧沟，先行于肱动脉外侧，后越过肱动脉前方，继而沿肱动脉内侧下行至肘窝。

（3）尺神经　从臂丛内侧束向下追踪尺神经至臂中部，观察尺神经在臂上部位于肱动脉的内侧，在臂中部穿过臂内侧肌间隔至臂后区。

（4）肌皮神经　起自臂丛外侧束，穿过喙肱肌至肱二头肌与肱肌之间，行向外下，终支在肘窝外上方肱二头肌与肱肌之间穿出，移行为前臂外侧皮神经。

保留已剖出的浅静脉和皮神经，清除肘前区残余的浅筋膜，显露和观察肱二头肌腱膜，该腱膜与肱二头肌腱交接处，找到肱二头肌腱，在其内侧切除肱二头肌腱膜和肘窝内的深筋膜，修洁旋前圆肌和肱桡肌，观察肘窝的境界；以肱二头肌腱为标志，观察肘窝内容：肱二头肌腱内侧有肱动脉及两条伴行静脉及桡、尺血管，最内侧为正中神经；肱二头肌腱外侧有桡神经和前臂外侧皮神经。肱动脉在桡骨颈水平处分为桡、尺动脉。桡神经在肱骨外上髁前方或稍下方分浅、深两支。

5. 前臂前区及腕前区深筋膜　保留已剖出的浅静脉和皮神经，清除前臂前区及腕前区的浅筋膜，保留已分离出的浅静脉和皮神经，显露前臂前区的深筋膜。纵行切开前臂筋膜，并将其翻向两侧，观察由前臂前区筋膜，前臂内、外侧肌间隔

和尺、桡骨及前臂骨间膜共同围成的前臂前骨筋膜鞘。

6. 前臂肌前群 共有9块，分为4层。观察和辨认各肌的名称、排列顺序。第1层：由桡侧向尺侧依次为肱桡肌、旋前圆肌、桡侧腕屈肌、掌长肌和尺侧腕屈肌；第2层：只有一块指浅屈肌；第3层：将指浅屈肌拉向内侧，观察其深面位于桡侧的是拇长屈肌，位于尺侧的是指深屈肌，在腕上方分开拇长屈肌和指深屈肌，可见两肌远侧部的深方为第4层旋前方肌。

7. 前臂前区血管神经束 前臂前区有4个血管神经束。

（1）桡侧血管神经束 将肱桡肌拉向外侧，寻找桡动脉和桡神经浅支，桡动脉在前臂下部行于肱桡肌和桡侧腕屈肌腱之间，位置表浅；追踪桡神经浅支至前臂中、下1/3交界处，经肱桡肌腱深面转至前臂后区。

（2）尺侧血管神经束 将尺侧腕屈肌拉向内侧，寻找尺动脉和尺神经，向上追踪尺神经至尺神经沟处，向下追踪至腕前区。观察尺神经和尺动脉间的位置关系。

（3）正中血管神经束 在旋前圆肌两头之间寻找正中神经，观察正中神经向下行于指浅屈肌和指深屈肌之间至手掌。正中动脉发自骨间前动脉，伴随正中神经下行。

（4）骨间前血管神经束 在旋前圆肌尺头深面查找骨间总动脉，向外分离此动脉至前臂骨间膜上缘处，查看分出的骨间前、后动脉。在拇长屈肌与指深屈肌之间寻找骨间前动脉和骨间前神经，追踪至旋前方肌上缘。观察骨间后动脉穿经前臂骨间膜上缘至前臂骨间膜后方。

8. 前臂屈肌后间隙 观察位于前臂前区远侧1/4段，指深屈肌腱、拇长屈肌腱深面和旋前方肌浅面之间的前臂屈肌后间隙。将探针插入腕管，理解该间隙向远侧经腕管与掌中间隙相交通。

三、三角肌区及肩胛区的解剖

1. 皮肤切口 尸体俯卧、上肢外展，做下列皮肤切口：

（1）自枕外隆凸向下，沿后正中线垂直切至第5腰椎棘突处。

（2）自第7颈椎棘突尖向两侧肩峰做一水平切口。

（3）从肩峰向下沿臂上部外侧切至臂上、中1/3交界处，与臂前区的横切口相接。

（4）约在肩胛骨下角高度，从正中线向两侧切至腋前线。剥离皮肤，翻开皮瓣，显露浅筋膜。保留皮神经和浅静脉，除去所有浅筋膜，显露深筋膜。修洁小圆肌、大圆肌和肱三头肌长头，从后方观察三边孔和四边孔的境界。

2. 三角肌区 清除三角肌表面的深筋膜，将手指自三角肌后缘探入，把肌肉与深部的结构分开，沿肩胛冈和肩峰下方1~2 cm处切断三角肌，翻向外侧。观察腋神经和旋肱后动、静脉伴行从四边孔穿出后进入三角肌和小圆肌，支配该两肌。观察腋神经与肱骨外科颈的关系。

3. 肩胛区 清除斜方肌表面的浅、深筋膜，沿肩胛冈切断斜方肌的附着点，将该肌翻起，清理辨认肩胛骨后面的上肢带肌。肩胛骨后面的肌肉有斜方肌、背阔肌、冈上肌、冈下肌、大圆肌和小圆肌。将冈上、下肌在中份切断翻起，寻找位于两肌深面的肩胛上动脉和肩胛上神经。在三边孔内清理旋肩胛动脉和静脉，继续修洁穿出三边孔后的旋肩胛动脉直至冈下窝。

4. 肌腱袖 观察由冈上肌、冈下肌、小圆肌和肩胛下肌的肌腱连成腱板，围绕肩关节的上、后和前方，并与肩关节囊愈着形成的肌腱袖。其对肩关节起稳定作用。

5. 肩胛动脉网 在挂图或图谱上观察肩胛动脉网位于肩胛骨的周围，由肩胛上动脉、肩胛背动脉和旋肩胛动脉的分支相互吻合形成。

四、臂后区、肘后区与前臂后区的解剖

1. 皮肤切口 剥离皮肤，保留浅筋膜。尸体俯卧，做下列皮肤切口：

（1）沿臂后区中线做纵行切口向下至腕后区。

（2）在肘后区做横切口与肘前区横切口相接。

（3）在腕后区做横切口与腕前区横切口相接。

2. 解剖浅层结构

（1）在三角肌后缘中点下方寻找臂外侧上皮神经，臂后区中部找出臂后皮神经，在臂后中、下1/3交界处外侧部找出前臂后皮神经。

（2）在前臂下部外侧部找出头静脉，向上追踪至前面；在其附近找出前臂后皮神经，观察其分布；在内侧部找出贵要静脉和前臂内侧皮神经后支。

（3）在桡腕关节上方外侧寻找桡神经浅支，在内侧寻找尺神经手背支。

3. 清除臂后区浅筋膜，显露深筋膜；纵行切

开深筋膜，向两侧剥离并探查深入臂肌前、后群之间的内、外侧肌间隔；清理并观察肱三头肌。

4. 在肱三头肌长头与外侧头之间做钝性分离，找出桡神经和肱深动脉进入肱骨肌管处；将镊子深入肱骨肌管，沿镊子方向切断肱三头肌外侧头，打开肱骨肌管；清理桡神经和肱深动、静脉，追踪其走行并观察其分支。

5. 在肱骨内上髁后方、鹰嘴内侧切开深筋膜，寻找尺神经，向上、下追踪并观察。

6. 清除前臂后区的浅筋膜，暴露深筋膜；纵行切开深筋膜，保留伸肌支持带，显露前臂肌后群，分离并观察浅层肌；从下向上将桡侧腕伸肌和指伸肌分开，并向两侧牵拉，显露深层肌并观察。

7. 在旋后肌下缘处找出骨间后血管和神经，追踪并观察。腕前区、手掌和手指掌面。

五、腕和手部的解剖

1. 皮肤切口

（1）自腕前横切口的中点处向下行纵行切口，至中指指尖。

（2）从腕前区横切口中点处至拇指尖行斜行切口。

（3）沿手掌远侧做横切口。

剥离皮肤，显露浅筋膜。手掌皮肤厚而坚实，且在掌横纹和指横纹处借纤维束与深筋膜相连，故剥离皮肤时须耐心，勿伤及深部结构。

2. 解剖浅层结构

（1）在鱼际近端浅筋膜内寻找桡神经浅支的分支；在小鱼际处可见到掌短肌，并寻找尺神经掌支。

（2）除去浅筋膜和掌短肌，显露并观察腕掌侧韧带、掌腱膜及两侧的鱼际筋膜和小鱼际筋膜；切除腕掌侧韧带，显露屈肌支持带。

3. 解剖深层结构

（1）在手掌远端切断掌腱膜的4束，然后向近侧剥离掌腱膜，细心切断掌腱膜内、外侧缘向深部发出的纤维隔，将掌腱膜连同掌长肌腱一起翻开，切勿损伤掌腱膜深面的结构。

（2）在豌豆骨的桡侧打开腕尺侧管，修洁尺动、静脉，沿尺动脉主干追踪其与桡动脉掌浅支吻合形成的掌浅弓及由弓发出的指掌侧总动脉和至小指的小指尺掌侧动脉，切勿损伤伴行的神经。

（3）在腕尺侧管内找出并修洁尺神经。在豌豆骨与钩骨钩之间，尺神经分为浅、深两支，向下寻

找尺神经浅支发出的指掌侧总神经和至小指尺侧缘的指掌侧固有神经。

（4）在屈肌支持带下缘处找到正中神经返支，追踪观察其向外上方进入鱼际肌；在指掌侧总动脉附近找到指掌侧总神经，追踪至指蹼间隙处。

（5）切除鱼际筋膜，保护其深面的正中神经返支和桡动脉的掌深支，显露浅层的拇短展肌和拇短屈肌，观察后将两肌中部横断暴露深层的拇对掌肌及其内侧的拇长屈肌腱。

（6）切除小鱼际筋膜，显露浅层的小指展肌和小指短屈肌，在中部横断小指展肌，暴露深层的小指对掌肌。

（7）修洁并观察屈肌支持带，然后纵行切断，打开腕管；观察腕管内通过的各结构；分离正中神经，并向前臂及手掌追踪观察。在腕管内找出屈肌总腱鞘及拇长屈肌腱鞘，观察其形态及位置；切开两腱鞘，探查鞘内结构及其交通关系。

（8）修洁通过手掌的指浅、深屈肌腱及蚓状肌，观察其位置关系。去除各指蹼间隙残留的皮肤和脂肪组织。修洁各指掌侧总动脉和神经的末段，可见它们在此均分为2条指掌侧固有动脉和神经，分别行向相邻两指的相对缘；修洁各蚓状肌腱，观察其走向；探查指蹼间隙的交通关系。

（9）用止血钳分别挑起示指屈肌腱和第1蚓状肌及第3～5指屈肌腱和第2～4蚓状肌，观察深面的鱼际间隙和掌中间隙。在腕尺侧管内找出尺神经深支和尺动脉掌深支，沿其走行向深部追踪；向桡侧拉开各指屈肌腱及蚓状肌，除去其深方的结缔组织和骨间掌侧筋膜，沿尺神经深支和尺动脉掌深支继续向桡侧追踪，可见掌深支与桡动脉末端吻合形成的掌深弓及掌深弓发出的掌心动脉。尺神经深支分支至第3、4蚓状肌，骨间肌和拇收肌。

（10）手指掌面解剖。自切口处向两侧翻开皮肤，从指蹼处向远侧修洁指掌侧固有动脉和神经。清除浅筋膜，显露指屈肌腱鞘并纵行切开，观察其构成及指浅、深屈肌腱附着点和位置关系。将指屈肌腱拉起，观察腱系膜。

六、腕后区、手背和手指背面的解剖

1. 皮肤切口

（1）自腕背部横切口的中点向下做纵行切口至中指远端。

（2）自腕背部横切口的中点向拇指远端做一斜切口。

（3）沿掌指关节做横切口。

2. 解剖浅层结构

（1）在浅筋膜内，修洁手背静脉网，观察并修洁由静脉网在桡侧汇合成的头静脉和在尺侧汇合成的贵要静脉。

（2）在手背近端桡侧寻找桡神经浅支，在尺侧寻找尺神经手背支。观察两神经向手背及手指的分支。

3. 解剖深层结构

（1）清除腕后区及手背的浅筋膜，显露深筋膜，即伸肌支持带。观察伸肌支持带，然后将其纵行切开，翻向两侧，边翻边切断它向深方发出的5个纤维隔；观察各管内通过的肌腱及腱鞘。

（2）清除手背浅筋膜，保留浅静脉，显露由深筋膜浅层与伸肌腱愈合形成的手背腱膜。剥离并切断手背腱膜远端，将腱膜掀起，暴露骨间背侧筋膜，观察腱膜下间隙。除去骨间背侧筋膜，观察骨间背侧肌的位置及起、止点。

（3）修洁拇长展肌腱、拇短伸肌腱和拇长伸肌腱，观察"鼻烟壶"各边界。除去"鼻烟壶"的疏松结缔组织，修洁在"鼻烟壶"内走行的桡动、静脉。追踪桡动脉，观察其穿过第1骨间背侧肌至手掌。沿指伸肌腱追踪至手指背面，观察指背腱膜。

（司银楚，李迪编写；邹卫东，齐亚力绘图）

第八章

下　肢

第一节　概　述

下肢与躯干相连。为适应人类直立行走的特点，其具有以下特征：下肢骨粗大，关节面宽，骨连结辅助结构多而复杂，运动的稳固性大于灵活性，肌肉也较上肢发达。

一、境界与分区

上界前方以腹股沟与腹部分界，外后方以髂嵴和髂后上棘至尾骨尖的连线，与脊柱区的腰、骶尾部分界。内侧主要以股沟与会阴分界。

下肢可分为**臀部、股部、膝部、小腿部、踝部和足部**。除臀部外，其余各部又可分为若干区。

二、表面解剖

（一）体表标志

1. **臀部与股部**　臀部上界可扪及**髂嵴** iliac crest 全长及其前端的**髂前上棘** anterior superior iliac spine 和后端的**髂后上棘** posterior superior iliac spine。髂前上棘后上方 5～7 cm 处，可扪及**髂结节** tubercle of iliac crest。其下方约 10 cm 处，能触及**股骨大转子** greater trochanter of femur。两侧髂嵴最高点连线平第 4 腰椎棘突。屈髋时，臀下部内侧可扪及**坐骨结节** ischial tuberosity。腹股沟内侧端的前内上方可扪及**耻骨结节** pubic tubercle，再向内为**耻骨嵴** pubic crest。两侧耻骨嵴连线中点稍下方为耻骨联合上缘。髂前上棘与耻骨结节连线深面为**腹股沟韧带** inguinal ligament。

2. **膝部**　前方可扪及**髌骨** patella 和下方的**髌韧带** patellar ligament，髌韧带止点处可触及**胫骨粗隆** tibial tuberosity。在髌骨和髌韧带的两侧，可分别触及上方的**股骨内、外侧髁** medial/ lateral condyle of femur 和下方的胫骨内、外侧髁。股骨内、外侧髁的突出部为**股骨内、外上髁** medial/ lateral epicondyle of femur。股骨内上髁上方，可触及**收肌结节** adductor tubercle。屈膝时，膝部后方两侧，可摸到明显的股二头肌腱（外侧）和半腱肌腱与半膜肌腱（内侧）。

3. **小腿部**　前面沿胫骨粗隆向下为纵行的胫骨前缘。在胫骨粗隆后外方，可触及**腓骨头** fibular head 及下方的腓骨颈。小腿下 1/3 外侧可触及腓骨的下 1/3 段。

4. **踝与足**　踝部两侧可见并摸到**内踝** medial malleolus 和**外踝** lateral malleolus，后方可扪及**跟腱** tendo calcaneus，其下方为**跟骨结节** calcaneal tuberosity。足内侧缘中部稍后有舟骨粗隆，外侧缘中部可触及第 5 跖骨粗隆。

（二）对比关系

下肢骨折或关节脱位时，骨性标志间的正常位置关系可能发生变化，了解这些变化规律对其病理改变的临床诊断和治疗有极为重要的意义。常用的对比关系有：

1. **Nelaton 线**　自坐骨结节至髂前上棘的连线称 Nelaton 线。在侧卧位，髋关节屈 90°～120° 时，正常情况下该线恰好通过股骨大转子尖。当髋关节脱位或股骨颈骨折时，大转子尖可向此线上方移位（图 8-1）。

2. **Kaplan 点**　仰卧位，两下肢并拢伸直，两

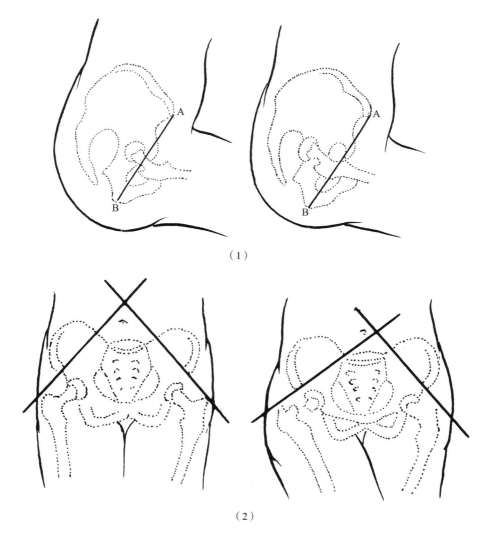

（1）

（2）

图 8-1 Nelaton 线（1）和 Kaplan 点（2）

侧髂前上棘处于同一水平面时，由两侧大转子尖过同侧髂前上棘做延长线。正常时两侧延长线相交于脐或脐以上，相交处称 **Kaplan 点**。髋关节脱位或股骨颈骨折时，此点偏移至脐下并偏向健侧（图 8-1）。

（三）颈干角和膝外翻角

股骨颈与股骨体长轴之间形成向内的夹角称**颈干角**，正常成年人为 125°～130°。此角角度大于130° 者为髋外翻，小于 120° 者为髋内翻。股骨体长轴线与胫骨长轴线在膝关节处相交形成向外开放的夹角，正常时约 170°，其补角称**膝外翻角**，男性者略小于女性。若外侧夹角小于 170° 为膝外翻，呈 "X" 形腿，若大于 170° 为膝内翻，呈 "O" 形腿或弓形腿（图 8-2）。

（四）体表投影

1. 臀上动、静脉与神经 superior gluteal artery/vein/nerve　自髂后上棘与股骨大转子尖连线的中、内 1/3 交点为臀上动、静脉和神经经梨状肌上孔出入盆腔的体表投影点。

2. 臀下动、静脉与神经 inferior gluteal artery/vein/nerve　自髂后上棘至坐骨结节连线的中点即为臀下动、静脉与神经出入盆腔的投影点。

3. 坐骨神经 sciatic nerve　自髂后上棘至坐骨结节连线中点外侧 2～3 cm 起，至股骨大转子与坐骨结节连线的中、内 1/3 交点，再至股骨内、外侧髁之间中点的连线即为坐骨神经在臀部及股后区行径的投影。

4. 股动脉 femoral artery　髋关节微屈并外展、外旋时，自髂前上棘至耻骨联合连线的中点至收肌结节连线的上 2/3 段即为股动脉的投影。

5. 腘动脉 popliteal artery　平股后面中、下 1/3 交界处做一环线，与股后正中线交点内侧约 2.5 cm

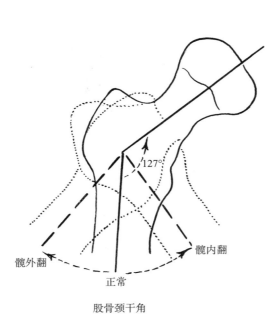

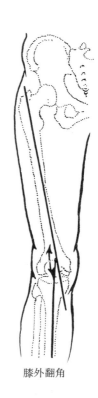

正常

髋外翻　　　　　　髋内翻

股骨颈干角　　　　　　　　　　　　膝外翻角

图 8-2　股骨颈干角和膝外翻角

处至腘窝中点连线为腘动脉斜行段的投影。腘窝中点至腘窝下角连线为其垂直段的投影。

6. **胫前动脉** anterior tibial artery　腓骨头至胫骨粗隆连线的中点与内、外踝前面连线中点的连线即为胫前动脉的投影。

7. **胫后动脉** posterior tibial artery　腘窝下角至内踝与跟腱内缘之间中点的连线即为胫后动脉的投影。

8. **足背动脉** dorsal artery of foot　内、外踝经足背连线的中点至第 1、2 跖骨底之间的连线即为足背动脉的投影。

第二节　股前内侧区

股部经股骨内、外侧髁的垂线，可分成股前内侧区和股后区。股部前上方以腹股沟与腹部分界，后方以臀沟与臀部为界，上端内侧邻会阴部，下端以髌骨上方 2 横指处的水平线与膝分界。

一、浅层结构

股前内侧区皮肤薄厚不一，内侧较薄而柔软，皮脂腺较多，且易移动；外侧较厚。

（一）浅筋膜

浅筋膜在近腹股沟处分为脂肪层和膜性层，分别与腹前壁下部的脂肪层（Camper **筋膜**）和膜性层（Scarpa **筋膜**）相续。膜性层在腹股沟韧带下方约一横指处与股部深筋膜（阔筋膜）相融合。浅筋膜中富含脂肪，有浅血管、浅淋巴管、淋巴结及皮神经分布。

（二）大隐静脉

大隐静脉 great saphenous vein 为全身最长的浅静脉，长约 76 cm。起于足背静脉弓内侧端，经内踝前方，沿小腿内侧缘伴隐神经上行，经股骨内侧髁后方约 2 cm 处，进入大腿内侧部，与股神经内侧皮支伴行，逐渐向前上，在耻骨结节外下方 3~4 cm 处穿隐静脉裂孔汇入股静脉，其汇入点称隐股点。汇入股静脉前，大隐静脉收纳了 5 条属支，即**旋髂浅静脉** superficial iliac circumflex vein、**腹壁浅静脉** superficial epigastric vein、**阴部外静脉** external pudendal vein、**股内侧浅静脉** superficial medial femoral vein 和**股外侧浅静脉** superficial lateral femoral vein。它们汇入大隐静脉的形式多样（图 8-3，图 8-4），相互间吻合丰富。大隐静脉曲张行高位结扎时，需分别结扎切断各属支，以防复发。在行程中大隐静脉还有许多穿静脉与深静脉相交通，穿静脉有静脉瓣开

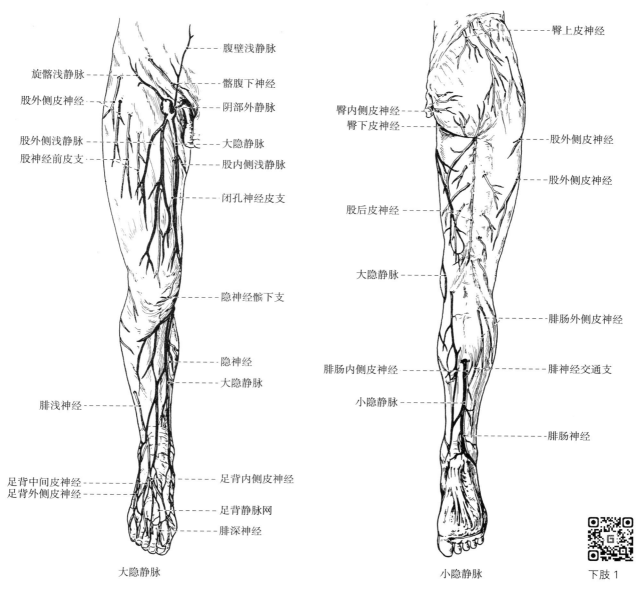

图 8-3　大隐静脉和小隐静脉

向深静脉。大隐静脉全长的管腔内有 9 ~ 10 对静脉瓣，通常两瓣相对，呈袋状，可保证血液向心回流。

（三）浅动脉

股部浅动脉的起始、行径、口径大小与临床的皮瓣移植关系密切。股部浅动脉主要有：①**旋髂浅动脉** superficial iliac circumflex artery，多由股动脉或股深动脉发出，沿腹股沟韧带走向髂前上棘，分布于腹前壁下外侧部。②**腹壁浅动脉** superficial epigastric artery，单独或与旋髂浅动脉、阴部外动脉共干起于股动脉。于腹股沟韧带内侧半下方约 1 cm 处穿阔筋膜，分支供应腹前壁下部。③**阴部外动脉** external pudendal artery，起于股动脉，分布于外生殖器皮肤。此外，尚有发自旋股外侧动脉的股外侧浅动脉。

（四）腹股沟浅淋巴结

浅淋巴结集中在股前内侧区上部，统称为腹股沟浅淋巴结。一般分两群：上群又称近侧群或斜群，有 2 ~ 6 个淋巴结，斜行排列于腹股沟韧带下方，又可分为内、外侧两组，主要收集腹前外侧壁下部、会阴、外生殖器、臀部及肛管、子宫的淋巴；下群又称远侧群或纵群，有 2 ~ 7 个淋巴结，沿大隐静脉末段纵行排列，以大隐静脉为界，亦分为内、外侧两组，主要收纳下肢、会阴和外生殖器的浅淋巴。其输出淋巴管注入腹股沟深淋巴结或髂外淋巴结（图 8-5）。

（五）皮神经

股前内侧区的皮神经有多个来源及分布（图8-6，图8-7）。主要有：①**股外侧皮神经** lateral femoral cutaneous nerve，发自腰丛，在髂前上棘下方5～6 cm处穿出深筋膜，分前、后两支：前支较长，分布于大腿外侧面皮肤，后支分布于臀区外侧皮肤。②**股神经前皮支** anterior cutaneous branches of femoral nerve，来自股神经，在大腿前面中部穿过缝匠肌和深筋膜，分布于大腿前面中间部的皮肤。③**股神经内侧皮支** medial cutaneous branches

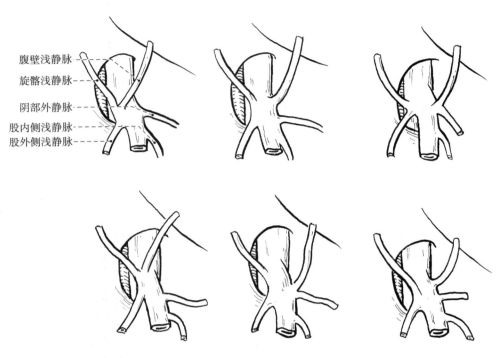

图 8-4　大隐静脉上段属支类型

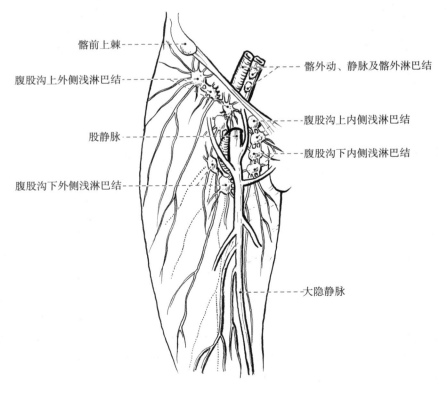

图 8-5　腹股沟浅淋巴结

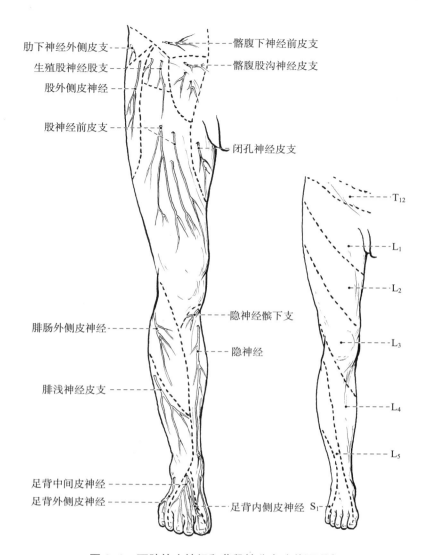

肋下神经外侧皮支----
生殖股神经股支----
股外侧皮神经----
股神经前皮支----

----髂腹下神经前皮支
----髂腹股沟神经皮支

----闭孔神经皮支

腓肠外侧皮神经----

----隐神经髌下支

----隐神经

腓浅神经皮支----

足背中间皮神经----
足背外侧皮神经----

----足背内侧皮神经

T₁₂
L₁
L₂
L₃
L₄
L₅
S₁

图 8-6 下肢的皮神经和节段性分布（前面观）

of femoral nerve，来自股神经，于大腿下 1/3 穿缝匠肌内侧缘和深筋膜，分布于大腿中、下部内侧份皮肤。④**闭孔神经皮支** cutaneous branches of obturator nerve，多数穿股薄肌或长收肌，分布于股内侧中、上部的皮肤。此外，尚有生殖股神经及髂腹股沟神经的分支分布于股前区上部中、内侧皮肤。

二、深层结构

（一）深筋膜

大腿深筋膜称**阔筋膜** fascia lata 或大腿固有筋膜，致密而坚韧，是全身深筋膜最厚的部分。上方附于腹股沟韧带及髂嵴，并与臀筋膜和会阴筋膜相续；下方与小腿深筋膜和腘筋膜相续。阔筋膜在大腿外侧增厚，形成一扁带状结构称髂胫束；在耻骨结节外下方 3~4 cm 处形成一个卵圆形的薄弱区，

称隐静脉裂孔。

1. **髂胫束** iliotibial tract 上端附于髂嵴前份，上部分为两层，包裹阔筋膜张肌，两者紧密结合不易分离，其后缘与臀大肌肌腱相续。下端附于胫骨外侧髁、腓骨头和膝关节囊下部。临床上常用髂胫束作为修补重建体壁薄弱部位、缺损处或膝关节交叉韧带的材料。

2. **隐静脉裂孔** saphenous hiatus 又称**卵圆窝**。距腹股沟韧带中、内 1/3 交点约一横指。表面覆盖一层疏松结缔组织称**筛筋膜** cribriform fascia 或**外筛板**，有大隐静脉及其属支穿入。隐静脉裂孔外缘锐利而明显，呈镰状，称**镰缘**，其上端止于耻骨结节，并与腹股沟韧带和腔隙韧带相续，下端与耻骨肌筋膜相续。

3. **骨筋膜鞘** 阔筋膜向大腿深部发出股内侧、股外侧和股后 3 个肌间隔，伸入肌群间，附着于股

骨粗线，与骨膜及阔筋膜共同形成 3 个骨筋膜鞘（图 8-8），容纳相应的肌群、血管及神经。**前骨筋膜鞘**包绕股前群肌，股动、静脉，股神经及腹股沟深淋巴结。**内侧骨筋膜鞘**包绕股内侧群肌，闭孔动、静脉和闭孔神经。**后骨筋膜鞘**及其内容见股后区。

（二）肌腔隙与血管腔隙

肌腔隙与血管腔隙位于腹股沟韧带与髋骨之间，被连于腹股沟韧带和髂耻隆起之间的韧带

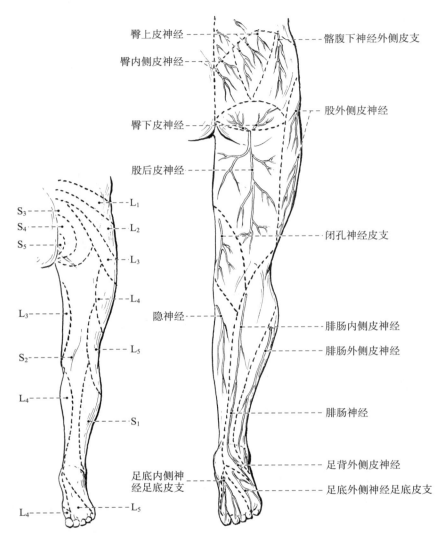

图 8-7　下肢的皮神经和节段性分布（后面观）

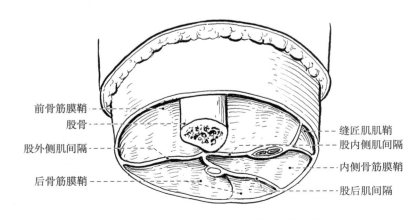

图 8-8　股骨中 1/3 段骨筋膜鞘（右侧）

（**髂耻弓** iliopectineal arch，由髂筋膜增厚形成）分隔成内、外侧两部，即外侧的肌腔隙和内侧的血管腔隙。两者是腹腔、盆腔与股前内侧区之间的重要通道（图 8-9）。

1. **肌腔隙** lacuna musculorum 前界为腹股沟韧带外侧部，后外界为髂骨，内侧界为髂耻弓。内有髂腰肌、股神经和股外侧皮神经通过。患腰椎结核时，脓液可沿腰大肌及其筋膜，经此腔隙扩散至大腿根部，并有可能刺激股神经。

2. **血管腔隙** lacuna vasorum 前界为腹股沟韧带内侧部，后内界为耻骨肌筋膜及**耻骨梳韧带** pectineal ligament，内侧界为**腔隙韧带** lacunar ligament（陷窝韧带），后外界为髂耻弓。腔隙内有股管，股动、静脉，生殖股神经股支和淋巴管通过。

（三）股三角

股三角 femoral triangle 位于股前内侧区上 1/3 部，呈一底向上、尖向下的倒三角形凹陷，下续收肌管。

1. **境界** 上界为腹股沟韧带，外下界为缝匠肌内侧缘，内下界为长收肌内侧缘，前壁为阔筋膜，后壁凹陷，自外侧向内侧为髂腰肌、耻骨肌和长收肌及其筋膜。

2. **内容** 股三角内的结构由外侧向内侧依次为股神经、股鞘及其包含的股动、静脉、股管及股深淋巴结和脂肪等。股动脉居中，于腹股沟韧带中点深面由髂外动脉延续而成，外侧为股神经，内侧为股静脉。了解此种关系，可用于临床股动脉压迫止血，股动、静脉穿刺及股神经麻醉时的定位（图 8-10）。

（1）**股鞘** femoral sheath 为腹横筋膜及髂筋膜向下延续包绕股动、静脉上段的筋膜鞘。漏斗形，长 3~4 cm，向下与股血管外膜融合。鞘内两条纵行的纤维隔将鞘分为 3 个腔，外侧腔容纳股动脉，中间腔容纳股静脉，内侧腔形成股管（图 8-11）。

（2）**股管** femoral canal 为股鞘内侧份—漏斗状筋膜间隙，长 1~2 cm。其前壁由上向下依次为腹股沟韧带、隐静脉裂孔镰状缘的上端和筛筋膜。后壁依次为耻骨梳韧带、耻骨肌及其筋膜，内侧壁依次为腔隙韧带及股鞘内侧壁，外侧壁为股静脉内侧的纤维隔。股管下端为盲端，称股管下角；上口称**股环** femoral ring，呈卵圆形，其内界为腔隙韧带，后界为耻骨梳韧带，前界为腹股沟韧带，外界为股静脉内侧的纤维隔。股环上被覆薄层疏松结缔组织，该组织称**股环隔** femoral septum 或内筛板。隔的上面衬有腹膜。从腹腔面观察，此处呈一小凹称股凹，位置高于股环约 1 cm。股管内除有 1~2 个腹股沟深淋巴结外，尚有脂肪组织。腹压增高时，腹腔脏器（主要为肠管）可被推向股凹，继而经股环至股管，最后由隐静脉裂孔处突出，形成股疝。股环上方常有腹壁下动脉的闭孔支或变异的闭孔动脉经过陷窝韧带附近，故行股疝修补术时，应特别注意避免损伤此动脉。因股环的前、后和内侧三边均为韧带结构，不易延伸，所以股疝易发生绞窄（图 8-11）。

（3）**股动脉** femoral artery 股动脉是髂外动脉经腹股沟韧带中点后面向下的延续，在股三角内行至股三角尖端进入收肌管，继而向下穿收肌腱裂孔至腘窝，移行为腘动脉。股动脉在腹股沟处位置表浅，易触及其搏动。该动脉在起始处发出三条浅动

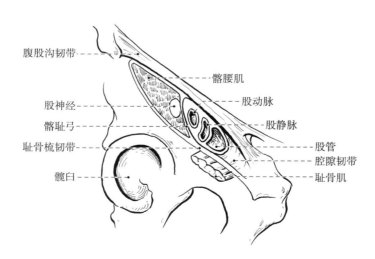

图 8-9 肌腔隙和血管腔隙

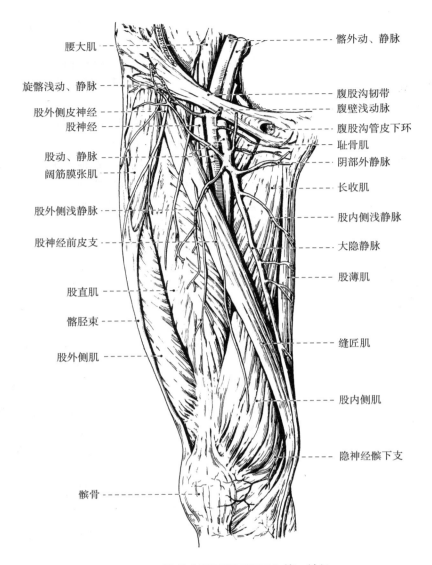

图 8-10 股前内侧区浅层肌及血管、神经

腰大肌
旋髂浅动、静脉
股外侧皮神经
股神经
股动、静脉
阔筋膜张肌
股外侧浅静脉
股神经前皮支
股直肌
髂胫束
股外侧肌
髌骨

髂外动、静脉
腹股沟韧带
腹壁浅动脉
腹股沟管皮下环
耻骨肌
阴部外静脉
长收肌
股内侧浅静脉
大隐静脉
股薄肌
缝匠肌
股内侧肌
隐神经髌下支

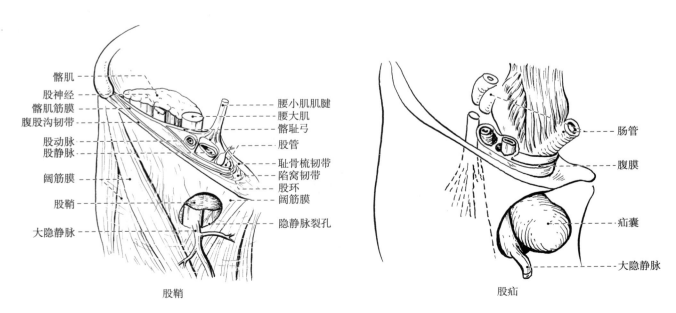

髂肌
股神经
髂肌筋膜
腹股沟韧带
股动脉
股静脉
阔筋膜
股鞘
大隐静脉

腰小肌肌腱
腰大肌
髂耻弓
股管
耻骨梳韧带
陷窝韧带
股环
阔筋膜
隐静脉裂孔

股鞘

肠管
腹膜
疝囊
大隐静脉

股疝

图 8-11 股鞘和股疝

脉，即腹壁浅动脉、旋髂浅动脉和阴部外动脉，均与同名静脉伴行。股动脉的最大分支为**股深动脉** deep femoral artery，于腹股沟韧带下方 3～5 cm 处，起自股动脉的后外侧，向内下行于长收肌和大收肌之间，沿途发旋股内、外侧动脉，3～4 支穿动脉及肌支，同时参与髋周围动脉网及膝关节动脉网的组成（图 8-12）。

（4）**股静脉** femoral vein 为腘静脉的延续。起自收肌腱裂孔，向上与股动脉伴行，位于股动脉后方，逐渐转至动脉内侧，继而穿血管腔隙移行为髂外静脉。股静脉除收集大腿深部静脉外，主要收纳大隐静脉的血液。

（5）**腹股沟深淋巴结** deep inguinal lymph node 在股静脉上部附近及股管内，有 3～4 个。收纳下肢和会阴部的深、浅淋巴，其输出淋巴管注入髂外淋巴结。

（6）**股神经** femoral nerve 起于腰丛，沿髂筋膜深面，经肌腔隙内侧部进入股三角。主干粗短，发出肌支分布至股四头肌、缝匠肌和耻骨肌，关节支分布于髋、膝关节；皮支有股神经中间皮支和内侧皮支，分布至股前内侧区皮肤。股神经最长的皮神经为**隐神经** saphenous nerve，在股三角内伴股动脉外侧下行入收肌管，在收肌管下端穿大收肌腱板，行于缝匠肌和股薄肌之间，在膝关节内侧穿深筋膜，伴大隐静脉下行，分支分布于髌骨下方、小腿内侧和足内侧缘皮肤。

（四）收肌管

收肌管 adductor canal 又称 Hunter 管，位于股中 1/3 段前内侧，缝匠肌的深面，大收肌和股内侧肌之间，呈三棱形的管状间隙，长 15～17 cm。前壁为张于股内侧肌与大收肌间的收肌腱板，浅面覆以缝匠肌，外侧壁为股内侧肌，后壁为长收肌和

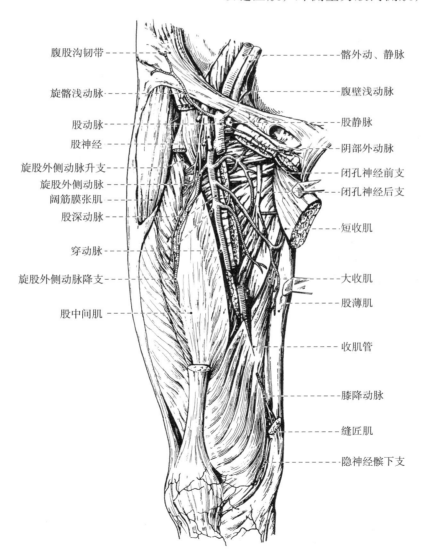

图 8-12 股内侧区深层肌及血管神经

左侧标注（从上到下）：腹股沟韧带、旋髂浅动脉、股动脉、股神经、旋股外侧动脉升支、旋股外侧动脉、阔筋膜张肌、股深动脉、穿动脉、旋股外侧动脉降支、股中间肌

右侧标注（从上到下）：髂外动、静脉、腹壁浅动脉、股静脉、阴部外动脉、闭孔神经前支、闭孔神经后支、短收肌、大收肌、股薄肌、收肌管、膝降动脉、缝匠肌、隐神经髌下支

大收肌。上口与股三角尖相通，下口为**收肌腱裂孔** adductor tendinous opening，通腘窝上角，所以收肌管又称**股腘管**。股三角或腘窝的炎症可借此互相蔓延。收肌管内的结构，前为股神经的股内侧肌支和隐神经，中为股动脉，后为股静脉及淋巴管和疏松结缔组织。股动脉在管下段发出**膝降动脉** descending genicular artery（又称**膝最上动脉**）。

（五）闭孔血管和神经

闭孔血管神经束经闭膜管出盆腔至股内侧区。**闭孔动脉** obturator artery 起于髂内动脉，与同名静脉、神经伴行至股内侧分前、后两支，分布别于短收肌前、后方，营养内收肌群、髋关节和股方肌，并与旋股内侧动脉吻合。**闭孔静脉** obturator vein 回流至髂内静脉。**闭孔神经** obturator nerve 起于腰丛，伴闭孔血管出闭膜管后亦分两支，前支行于短收肌前面，分支支配内收肌群大部及膝关节，后支行于短收肌后面，分支支配闭孔外肌和大收肌。闭孔神经皮支由其前支发出，分布于股前内侧上份的皮肤。

第三节 臀 部

臀部上界为髂嵴，下界为臀沟，内侧界为髂后上棘至尾骨尖的连线，外侧界为髂前上棘至大转子间的连线。

一、浅层结构

臀部皮肤较厚，富含皮脂腺和汗腺。浅筋膜发达，有许多纤维束连接皮肤和深筋膜，其个体差异较大。形成的脂肪垫近髂嵴和臀下部处较厚，中部较薄，内侧在骶骨后面及髂后上棘附近很薄，长期卧床时，此处易受压形成压疮。

浅筋膜内的皮神经分3组：①**臀上皮神经** superior clunial nerve，由第1~3腰神经后支的外侧支组成。在第3、4腰椎棘突平面穿出竖脊肌外侧缘，行经竖脊肌与髂嵴交点处的骨纤维管至臀部皮下。臀上皮神经一般有3支，以中支最长，有时可达臀沟。腰部急性扭伤或神经在骨纤维管受压时，可引起腰腿疼痛。②**臀下皮神经** inferior clunial nerve，发自股后皮神经，绕臀大肌下缘至臀下部皮肤。③**臀内侧皮神经** medial clunial nerve，为第1~3骶神经后支，较细小，在髂后上棘至尾骨尖连线的中段穿出，分布于骶骨表面和臀内侧皮肤。此外，臀部外侧区的皮肤由髂腹下神经的外侧皮支分布（图8-7）。

二、深层结构

（一）深筋膜

臀部深筋膜又称**臀筋膜** gluteal fascia。上部与髂嵴愈着，向下续于股后区深筋膜。在臀大肌上缘分两层包绕臀大肌，并向臀大肌肌束间发出许多纤维小隔分隔肌束。内侧部愈着于骶骨背面。外侧移行为阔筋膜，并参与组成髂胫束。臀筋膜损伤是腰腿痛的病因之一。

（二）臀肌

臀肌为髋肌后群，分3层：①浅层，为**臀大肌** gluteus maximus 和**阔筋膜张肌** tensor fascia lata。臀大肌略呈方形，可维持人体直立和后伸髋关节。在臀大肌和坐骨结节间有**臀大肌坐骨囊** sciatic bursa of gluteus maximus。臀大肌外下方的腱膜与大转子间有**臀大肌转子囊** trochanteric bursa of gluteus maximus。②中层，自上而下为**臀中肌** gluteus medius、**梨状肌** piriformis、上孖肌、闭孔内肌腱、下孖肌和**股方肌** quadratus femoris。③深层：有**臀小肌** gluteus minimus 和**闭孔外肌** obturator externus。

（三）梨状肌上、下孔及其穿行的结构

梨状肌起于盆腔后壁，第2~4骶前孔外侧，向外穿**坐骨大孔** greater sciatic foramen 至臀区，止于股骨大转子。在穿坐骨大孔处，与其上、下缘之间各留一间隙，分别称梨状肌上孔和梨状肌下孔，各有重要的血管、神经穿过。

1. **梨状肌上孔** 穿经的结构自外侧向内侧依次为**臀上神经** superior gluteal nerve、**臀上动脉** superior gluteal artery 和**臀上静脉** superior gluteal vein。臀上神经分上、下两支，支配臀中、小肌和阔筋膜张肌后部；臀上动脉亦分浅、深两支，浅支主要营养臀大肌，深支营养臀中、小肌及髋关节。静脉与动脉伴行（图8-13）。

2. **梨状肌下孔** 穿经的结构自外侧向内侧依次为：**坐骨神经** sciatic nerve、**股后皮神经** posterior femoral cutaneous nerve、**臀下神经** inferior gluteal nerve、**臀下动脉** inferior gluteal artery、**臀下静脉** inferior gluteal vein、**阴部内静脉** internal pudendal vein、**阴部内动脉** internal pudendal artery 和**阴部神经** pudendal nerve（图8-13）。

臀下动、静脉主要供应臀大肌，并与臀上血管吻合，还发分支供应髋关节。阴部内动、静脉自梨状肌下孔穿出后，绕过骶棘韧带经坐骨小孔穿入坐

骨肛门窝（坐骨直肠窝），供应会阴部结构。股后皮神经伴随坐骨神经下行至股后部皮肤，并发分支至臀下部皮肤。阴部神经伴阴部内动、静脉进入坐骨肛门窝支配会阴部。

3. **坐骨神经与梨状肌的关系**　坐骨神经出盆腔时与梨状肌的位置关系有多种类型，其中常见类型有：以一总干出梨状肌下孔者约占 66.3%；坐骨神经在盆内分为两支，胫神经出梨状肌下孔，腓总神经穿梨状肌肌腹者多见，约占 27.3%；其他类型如以总干穿梨状肌或两支夹持梨状肌等约占 6.4%。由于坐骨神经与梨状肌关系十分密切，当梨状肌损伤、出血肿胀时，易压迫坐骨神经引起腰腿痛，称之为梨状肌综合征（图 8-14）。

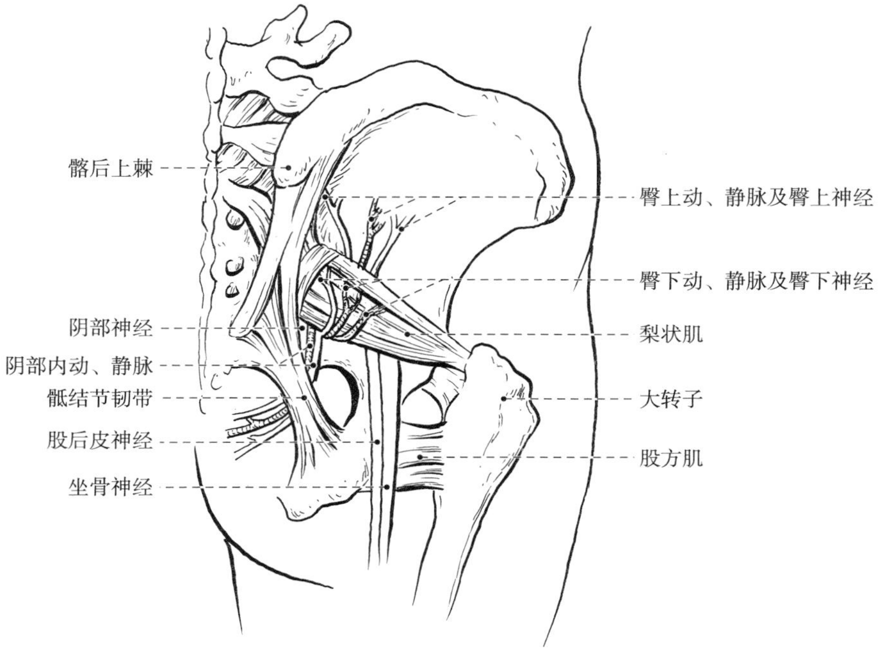
髂后上棘
臀上动、静脉及臀上神经
臀下动、静脉及臀下神经
阴部神经
梨状肌
阴部内动、静脉
骶结节韧带
大转子
股后皮神经
股方肌
坐骨神经

臀部解剖

图 8-13　臀部的血管神经

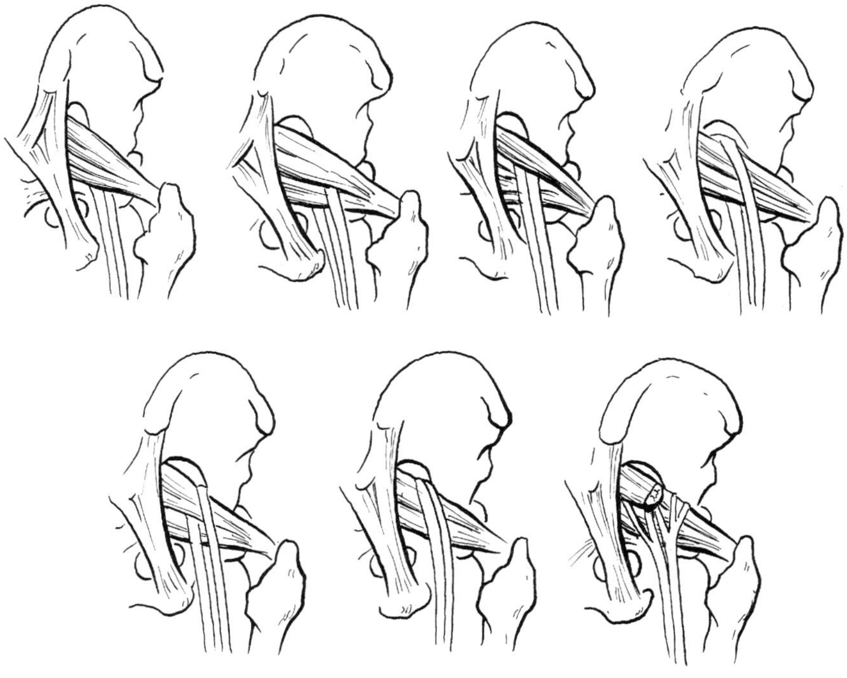

图 8-14　坐骨神经与梨状肌的关系

（四）坐骨小孔及其穿行的结构

坐骨小孔 lesser sciatic foramen 由骶棘韧带、坐骨小切迹和骶结节韧带围成，其间通过的结构由外侧向内侧依次为阴部内动、静脉和阴部神经。这些结构穿坐骨小孔进入坐骨肛门窝，分布于窝内结构和会阴部结构。

（五）髋关节周围的韧带和髋周动脉网

1. **髋关节周围的韧带**　分囊内韧带和囊外韧带两部分。囊外韧带主要有：**髂股韧带** iliofemoral ligament 位于髋关节前方，起自髂前上棘，向下以两条纤维束附着于转子间线的内侧和外侧，可限制髋关节的过伸运动。该韧带对维持人体直立和防止髋关节脱位有重要作用。**耻股韧带** pubofemoral ligament 和**坐股韧带** ischiofemoral ligament 分别起于耻骨和坐骨，加强关节囊的前、后壁。囊内韧带主

要有**股骨头韧带** ligament of head of femur，附着于股骨头凹与髋臼横韧带之间，内有股骨头血管通过，对股骨头有营养作用。

2. **髋周围动脉网**　髋关节周围有髂内、外动脉及股动脉等的分支分布，通常所称的"**臀部十字吻合**"位于臀大肌深面、股方肌与大转子附近。十字吻合的两侧分别为旋股内、外侧动脉；上部为臀上、下动脉；下部为第1穿动脉等组成的吻合丰富的动脉网。其次，在近髋关节的盆侧壁处，还有旋髂深动脉、髂腰动脉、骶外侧动脉、骶正中动脉等及其间的吻合支。此外，盆内脏器两侧之间的动脉吻合也较丰富，故结扎一侧髂内动脉时，可借髋周围动脉网建立侧支循环，以代偿髂内动脉分布区的血液供应（图8-15）。

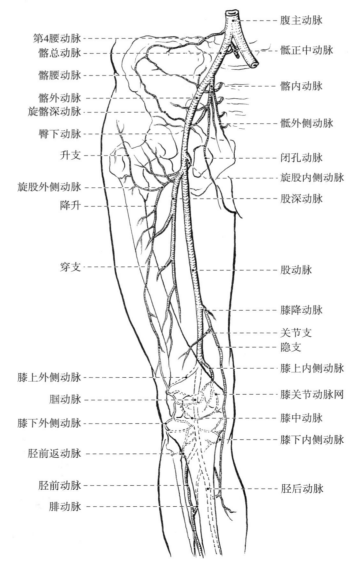

图 8-15　髋周围动脉网和膝关节动脉网

第四节 股后区及膝后区

一、股后区

（一）浅层结构

股后区皮肤较薄，浅筋膜较厚。股后皮神经自臀大肌下缘发出股后皮神经后，向下行于阔筋膜与股二头肌之间，沿股后正中线下行到腘窝上角处浅出至皮下。沿途分支分布于股后区、腘窝及小腿后区上部的皮肤。

（二）深层结构

1. 后骨筋膜鞘 鞘内容纳股后群肌、坐骨神经、深淋巴结和淋巴管等。鞘内的结缔组织间隙上通臀部，下连腘窝。两者的炎症可沿此间隙内的血管神经束互相蔓延。

2. 坐骨神经 sciatic nerve 是全身最粗大的神经。起于骶丛，多以单干形式出梨状肌下孔。在臀大肌深面，经坐骨结节与大转子之间进入股后区，行于大收肌和股二头肌长头之间，下降至腘窝上角，分为**胫神经** tibial nerve 和**腓总神经** common peroneal nerve（图8-16）。在臀大肌下缘和股二头肌长头外侧缘夹角处，坐骨神经位置表浅，其浅面只有深、浅筋膜和皮肤覆盖，是检查坐骨神经压痛点的常用部位。

在股后部行程中，坐骨神经主要在内侧发肌支支配股二头肌长头、半腱肌、半膜肌和大收肌。股二头肌短头的支配神经由腓总神经发出。故手术分离坐骨神经时，沿其外侧分离较为安全，不易损伤其分支。坐骨神经偶有一较粗的异常伴行动脉，称**坐骨神经伴行动脉**。股部截肢时，需先结扎此动脉。

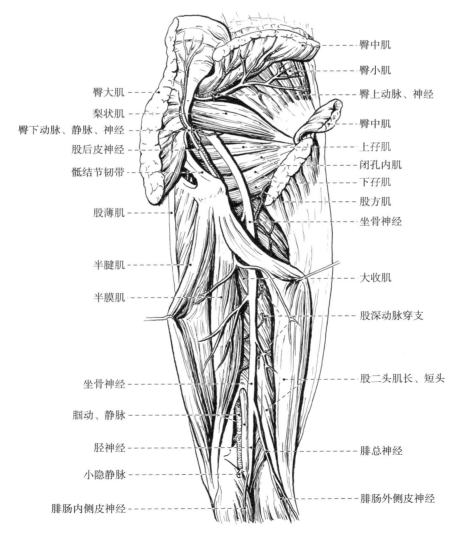

图8-16 臀部及大腿的肌肉、血管和神经（后面观）

二、膝后区

膝部介于股部和小腿之间,是指髌骨上缘上方2横指处至胫骨粗隆高度的范围。分为膝前区和膝后区。膝后区主要为**腘窝** popliteal fossa。伸膝时,此部深筋膜紧张,腘窝不明显;屈膝时则松弛,腘窝边界清晰可见,组成其内上界、外

上界的半腱肌、半膜肌和股二头肌腱均可触及(图8-17)。

(一)浅层结构

膝后区皮肤松弛薄弱,移动性较大。浅筋膜中有小隐静脉的末端穿入深筋膜,其周围有腘浅淋巴结。

此区皮神经有股后皮神经末支、隐神经及腓肠

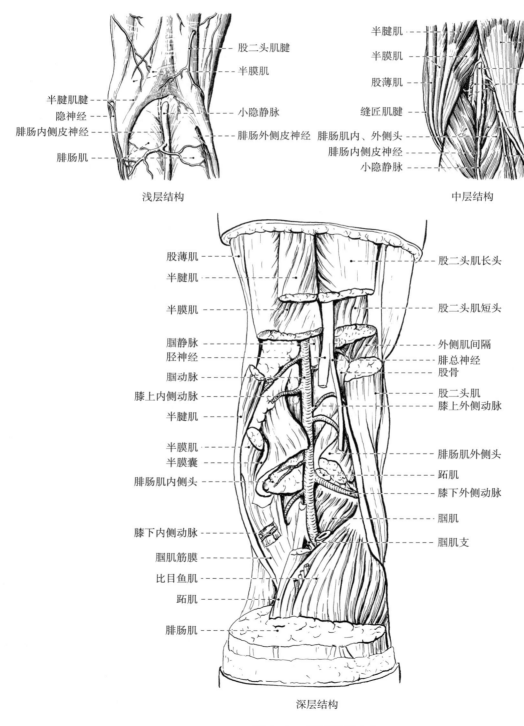

图8-17 腘窝及其内容

外侧皮神经的分支。

（二）深层结构

1. 腘窝的境界 腘窝呈菱形，有顶、底及四壁。其上外侧壁为股二头肌腱，上内侧壁为半腱肌和半膜肌，下内侧壁为腓肠肌内侧头，下外侧壁为腓肠肌外侧头和不恒定的跖肌。腘窝顶（浅面）为腘筋膜，是大腿阔筋膜的延续，向下与小腿深筋膜相延续。腘筋膜由纵、横交织的纤维构成，致密而坚韧。

患腘窝囊肿或腘动脉瘤时，因受腘筋膜的限制而胀痛明显。腘窝底自上而下为股骨腘面、膝关节囊后部及腘斜韧带、腘肌及其筋膜。

2. 腘窝的内容 腘窝内含有重要的血管、神经，由浅至深依次为胫神经、腘静脉、腘动脉，以及上外缘的腓总神经（图 8-17）。血管周围有腘深淋巴结。

（1）**胫神经** tibial nerve 与**腓总神经** common peroneal nerve 胫神经位于腘窝的最浅面，于腘窝上角由坐骨神经分出，沿腘窝中线下行，至腘肌下缘穿比目鱼肌腱弓进入小腿后区。在腘窝内，发出肌支、关节支至附近肌和膝关节。另发出**腓肠内侧皮神经** medial sural cutaneous nerve，伴小隐静脉下行至小腿后面加入**腓肠神经** sural nerve。腓总神经为坐骨神经的另一终末支，一般起自腘窝上角，沿股二头肌腱内缘行向外下，越腓肠肌外侧头表面至腓骨头下方，绕腓骨颈外侧向前穿胫骨前肌，在此处分成**腓浅神经**和**腓深神经**。腓总神经在腓骨颈处紧贴骨面，表面无肌组织覆盖，故腓骨颈骨折或此部外伤时，易损伤此神经，引起小腿前、外侧群肌瘫痪，导致足下垂。腓总神经在腘窝发出关节支和皮支（即**腓神经交通支**和**腓肠外侧皮神经**）。

（2）**腘动脉** popliteal artery 是股动脉的延续，位置最深，与股骨腘面及膝关节囊后部紧贴，故股骨髁上骨折易损伤腘动脉。腘动脉上部位于胫神经内侧，中部居神经前方，下部转至神经外侧。腘动脉在腘窝的分支有 5 条：**膝上内侧动脉** medial superior genicular artery、**膝上外侧动脉** lateral superior genicular artery、**膝中动脉** middle genicular artery、**膝下内侧动脉** medial inferior genicular artery 和**膝下外侧动脉** lateral inferior genicular artery，供应膝关节并参与膝周动脉网组成，其分支营养膝部的肌。在腘窝下角，腘动脉分成**胫前动脉** anterior tibial artery 和**胫后动脉** posterior tibial artery

两终支。

（3）**腘静脉** popliteal vein 由胫前、后静脉在腘窝下角处汇合而成，有小隐静脉注入。在腘窝内伴胫神经和腘动脉上行，位于两者之间，并与腘动脉包于同一血管鞘内。

（4）**腘深淋巴结** deep popliteal lymph node 位于腘血管周围，有 4~5 个。收纳小腿以下的深淋巴及小腿后、外侧和足外侧部的浅淋巴管。其输出淋巴管注入腹股沟深淋巴结。

3. 膝关节动脉网 膝关节的血供十分丰富，由股动脉、腘动脉、胫前动脉和股深动脉的多个分支在膝关节周围吻合形成动脉网。主要有旋股外侧动脉降支，膝降动脉，膝上内侧动脉，膝上外侧动脉，膝中动脉，膝下内侧动脉，膝下外侧动脉，股深动脉的第 3、4 穿动脉和胫前返动脉。膝关节动脉网能保证膝关节的营养供给。当胫动脉损伤或栓塞时，可变成侧支循环的重要途径，保证肢体远端的血供（图 8-15）。

第五节 小腿后区

小腿上界为平胫骨粗隆的环形线，下界为内、外踝基部的环形连线。经内、外踝的垂线，小腿分为小腿前外侧区和小腿后区。

一、浅层结构

小腿后区皮肤弹性好，血供丰富且部位隐蔽，是临床上常用的带血管蒂皮瓣的供皮区。浅筋膜内有小隐静脉及其属支、腓肠内侧皮神经、腓肠外侧皮神经和腓肠神经（图 8-18 ~ 图 8-20）。

1. 小隐静脉 small saphenous vein 起自足背静脉弓外侧端，伴腓肠神经绕外踝后方于小腿后正中线与腓肠神经伴行，至腘窝下角处穿腘筋膜入腘窝，于腓肠肌内、外侧头之间汇入腘静脉。小隐静脉有 7~8 个静脉瓣，有交通支与大隐静脉和深静脉吻合。静脉瓣发育不良或深静脉回流受阻可导致小隐静脉和大隐静脉淤血或曲张。手术切除曲张的静脉时，应避免伤及伴行的皮神经。

2. 腓肠神经 sural nerve 由来自胫神经的腓肠内侧皮神经和来自腓总神经的腓肠外侧皮神经于小腿后下部吻合而成，经外踝后达足背外侧，分布于小腿后区下部及足背外侧的皮肤。

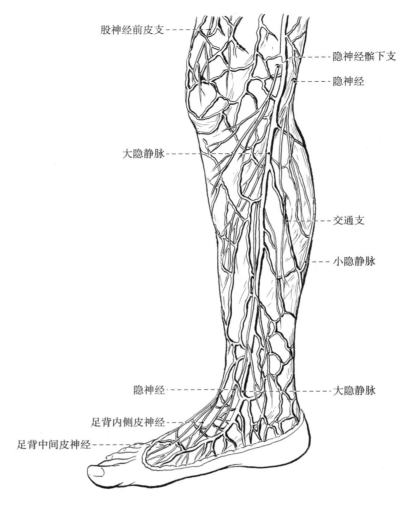

股神经前皮支

隐神经髌下支

隐神经

大隐静脉

交通支

小隐静脉

隐神经

大隐静脉

足背内侧皮神经

足背中间皮神经

图 8-18 小腿浅层的静脉和神经（内侧面观）

二、深层结构

深筋膜较致密，与胫、腓骨骨膜，骨间膜及后肌间隔共同围成后骨筋膜鞘，容纳小腿后群肌与血管神经束。

1. 后骨筋膜鞘 小腿后骨筋膜鞘分浅、深两部。浅部容纳小腿后群肌浅层即小腿三头肌，向下逐渐缩窄，包绕跟腱及周围脂肪；深部容纳深层肌及腘肌，在小腿上部由外向内依次为长屈肌、胫骨后肌和趾长屈肌，经过内踝后上方，趾长屈肌腱越胫骨后肌腱浅面形成"腱交叉"。

2. 血管神经束

（1）**胫后动脉** posterior tibial artery 为腘动脉的延续，向下穿比目鱼肌腱弓深面，在小腿后区浅、深肌层之间下行，分支营养邻近肌，主干经内踝后进入足底。胫后动脉起始处发出**腓动脉** peroneal artery，越胫骨后肌表面斜向外下，于长屈肌与腓骨之间下降于外踝后方，终于外踝支。腓动脉主要营养邻近肌和胫、腓骨。

（2）**胫后静脉** posterior tibial vein 2 支，伴行于胫后动脉的两侧。

（3）**胫神经** tibial nerve 为腘窝内胫神经的延续，伴胫后血管行于小腿后群浅、深肌之间，经内踝后方进入足底。胫神经主要发肌支支配小腿后群肌，皮支为腓肠内侧皮神经，伴小隐静脉分布于小腿后面皮肤（图 8-21）。

第六节 膝前区及小腿前外侧区

一、膝前区

（一）浅层结构

膝前区皮肤薄而松弛，皮下脂肪少。皮肤与

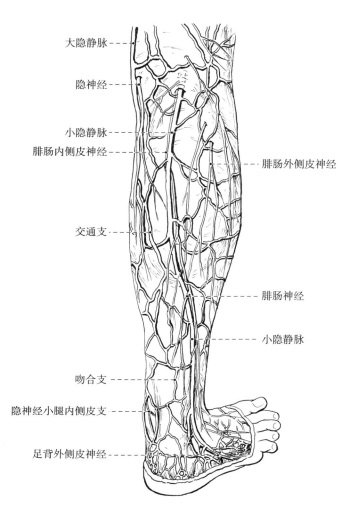

图 8-19　小腿浅层的静脉和神经（外侧面观）

大隐静脉

隐神经

小隐静脉

腓肠内侧皮神经

腓肠外侧皮神经

交通支

腓肠神经

小隐静脉

吻合支

隐神经小腿内侧皮支

足背外侧皮神经

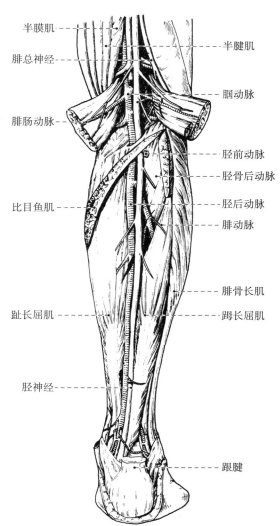

图 8-20　小腿后面的肌、血管和神经（浅层）

半膜肌

腓总神经

腓肠动脉

比目鱼肌

趾长屈肌

胫神经

半腱肌

腘动脉

胫前动脉

胫骨后动脉

胫后动脉

腓动脉

腓骨长肌

蹑长屈肌

跟腱

髌韧带之间有**髌前皮下囊** subcutaneous prepatellar bursa。股外侧皮神经的末支、股中间皮神经及股内侧皮神经的末支分别分布于该区外上部、上部及内侧部，隐神经的髌下支及腓肠外侧皮神经分布于下内侧部、外下部。浅静脉为大隐静脉的属支及其与小隐静脉的交通支（图 8-22）。

（二）深层结构

深筋膜为阔筋膜的延续，并与其深面的肌腱相融合。膝外侧部有髂胫束，内侧部有缝匠肌腱与股薄肌腱，中间部有股四头肌腱附着于髌底及两侧缘，继而向下延续为**髌韧带** patellar ligament，止于胫骨粗隆。髌韧带是膝跳反射的叩击部位，沿该韧带两侧的浅凹向后可打到膝关节间隙，此处恰对半月板。当半月板有损伤时，膝关节间隙处可有压痛。由于髌骨及髌韧带集中股四头肌各个方向的牵引力，从而有效地完成其伸膝功能。股四头肌腱在髌骨两侧与阔筋膜一起形成**髌支持带** patellar retinaculum，附着于髌骨、髌韧带及胫骨内、外侧髁，具有防止髌骨移位和加强膝关节囊前部的作用。在股四头肌腱与股骨之间，有一大滑液囊，称**髌上囊** suprapatellar bursa，与关节腔相通。膝关节腔积液时，可出现浮髌感，此时可于髌骨两侧进行穿刺抽液检查（图 8-23）。

二、小腿前外侧区

（一）浅层结构

小腿前外侧区皮肤较厚而紧，多毛发，血供较差，损伤后愈合较慢（图 8-22）。浅筋膜疏松，含少量脂肪。轻度水肿时，临床多在内踝上方指压检查，易显压痕。

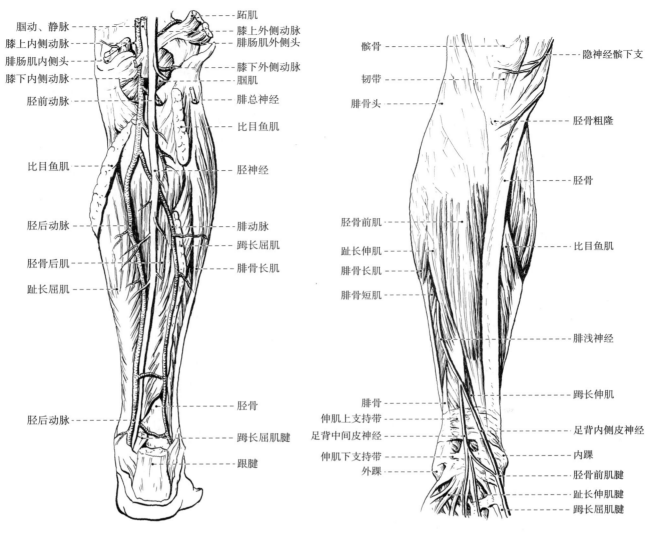

图 8-21　小腿后面的肌、血管和神经（深层）　　　图 8-22　小腿前外侧面的肌、血管和神经（浅层）

浅静脉为大隐静脉及其属支。大隐静脉起自足背静脉弓的内侧，经内踝前方（临床大隐静脉切开的常用部位）上行至小腿内侧。此区内大隐静脉及其属支与小隐静脉、深静脉有广泛的交通和吻合。

皮神经主要有 2 条：①隐神经 saphenous nerve 伴大隐静脉行至足内侧缘。在小腿上部，隐神经居大隐静脉后方，在小腿下部绕至静脉前方；②腓浅神经 superficial peroneal nerve 由腓总神经于腓骨颈高度分出，在小腿外侧中、下 1/3 交点处浅出成为皮支，随即分成内、外侧支行至足背，即足背内侧皮神经和足背中间皮神经。

（二）深层结构

深筋膜较致密。在胫侧与胫骨内侧面的骨膜相融合，在腓侧向深面发出前、后肌间隔附于腓骨骨膜。这样，深筋膜、前、后肌间隔、胫、腓骨骨膜与骨间膜共同围成前、外侧骨筋膜鞘，容纳相应肌群及血管、神经（图 8-23）。

1. 前骨筋膜鞘　容纳小腿前群肌、腓深神经和胫前血管。

（1）胫前动脉 anterior tibial artery　于腘肌下缘由腘动脉分出后即向前穿骨间膜进入小腿前骨筋膜鞘，紧贴骨间膜前面，伴腓深神经下行。上 1/3 段位于胫骨前肌和趾长伸肌之间，下 2/3 段位于胫骨前肌和长伸肌之间。主干下行至伸肌上支持带下缘处，移行为足背动脉。胫前动脉起始部发胫前返动脉，加入膝关节动脉网；中部发肌支营养前群肌及胫、腓骨；下部在踝关节附近发内、外踝前动脉，与跗内、外侧动脉吻合，参与构成踝关节动脉网。

（2）胫前静脉 anterior tibial vein　2 支，与同名动脉伴行。

（3）腓深神经 deep peroneal nerve　于腓骨颈高度起自腓总神经，穿腓骨长肌起始部及前肌间

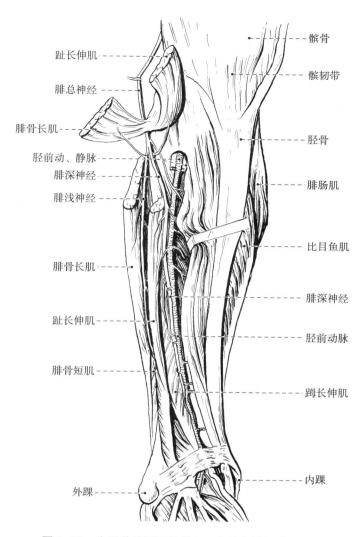

图 8-23 小腿前外侧面的肌肉、血管和神经（深层）

趾长伸肌

腓总神经

腓骨长肌

胫前动、静脉

腓深神经

腓浅神经

腓骨长肌

趾长伸肌

腓骨短肌

外踝

髌骨

髌韧带

胫骨

腓肠肌

比目鱼肌

腓深神经

胫前动脉

踇长伸肌

内踝

隔，进入前骨筋膜鞘与胫前血管伴行。肌支支配小腿前群和足背肌。皮支仅分布于第 1、2 趾相对面的背侧皮肤。该神经损伤可导致足下垂和不能伸趾。

2. 外侧骨筋膜鞘 包绕小腿外侧群肌、腓浅血管及腓浅神经等。

腓浅神经于腓骨颈高度由腓总神经分出，下行于腓骨长、短肌之间，发肌支支配此二肌。于小腿外侧中、下 1/3 交点处穿出深筋膜至皮下，分布于小腿外侧及足背皮肤（第 1 趾蹼及第 1、2 趾相对缘皮肤除外）。腓浅神经损伤可以导致足不能外翻。

第七节 踝与足部

踝部上界平内、外踝基底的环线，下界为过内、外踝尖的环线，远侧为足部。踝部以内、外踝分为踝前区和踝后区。足部又可分为足背和足底。

一、踝前区与足背

（一）浅层结构

皮肤较薄，浅筋膜疏松，缺少脂肪。浅静脉、肌腱等结构清晰可见。浅静脉有足背静脉弓及其属支，其内、外侧端分别合成大、小隐静脉。皮神经从内向外依次为隐神经、足背内侧皮神经和足背中间皮神经（腓浅神经终支）、足背外侧皮神经（腓肠神经终支）。在第 1、2 趾相对缘背侧有腓深神经终支（图 8-24）。

（二）深层结构

踝前区深筋膜增厚形成两个支持带。

1. 伸肌上支持带 superior extensor retinaculum 又称**小腿横韧带**，连于胫、腓骨下端之间，呈宽带状

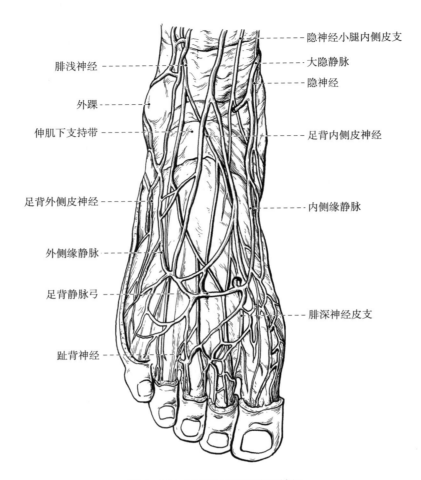

腓浅神经 - - - - - -

外踝 - - - - - -

伸肌下支持带 - - - - - -

足背外侧皮神经 - - - - - -

外侧缘静脉 - - - - - -

足背静脉弓 - - - - - -

趾背神经 - - - - - -

隐神经小腿内侧皮支

大隐静脉

隐神经

足背内侧皮神经

内侧缘静脉

腓深神经皮支

足解剖1

图 8-24　足背浅层的静脉和神经

位于踝关节上方。其深面有两个间隙，内侧者通过胫骨前肌腱、胫前血管和腓深神经；外侧者通过长伸肌腱、趾长伸肌腱和第 3 腓骨肌。

2. **伸肌下支持带** inferior extensor retinaculum　又称**小腿十字韧带**，呈横 "Y" 形位于踝关节前方，外侧端附于跟骨外侧面，内侧端分叉附于内踝及足内缘。伸肌下支持带向深面发出纤维隔，形成 3 个骨纤维管：内侧者通过胫骨前肌腱，中间者通过长伸肌腱、足背动脉和腓深神经，外侧者通过趾长伸肌腱和第 3 腓骨肌腱。各肌腱表面均有腱鞘包绕（图 8-24，图 8-28）。

3. **足背动脉** dorsal artery of foot　胫前动脉行至伸肌上支持带下缘更名为足背动脉。在踝关节前方行于长伸肌腱和趾长伸肌腱之间，位置表浅，易触其搏动。主干继续沿短伸肌内缘和深面前行，终支为第 1 跖背动脉，分布于拇和第 2 趾背面的内侧。沿途发出跗外侧动脉行向足背外侧，跗内侧动脉 1～3 支，行向足背内侧及足底，**弓状动脉** arcuate artery 向足背外侧弓状弯行，**足底深支** deep plantar

artery，穿第 1 跖骨间隙至足底与足底动脉吻合。弓状动脉与跗外侧动脉吻合，发出 3 支跖背动脉。

4. **腓深神经**　行于足背动脉的内侧，分成两终支，分布于足背肌、足关节及第 1、2 趾相对面背侧的皮肤（图 8-25，图 8-26）。

5. **足背筋膜间隙**　足背深筋膜分两层：浅层为伸肌下支持带的延续，附着于足内、外缘；深层附于骨间背侧肌及跖骨骨膜。两层间为足背筋膜间隙，容纳趾长伸肌腱及腱鞘、趾短伸肌及腱鞘、足背动静脉、腓深神经。

二、踝后区

踝后区上界为内、外踝基部后面的连线，下界为足跟下缘。中线深面有跟腱附着于跟结节。跟腱与内、外踝之间各有一浅沟：内侧浅沟深部有小腿屈肌腱及小腿后区血管、神经穿入足底，外侧浅沟内有小隐静脉、腓肠神经及腓骨长、短肌腱通过。

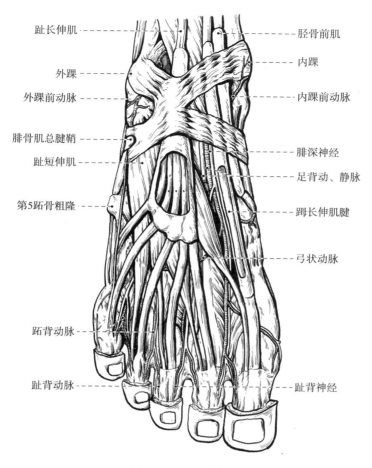

图 8-25 足背的肌、血管和神经（浅层）

（一）浅层结构

上部皮肤移动性大，足跟皮肤角化层较厚。浅筋膜较疏松，跟腱两侧有较多脂肪。跟腱与皮肤之间有跟皮下囊，跟腱止端与跟骨骨面之间有**跟腱囊**。

（二）深层结构

1. **踝管** malleolar canal 踝后区的深筋膜于内踝和跟结节内侧面之间增厚，形成**屈肌支持带** flexor retinaculum，又称**分裂韧带**。此韧带与跟骨内侧面和内踝之间围成踝管。屈肌支持带向深面发出 3 个纤维隔，将踝管分成 4 个通道，通过的结构由前向后依次为：胫骨后肌腱及腱鞘，趾长屈肌腱及腱鞘，胫后动、静脉和胫神经，长屈肌腱及腱鞘。踝管是小腿后区与足底间的一个重要通道，感染可借此蔓延。当踝管变狭窄时，内容物受压迫，形成"踝管综合征"（图 8-27）。

2. **腓骨肌上、下支持带** superior and inferior peroneal retinaculum 腓骨肌上支持带附于外踝后缘与跟骨外侧面上部之间，限制腓骨长、短肌腱于

外踝后下方；腓骨肌下支持带前上端续于伸肌下支持带，后下端止于跟骨外侧面前部，有固定腓骨长、短肌腱于跟骨外侧面的作用。腓骨肌上、下支持带由外踝后下方的深筋膜增厚形成，腓骨长、短肌腱在穿经支持带深面时，有一总腱鞘包绕（图 8-28）。

3. **踝关节的韧带** 内侧韧带 medial ligament 起于内踝下缘，止于舟骨、距骨和跟骨前内侧面，呈"三角形"，又称**三角韧带**。外侧韧带 lateral ligament 分成 3 部：**距腓前韧带** anterior talofibular ligament，位于外踝前缘和距骨前外侧面之间；**距腓后韧带** posterior talofibular ligament，位于外踝后缘和距骨后突之间；**跟腓韧带** calcaneofibular ligament，位于外踝尖和跟骨外侧面中部之间。外侧韧带比内侧韧带薄弱，故易损伤（图 8-29）。

三、足底

（一）浅层结构

足底皮肤厚、致密而坚韧，移动性差，尤以足跟、足外侧缘、趾基底部更为增厚。这些部位是身

Labels in figure 8-25:
趾长伸肌 胫骨前肌 外踝 内踝 外踝前动脉 内踝前动脉 腓骨肌总腱鞘 腓深神经 趾短伸肌 足背动、静脉 第5跖骨粗隆 踇长伸肌腱 弓状动脉 跖背动脉 趾背动脉 趾背神经

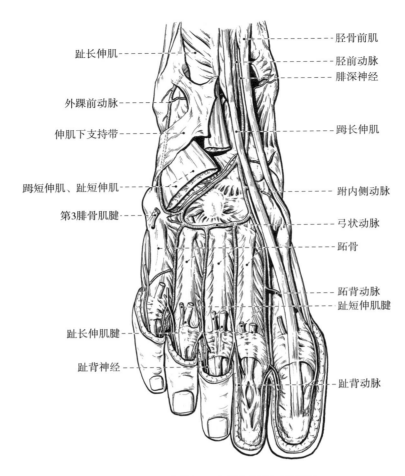

趾长伸肌 ——————— 胫骨前肌
—————— 胫前动脉
—————— 腓深神经
外踝前动脉 ——————

伸肌下支持带 ——————— 跗长伸肌

跗短伸肌、趾短伸肌 ———————
第3腓骨肌腱 ——— 跗内侧动脉
—————— 弓状动脉
—————— 跖骨

—————— 跖背动脉
—————— 趾短伸肌腱
趾长伸肌腱 ———————

趾背神经 ———————
—————— 趾背动脉

足肌 1

图 8-26 足背的肌、血管和神经（深层）

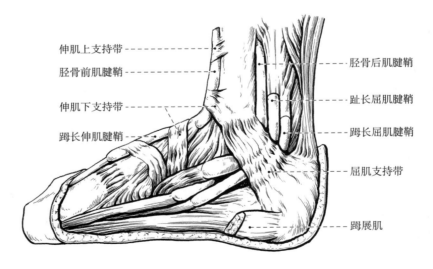

伸肌上支持带 ———————
胫骨前肌腱鞘 ———————— 胫骨后肌腱鞘

———————— 趾长屈肌腱鞘
伸肌下支持带 ———————
———————— 跗长屈肌腱鞘
跗长伸肌腱鞘 ———————
———————— 屈肌支持带

———————— 跗展肌

足腱鞘

图 8-27 足的腱鞘（内面观）

体重力的支持点，容易因摩擦增厚而形成胼胝。浅筋膜内致密的纤维束将皮肤与足底深筋膜紧密相连（图 8-30，图 8-31）。

（二）深层结构

足底深筋膜分浅、深两层。浅层覆于足底肌表面，两侧较薄，中间部增厚称足底腱膜（又称跖腱膜）；深层覆于骨间肌的跖侧，又称骨间跖侧筋膜（图 8-32，图 8-33）。

1. **足底腱膜** plantar aponeurosis 三角形，含有较多的纵行纤维。后端稍窄，附于跟结节前缘内

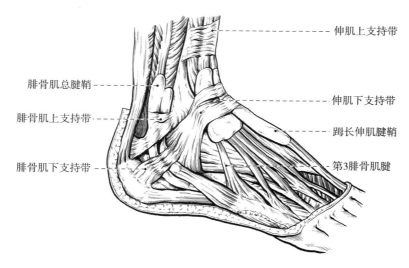

足解剖 2

图 8-28 足的腱鞘（外面观）

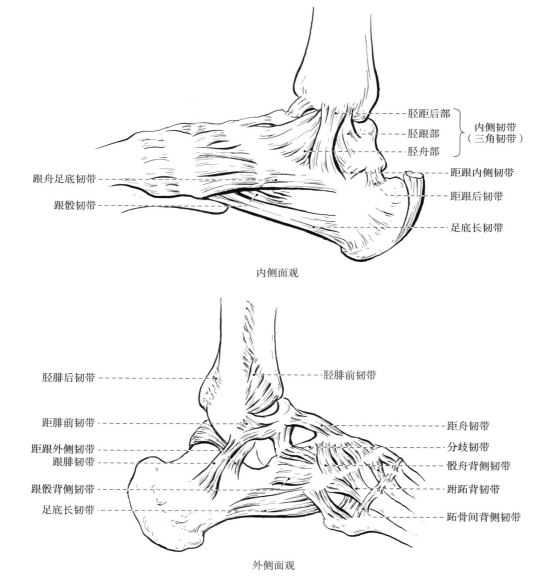

图 8-29 足的韧带（内、外面观）

侧部。其两侧缘向深部发出肌间隔，止于第1、5跖骨，在足底形成3个骨筋膜鞘。

（1）内侧骨筋膜鞘 容纳展肌、短屈肌、长屈肌腱及血管、神经。

（2）中间骨筋膜鞘 容纳趾短屈肌、足底方肌、支，足底外侧神经及分支等。

（3）外侧骨筋膜鞘 容纳小趾展肌、小趾短屈肌及血管、神经。

2. 足底的血管和神经 胫后动脉及胫神经穿踝管至足底，随即分为足底内、外侧动脉和足底内、外侧神经。**足底内侧动脉** medial plantar artery 较细小，伴同名静脉和神经沿足底内侧缘前行，分布于邻近组织，末端与第1~3跖足底动脉吻合。**足底外侧动脉** lateral plantar artery 较粗，伴同名静脉、神经斜向前外，穿趾短屈肌深面至足底外侧缘，分支分布于邻近组织，终支向内弯行至第1跖骨间隙处与足背动脉的足底深支吻合成足底弓，由足底弓发出4个跖足底动脉分布各趾。**足底内侧神经** medial plantar nerve 支配足底内侧部肌、关节、足底内侧半及内侧三个半趾足底面的皮肤。足底外

侧神经 lateral plantar nerve 支配足底外侧部肌、关节、足底外侧半及外侧一个半趾足底面的皮肤。

（三）足弓

足弓 arch of foot 是由跗骨与跖骨借韧带和关节连结而成，可分内、外侧纵弓及横弓。

1. **内侧纵弓** 较高，由跟骨、距骨、足舟骨、第1~3楔骨和第1~3跖骨及其连结共同构成。主要由胫骨后肌腱、趾长屈肌腱、𧿹长屈肌腱、足底方肌、足底腱膜及跟舟足底韧带等结构维持。

2. **外侧纵弓** 较低，由跟骨、骰骨、第4与第5跖骨及其骨连结构成。主要由腓骨长肌腱、足底长韧带及跟骰足底韧带等结构维持。

3. **横弓** 由骰骨、第1~3楔骨、第1~5跖骨基底部及其间的骨连结构成，主要由腓骨肌腱、胫骨前肌腱及收肌横头等结构维持。

足弓是人体直立、行走及负重时的装置，其弹性能缓冲地面对人身体产生的震荡，可保护足底血管、神经免受压迫。足弓的结构发育不良或受损，可引起足弓塌陷，导致扁平足。

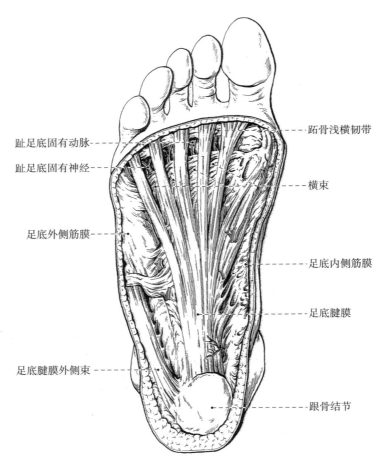

图 8-30 足底浅层的肌、血管和神经（1）

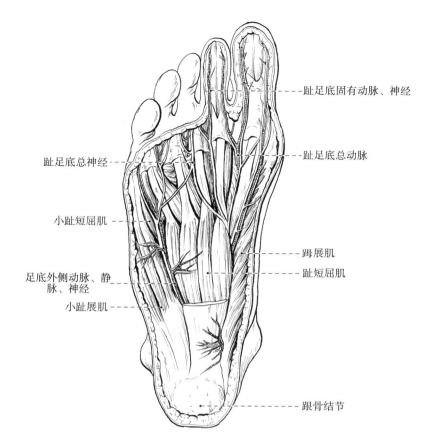

足肌 2

图 8-31 足底浅层的肌、血管和神经（2）

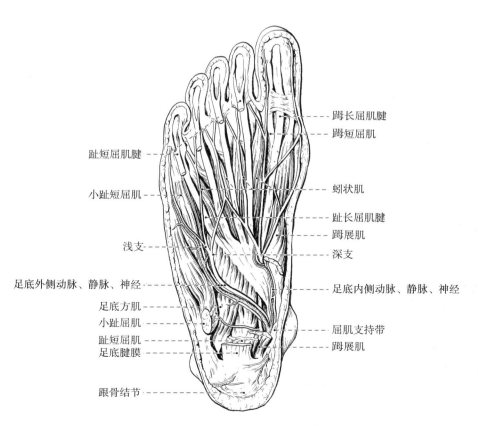

图 8-32 足底深层的肌、血管和神经（1）

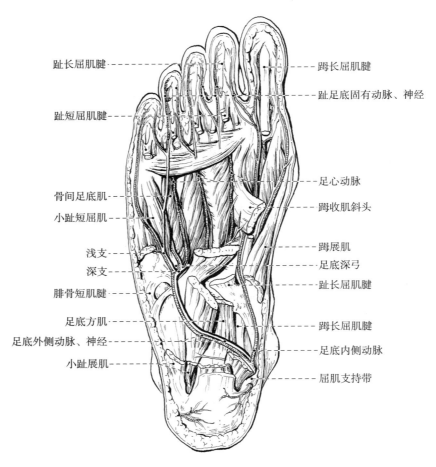

趾长屈肌腱
趾短屈肌腱
骨间足底肌
小趾短屈肌
浅支
深支
腓骨短肌腱
足底方肌
足底外侧动脉、神经
小趾展肌

蹬长屈肌腱
趾足底固有动脉、神经
足心动脉
蹬收肌斜头
蹬展肌
足底深弓
趾长屈肌腱
蹬长屈肌腱
足底内侧动脉
屈肌支持带

足肌3

图 8-33　足底深层的肌、血管和神经（2）

-8·【局部解剖操作】·8-

一、股前内侧区的解剖

1. 皮肤切口与剥皮

（1）上切口　自髂前上棘沿腹股沟切至耻骨结节。再自耻骨结节绕外阴部向后下切至股沟。

（2）下切口　于胫骨粗隆高度水平从小腿上端内侧横行向外切至腓骨头上端处。

由上切口中点向下沿大腿前面做纵切口直达下切口。将皮肤剥离并翻向大腿两侧，显露浅筋膜。

2. 浅筋膜的解剖

（1）大隐静脉及其属支　于髌骨内侧缘后方约 1 cm 处的浅筋膜内剥离寻认大隐静脉，向上追踪大隐静脉至耻骨结节下外方约 3 cm 处，可见其穿股部深筋膜注入股静脉，沿途收纳一些属支，注意保留沿大隐静脉末段排列的淋巴结。仔细观察大隐静脉末段与股静脉之间是否有阴部外动脉通过，该

动脉在临床常作为寻找大隐静脉根部的标志。查寻大隐静脉末段的五条属支：①旋髂浅静脉，起自髂前上棘附近浅层的小静脉。②腹壁浅静脉，起自脐以下腹壁浅层的小静脉。③阴部外静脉，起自外生殖器浅层的小静脉，上述 3 条浅静脉均有同名浅动脉伴行，可一并修洁追踪至穿深筋膜处；待解剖出股动脉时，便可看清旋髂浅动脉、腹壁浅动脉、阴部外动脉的起点。这 3 支动脉细小，可单独起自股动脉或 2 支共干、3 支共干起于股动脉。④股内侧浅静脉。⑤股外侧浅静脉，分别起自股内、外侧份浅层的静脉。

（2）腹股沟浅淋巴结　清理沿大隐静脉末段纵行排列的腹股沟浅淋巴结下群和沿腹股沟韧带下方斜行排列的腹股沟浅淋巴结上群；注意观察淋巴结之间的淋巴管，观察后可摘除淋巴结。

（3）皮神经　在浅筋膜内寻找下列皮神经：①在髂前上棘内侧 1~2 cm 处寻找股外侧皮神经，可见其穿深筋膜至股外侧区浅层。②在缝匠肌表面寻找股神经前皮支和内侧皮支穿深筋膜至股前内侧区皮肤。③在股内侧中、下 1/3 交界处附近寻找闭

孔神经皮支穿深筋膜至浅层。

3. 阔筋膜和隐静脉裂孔的解剖观察 清除浅筋膜，修洁并观察其深方的股部深筋膜（阔筋膜），可见其内侧部较外侧部薄弱，外侧部明显增厚附于髂嵴前部与胫骨外侧髁之间的部分，称为髂胫束，其上份分为两层，包裹阔筋膜张肌并供肌附着。阔筋膜向大腿深部发出股内、外侧和股后肌间隔，伸入肌群之间并附着于股骨，形成3个骨筋膜鞘以容纳相应的肌群、血管和神经等。在耻骨结节外下方，大隐静脉穿入深筋膜的部位，清理并观察由阔筋膜形成的一卵圆形浅窝即隐静脉裂孔。注意观察其形状、大小和位置。

沿腹股沟韧带下方横行切开阔筋膜，注意勿损伤深面的神经、血管和浅面保留的神经、血管干，再自髂前上棘稍下方向下沿髂胫束前缘纵行切开阔筋膜至髌骨外侧缘，自此沿髌骨上缘向内侧横行切开阔筋膜至股内侧，显露深层结构，同时探查股前、后肌群间的股外侧肌间隔。

4. 股三角的解剖观察

（1）股三角及股鞘 修洁构成股三角外侧界的缝匠肌内侧缘、内侧界的长收肌内侧缘，以及上界的腹股沟韧带。观察位于股三角内侧部的股鞘，它是腹横筋膜与髂筋膜向下延伸包绕股血管和股管的筋膜鞘，呈漏斗状，下部与股血管壁紧贴；自大隐静脉汇入股静脉处，向上做一纵行切口，沿浅动脉穿出处同样也向上做一纵行切口；观察股鞘被两个筋膜隔分成内侧、中间和外侧3个腔隙，分别容纳股动、静脉和股管。

（2）股血管和股神经 清除股鞘周围的结缔组织，修洁股动脉、股静脉。于腹股沟韧带下方3~5 cm处找出自股动脉后外侧壁发出的粗大的股深动脉，追踪伴行的同名静脉，在股血管的后方行向后内下方至长收肌的深面为止。在股深动脉起点附近，找出发自股深动脉或股动脉主干的旋股内侧动脉和旋股外侧动脉，观察前者在股血管的后面，经髂腰肌与耻骨肌之间行向后内侧至股后部，后者行向外侧，在缝匠肌和股直肌深面分为升、降、横3支营养邻近肌；修洁、查证股静脉伴行于股动脉内侧，经腹股沟韧带深面上行，其属支与股动脉分支伴行并在隐静脉裂孔处接受大隐静脉的注入，大隐静脉注入股静脉处称为隐股点。在股静脉上部及股管周围，可见有3~4个腹股沟深淋巴结，观察后可去除，在股鞘外侧切开覆于髂腰肌表面的髂筋膜，显露、修洁髂腰肌和股神经，向下修洁、追踪

股神经，可见其分成许多细支分布于耻骨肌、缝匠肌和股四头肌，股神经前皮支在不同高度穿缝匠肌和深筋膜到股前区浅层，至股内侧肌的肌支和隐神经随股动脉下行入收肌管。

（3）股管 在股静脉的内侧，为一潜在性的腔隙，长约1.5 cm，远侧端为盲端，又称股管下角，正对卵圆窝的内上份。内有1~2个腹股沟深淋巴结和脂肪组织。股管的外侧壁是将股静脉与其分隔开的纤维隔，前壁为阔筋膜，后壁为耻骨肌筋膜。纵行切开股管前壁，清除管内的疏松结缔组织和小淋巴结，用小指尖向上伸入股管，探查其上口（股环），辨认股环各界，即前界为腹股沟韧带，后界为耻骨梳韧带，内侧界为腔隙韧带，外侧界为与股静脉分隔的纤维隔。

（4）股三角的底与血管腔隙、肌腔隙 查证股三角中央凹陷被股鞘和股血管等结构占据，将股鞘、股血管翻向外侧，观察股三角底的内侧部由耻骨肌及其筋膜构成，外侧部由髂腰肌及其筋膜构成。在股动脉与股神经之间找寻髂耻弓，其为连于腹股沟韧带与髂耻隆起之间的筋膜结构，它的内、外侧即为血管腔隙与肌腔隙；观察前者内有包被股血管和股管的股鞘，后者内有髂腰肌、股神经和股外侧皮神经。

5. 股前群肌及收肌管

（1）股前群肌 游离缝匠肌并于中部横断翻向起、止点，注意保护穿经该肌的股神经前皮支及该肌的肌支；修洁股四头肌，将股直肌游离并于中部横断，翻向上、下方；观察位于股直肌深面的股中间肌及位于其内、外侧的股内、外侧肌，沿股外侧肌内侧缘用刀柄探入其深面，纵行分离连于股内、外侧肌之间覆盖于股中间肌浅面的薄层腱膜，分离并观察各肌，可见股中间肌，股内、外侧肌和股直肌向下形成一腱，即股四头肌腱包绕髌骨的前面和两侧后下延为髌韧带，止于胫骨粗隆。

（2）收肌管 在股前区中1/3段缝匠肌的深面，观察大收肌腱板连于股内侧肌与大收肌之间，缝匠肌和大收肌腱板即组成了收肌管的前壁，自股三角尖逐渐向下切开腱板，显露收肌管内的结构，由前向后依次为隐神经、股动脉、股静脉，仔细观察动、静脉和神经的关系。在收肌管内观察隐神经发出的髌下支与股动脉发出的膝降动脉（或膝最上动脉）一起穿大收肌腱板的下部，经股薄肌与缝匠肌之间至膝关节后内侧部。观察收肌管前内侧壁为缝匠肌和大收肌腱板，后壁为长收肌和大收肌，外

侧壁为股内侧肌，管的上口为股三角的尖，下口为收肌腱裂孔。

6. 股内侧肌群、股深血管和闭孔神经 先观察位于股内侧肌与长收肌之间的薄弱的股内侧肌间隔，复认耻骨肌和长收肌，修洁位于长收肌内侧的股薄肌。在长收肌上部横断长收肌并翻向上方，显露其深面的短收肌和闭孔神经前支、深面的闭孔神经后支。清理后方的大收肌，查看大收肌的位置、形态、肌纤维走行，查证大收肌腱止于收肌结节与股骨下端内侧面围成的收肌腱裂孔。追踪收肌管内的股血管经此裂孔进出腘窝，改名为腘动、静脉。

在长收肌深面，追寻股深动脉，查证其沿途发出的 3~4 条穿动脉，紧贴股骨内面，穿大收肌止点至股后区。第 1 穿动脉在耻骨肌下缘发出，穿大收肌向后；第 2 穿动脉穿过短收肌和大收肌向后；第 3 穿动脉在长收肌的下缘穿大收肌向后；股深动脉终支有时称第 4 穿动脉，穿大收肌向后与腘动脉分支吻合。

二、臀部的解剖

1. 皮肤切口和剥皮

（1）上切口 从髂前上棘沿髂嵴至髂后上棘，再向内侧切至骶部正中。

（2）正中切口 沿髂嵴切口内侧端，于正中线向下切至尾骨尖。

（3）下切口 自尾骨尖绕肛门外侧沿臀沟斜向下外侧切至股外侧中部。

将皮肤剥离并翻向外侧，显露浅筋膜。切口不可过深以免伤及浅筋膜中的血管、神经。

2. 浅筋膜的解剖观察 清理浅筋膜，观察该区浅筋膜较厚且致密，内有许多纤维束和纤维隔穿浅筋膜连于臀部皮肤与深筋膜之间；于髂嵴中份上方，竖脊肌外侧，寻找臀上皮神经；于臀区内侧部中份，臀大肌起始部浅面的浅筋膜内，剥离寻认臀中皮神经；在臀大肌下缘中部寻找臀下皮神经（2~3 支），并追踪至臀大肌下缘穿出处。

3. 深筋膜的解剖观察 臀部深筋膜：保留已找出的皮神经，去除浅筋膜显露臀部深筋膜（即臀筋膜）和臀肌；观察覆于臀大肌表面的深筋膜较薄，附着紧密并有纤维隔发出至臀大肌肌束间，故不易清理。臀筋膜上部厚而坚韧，向上附着于髂嵴，覆盖于臀中肌表面，向外下方移行于阔筋膜，向下附着于股后深筋膜；观察后沿肌纤维方向仔细剥离去除臀筋膜，显露臀大肌。

4. 臀大肌 观察臀大肌起点，肌整体观略呈斜方形，肌纤维斜向外下走行，逐渐移行为肌腱止于股骨的臀肌粗隆；修洁臀大肌上缘和下缘，保留股后皮神经，观察臀大肌所覆盖的范围。在距臀大肌起始部 2 cm 左右垂直于肌纤维弧形全层切断臀大肌，一边分离深层结构，一边切断肌，注意保护其深面的血管、神经。在臀大肌下缘内侧部有部分纤维起自其深面的骶结节韧带，需先用刀尖将肌纤维从韧带上剥离，再将臀大肌切开并翻向外下。分离并观察从深面进入肌下部的臀下血管和神经，以及进入肌上部的臀上血管浅支，修洁后可在距肌 1 cm 处将血管、神经切断。在大转子处探查臀大肌深面与大转子之间的滑膜囊，切开此囊即可将肌止端充分翻向外下，观察臀大肌止于股骨和髂胫束。

5. 臀部中层诸肌 自上向下依次修洁并确认臀中肌、梨状肌、上孖肌、闭孔内肌腱、下孖肌和股方肌；观察梨状肌出坐骨大孔后止于大转子，并将该孔分为梨状肌上、下孔；观察闭孔内肌腱出坐骨小孔，骶结节韧带位于该腱的浅面，是坐骨大、小孔的后内侧界。

6. 梨状肌上、下孔及相关血管、神经

（1）梨状肌上孔及臀上血管神经束 修洁梨状肌上缘，在它与臀中肌之间查寻臀上血管浅支；循臀上血管浅支，将臀中肌与其深面的臀小肌做钝性分离，然后自臀上血管浅支穿出处，将臀中肌切断并翻向下方；检查并修洁行于臀中、小肌之间的臀上血管深支和臀上神经的分支，追踪其分支进入臀中、小肌和阔筋膜张肌。

（2）穿经梨状肌下孔、坐骨小孔结构 在梨状肌下方，坐骨结节和大转子之间，分离出粗大的坐骨神经、股后皮神经、臀下血管和神经，并修洁之。查看它们出入梨状肌下孔的排列情况，观察坐骨神经的穿出部位与梨状肌的位置关系。在坐骨结节上部内侧，辨认骶结节韧带及其前方的坐骨棘和骶棘韧带，观察坐骨小孔的构成。观察闭孔内肌腱经坐骨小切迹转向外侧走行，止于转子窝。于坐骨神经与骶结节韧带外侧缘之间解剖出阴部内静脉、动脉、阴部神经（由外侧向内侧排列），查看它们自梨状肌下孔穿出，绕坐骨棘和骶棘韧带的外侧端经坐骨小孔进入坐骨肛门窝至会阴部。

7. 臀部深层诸肌 在臀中肌深面，清理并修洁臀小肌，观察其位置、起止。修洁股方肌表面的筋膜，于肌的中部纵行切断股方肌，并翻向两侧，显露和观察闭孔外肌腱向外横过股方肌前面至转子窝。

三、股后区及膝后区的解剖

1. 皮肤切口与剥皮

（1）上切口　自尾骨尖绕肛门外侧沿臀沟斜向下外侧切至股外侧中部。

（2）膝下切口　自腘窝下方（相当胫骨粗隆水平）做一横切口。

由第3切口中点沿股后正中线向下切至膝下切口。将皮肤剥离并翻向两侧，显露浅筋膜。

2. 浅筋膜的解剖

（1）股后部浅筋膜及皮神经　在近股后中线附近的浅筋膜内，寻找在臀大肌下缘发出臀下皮神经的股后皮神经本干，剥除股后区浅筋膜，可见股后皮神经的分支在不同高度穿出深筋膜至浅层，其终末支自腘窝上角浅出。

（2）腘窝区浅筋膜和浅层结构　小心清除腘部的浅筋膜，观察小隐静脉穿入腘筋膜的位置，寻找小隐静脉末段周围的腘浅淋巴结，其输出管穿深筋膜至腘深淋巴结。

3. 深筋膜的解剖

（1）股后部深筋膜　观察股后区的深筋膜虽较薄但坚韧，沿股后区中线纵行切开深筋膜直至腘窝上角处，并在该处横切深筋膜，将其翻向两侧，显露深面的肌、血管、神经。从股后面观察大腿肌前、后群之间的股外侧肌间隔及位于后、内侧肌群间的股后肌间隔。

（2）腘窝深筋膜及腘窝淋巴结　观察腘窝处的深筋膜（腘筋膜）纤维纵横交错，十分坚韧，两侧附于腘窝边界的肌腱上；切开腘筋膜，在小隐静脉末端附近，有时可找到1~2个腘淋巴结，观察后去除。

4. 股后区肌肉、神经、血管的解剖观察　修洁半腱肌、半膜肌和股二头肌。于股后区内侧部探查半腱肌位于半膜肌的浅面，两肌上端均起自坐骨结节，向下两肌均附于胫骨上端内侧面；于股后外侧查看股二头肌，可见其长头起于坐骨结节，短头起自股骨粗线，向下二头合一，其肌腱附于腓骨头；循坐骨神经向下追踪观察，可见其自梨状肌下孔穿出后，行于坐骨结节与股骨大转子连线的中点偏内，经股二头肌长头的深面至腘窝上角处分为沿腘窝正中下行的胫神经和沿腘窝上外侧壁向外下走行的腓总神经。注意观察坐骨神经分支水平的个体

差异和发出肌支的位置和方向。将股二头肌提起，从后面查看股深动脉的穿支在不同高度穿大收肌止点到股后区分支营养股后群肌的情况。

5. 腘窝的解剖

（1）腘窝的边界　清理观察腘窝四壁的构成。自腘窝上角开始，分别修洁上内侧壁的半腱肌和半膜肌腱，上外侧壁的股二头肌，以及下内、下外侧壁的腓肠肌内、外侧头。注意在腓肠肌外侧头内侧，常可分离出一小块肌腹为跖肌，其细长的肌腱连于跟腱。

（2）腘窝底及内容　清除腘窝内的脂肪，在股二头肌的内侧缘追踪腓总神经行向外下方，绕腓骨颈向前进入小腿外侧群肌，观察并修洁腓总神经在穿腓骨肌前发出的腓肠外侧皮神经；再沿腘窝中线找出胫神经及其发出的腓肠内侧皮神经，观察腓肠内侧皮神经常伴随小隐静脉行于腓肠肌内、外侧头之间的沟内，并常被肌覆盖行至小腿后区浅层。观察胫神经在腘窝内发出肌支支配腓肠肌内、外侧头及跖肌及深方的比目鱼肌。

先清理腓肠肌的内侧头和外侧头，并以刀柄插入内、外侧头的深面，使之与跖肌、比目鱼肌及腘肌分开。在腓肠肌的内、外侧头从起点下约5 cm处（胫神经分支穿入点以下）切断该肌两个头，并将该肌翻向下方。纵行切开或剪开血管鞘，显露并修洁腘静脉，查看小隐静脉的汇入部位。在腘静脉深面找出腘动脉，循腘动、静脉向上查看其于收肌腱裂孔处与股动、静脉相移行。观察腘动脉发出到膝关节的各分支，腘动脉在腘窝内发出5条关节支，参加膝关节动脉网：①膝上内侧动脉绕过股骨内侧髁上方，走向膝关节前方；②膝上外侧动脉绕过股骨外侧髁上方，转向膝关节前方；③膝中动脉起于上述动脉的任何一条，或直接由腘动脉的深面以垂直方向穿入膝关节；④膝下外侧动脉起于腘动脉的外侧，穿过腓侧副韧带的深面，水平位绕向前方；⑤膝下内侧动脉沿腘肌上缘斜行向下绕过胫骨内侧髁的下方，穿往前面。观察腘窝底由上而下由股骨腘面、膝关节囊后部和腘肌及其筋膜构成。

四、小腿后区的解剖

1. 皮肤切口　尸体俯卧位，观察腘窝、小腿后区和踝后区的境界，摸认股骨及胫骨的内、外侧髁，内、外踝及跟腱等体表标志。然后做如下皮肤切口。

（1）上切口　在腘窝下缘一横切口。

（2）下切口　在内、外踝水平过关节后方做一横切口。

（3）纵切口　沿小腿后区正中做一纵切口，与第1、2切口相连。将小腿皮肤翻向两侧。

经第2切口中点做一垂直切口，直达足跟，把皮肤尽量向两侧翻开。注意踝部的横切口不宜过深。

2. 浅筋膜的解剖　自足背静脉弓的外侧起追踪小隐静脉的行程，在小腿后部的中线上注意观察伴行的腓肠神经。在腘窝内寻找由胫神经和腓总神经分别发出的腓肠内、外侧皮神经，于小腿后下部观察腓肠神经的形成及伴行的小隐静脉。

3. 深层结构的解剖　打开后骨筋膜鞘，将腓肠肌内、外侧头从起点下方5 cm处切断并翻向下方，沿比目鱼肌腱弓切断该肌，翻向外侧，辨认并修洁长屈肌、胫骨后肌和趾长屈肌，注意观察内踝后上方趾长屈肌腱越胫骨后肌腱浅面形成的"腱交叉"。在小腿后区浅、深肌层之间追踪胫后血管与胫神经的行程、分支与分布。

五、膝前区及小腿前外侧区

1. 皮肤切口与剥皮

（1）上切口　沿髌骨上缘做一横切口。

（2）中切口　于胫骨粗隆高度水平从小腿上端内侧横行向外切至腓骨头上端处。

（3）下切口　内外踝连线做一横切口。

沿以上三个横切口中点，做一纵行切口。将皮肤剥离并翻向两侧，显露浅筋膜。

2. 浅筋膜解剖　自内踝向前追踪大隐静脉向上至膝部，注意观察与大隐静脉伴行的隐神经。约在小腿中、上1/3交界处的前外侧面，寻找穿深筋膜浅出的腓浅神经。

3. 深筋膜解剖　显露深筋膜，可见其在胫侧与胫骨内侧面的骨膜相融合，在腓侧向深面发出前、后两个肌间隔，附于腓骨。

4. 小腿外侧区的肌、血管和神经　在小腿前、后肌间隔之间辨认浅层的腓骨长肌和深层的腓骨短肌，然后在腓骨头后方寻找并显露腓总神经，观察腓总神经绕腓骨颈外侧分成腓浅、深神经的情况。追踪腓浅神经至小腿中、下1/3交界处的前外侧面，追踪腓深神经至趾长伸肌起端处。

5. 小腿前区的肌、血管和神经　自小腿下端前面从内向外辨认胫骨前肌腱、长伸肌腱和趾长伸肌腱，循肌腱向上钝性分离3肌肌腹。在小腿上份，于胫骨前肌和趾长伸肌间寻找胫前动脉及其伴行静脉与腓深神经。

六、踝前区与足背的解剖

1. 皮肤切口与剥皮

（1）横切口　沿内外踝连线做一横切口。

（2）横切口　趾蹼根部做一横切口。

（3）纵切口　连接以上横切口中点，做一纵行切口。

将皮肤剥离并翻向两侧，显露浅筋膜

2. 浅筋膜解剖观察　观察足背静脉弓，可见弓的内侧端接大隐静脉，外侧端接小隐静脉。寻找并追踪腓浅神经终支至足背和趾背。在第1跖骨间隙处找出穿深筋膜浅出的腓深神经的终支。

3. 深筋膜解剖观察　深筋膜增厚，在胫、腓骨前缘之间形成伸肌上支持带；在跟骨背面与内踝和足内侧缘之间形成伸肌下支持带；在外踝与跟骨外侧面之间形成腓骨肌上支持带；在跟骨外侧面形成腓骨肌下支持带。

4. 足背的肌、血管和神经

沿中线切断伸肌上支持带后，自小腿下端前面从内向外辨认胫骨前肌腱、长伸肌腱和趾长伸肌腱，趾长伸肌下份分出一肌束止于第5跖骨底背面，为第3腓骨肌。

修洁足背处的趾长伸肌腱，于其深面找出趾短伸肌和短伸肌，并观察它们的肌腱至各趾。

追踪并修洁足背动脉，胫前动脉至足背行于长伸肌腱外侧，改名为足背动脉。足背动脉在内侧楔骨背面发出向外侧走行的弓状动脉后，前行至第1跖骨间隙近侧端处分为足底深动脉和第1跖背动脉两终支，弓状动脉分出第2、3、4跖背动脉，向前至足趾。

查看腓深神经，于足背动脉的内侧查看其分支与分布。

七、踝后区的解剖

1. 浅筋膜的解剖观察　于跟腱浅、深面之间观察跟皮下囊与跟腱囊。

2. 深筋膜的解剖观察　在胫骨内踝的下后方观察屈肌支持带（分裂韧带），张于内踝和跟骨结节之间。

3. 踝管　用镊子尖紧贴内踝后面插入屈肌支持带深面，切开屈肌支持带，将其翻向内下即可暴露踝管内的4个骨纤维管及各自容纳的结构，自前向后 4 管分别容纳胫骨后肌腱及其腱鞘、趾长屈肌腱及其腱鞘、胫后血管和胫神经、姆长屈肌腱及其腱鞘。

八、足底的解剖

1. 皮肤切口

从足跟沿足底正中线纵切至中趾。

沿趾根从足底外侧横切至足底内侧。将皮片翻向两侧。

2. 浅筋膜解剖　足底的皮下脂肪中有纵横交织的纤维束，故浅筋膜致密而不易剥除。自足跟后缘开始向前剥除，显露腱性深筋膜。

3. 深筋膜解剖　中间部分最厚，形成足底腱膜。足底腱膜后方附着于跟骨结节，向前分裂成 5 束至第 1~5 趾。在跟骨结节稍前方，切断足底腱膜，向前翻起。

4. 足底浅层肌　修洁深筋膜显露浅层肌，从内侧向外侧依次为展肌、趾短屈肌与小趾展肌。

5. 足底中层肌　在近跟骨处切断趾短屈肌，翻向前，即可见趾长屈肌腱和长屈肌腱，观察两肌腱交叉的情况。显露并观察止于趾长屈肌腱的足底方肌和起自趾长屈肌腱的 4 块蚓状肌。

6. 足底的神经和血管　在展肌与趾短屈肌之间寻找足底内侧血管和神经，在趾短屈肌与小趾展肌之间寻找足底外侧血管和神经。沿血管和神经的走行，向近侧追踪至屈肌支持带深面的胫神经和胫后血管。足底外侧动脉的终支与足底深动脉（足背动脉的穿支）构成足底弓。由弓向前发出 4 支跖足底动脉（趾足底总动脉），此动脉至跖趾关节附近分为 2 支趾足底固有动脉供应各趾，并与足背部的动脉有交通。

7. 足底深层肌　深层肌有短屈肌、姆收肌、小趾短屈肌、骨间肌及胫骨后肌腱和腓骨长肌腱。

（赵冬梅，黄飞编写；徐国成绘图）

汉英名词对照索引

参考文献

1. 雏树东，高振平. 医用局部解剖学. 9版. 北京：人民卫生出版社，2015.

2. 刘树伟，李瑞锡. 局部解剖学. 8版. 北京：人民卫生出版社，2013.

3. 徐国成，韩秋生，舒强，等. 局部解剖学彩色图谱. 2版. 沈阳：辽宁科学技术出版社，2012.

4. 佟晓杰，徐国成. 系统解剖学. 2版. 北京：高等教育出版社，2017.

5. 金昌洙，李志军. 人体解剖学. 3版. 南京：江苏凤凰科学技术出版社，2019.

6. 裴国献. 数字骨科学：英文版. 北京：人民卫生出版社，2019.

郑重声明

高等教育出版社依法对本书享有专有出版权。任何未经许可的复制、销售行为均违反《中华人民共和国著作权法》，其行为人将承担相应的民事责任和行政责任；构成犯罪的，将被依法追究刑事责任。为了维护市场秩序，保护读者的合法权益，避免读者误用盗版书造成不良后果，我社将配合行政执法部门和司法机关对违法犯罪的单位和个人进行严厉打击。社会各界人士如发现上述侵权行为，希望及时举报，本社将奖励举报有功人员。

反盗版举报电话 （010）58581999 58582371 58582488
反盗版举报传真 （010）82086060
反盗版举报邮箱 dd@hep.com.cn
通信地址 北京市西城区德外大街4号 高等教育出版社法律事务与版权管理部
邮政编码 100120

防伪查询说明

用户购书后刮开封底防伪涂层，利用手机微信等软件扫描二维码，会跳转至防伪查询网页，获得所购图书详细信息。也可将防伪二维码下的20位密码按从左到右、从上到下的顺序发送短信至106695881280，免费查询所购图书真伪。

反盗版短信举报

编辑短信"JB，图书名称，出版社，购买地点"发送至10669588128

防伪客服电话

（010）58582300